医学助学歌诀系列

人体解剖学

（第2版）

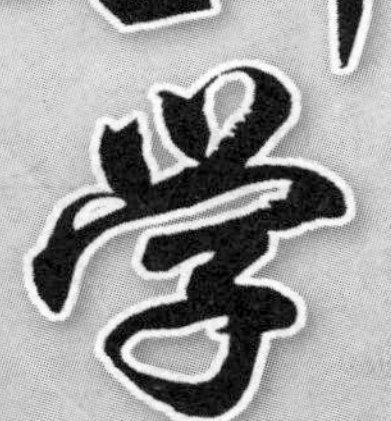

董明强 编著

助学歌诀

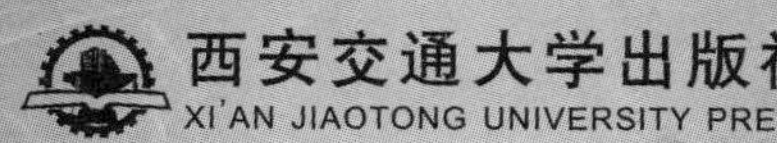

内容提要

本书以全国高等医药院校《系统解剖学》教材为蓝本，经作者精心编排整理，以歌诀形式介绍了解剖学的基本知识，包括人体各系统解剖学名称、部位、形态、结构、与周围组织器官关系及主要生理功能等。全书共载歌诀900余首，语言精练，通俗押韵，易诵易记。为帮助读者理解，多数歌诀后附有注解。本书内容丰富实用，是学习、记忆人体解剖学知识的好帮手，适于医学院校学生和临床医务人员学习参考。

图书在版编目(CIP)数据

人体解剖学助学歌诀/董明强编著. —2版.
—西安:西安交通大学出版社,2013.8
ISBN 978-7-5605-5443-3

Ⅰ.①人… Ⅱ.①董… Ⅲ.①人体解剖学-医药院校-教学参考资料 Ⅳ.R322

中国版本图书馆CIP数据核字(2013)第161984号

书　　名　人体解剖学助学歌诀(第2版)
编　　著　董明强
责任编辑　赵文娟

出版发行　西安交通大学出版社
(西安市兴庆南路10号　邮政编码710049)
网　　址　http://www.press.xjtu.edu.cn
电　　话　(029)82668357　82667874(发行中心)
(029)82668315　82669096(总编办)
传　　真　(029)82668280
印　　刷　陕西奇彩印务有限责任公司

开　　本　727mm×960mm　1/16　**印张**　17.625　**字数**　319千字
版次印次　2013年8月第2版　2013年8月第1次印刷
书　　号　ISBN 978-7-5605-5443-3/R·319
定　　价　28.80元

读者购书、书店添货、如发现印装质量问题，请与本社发行中心联系、调换。
订购热线:(029)82665248　(029)82665249
投稿热线:(029)82665546
读者信箱:xjtumpress@163.com

前　言

人体解剖学是研究正常人体形态结构的一门学科，是医学教育中一门重要的基础课程。实践证明，只有认真学好解剖学，掌握人体各器官的形态、结构和功能特点，才能学好其他基础医学课程和临床医学课程，从而为以后的临床工作打下坚实的基础。解剖学知识量大，内容繁多，需要记忆的医学名词比比皆是，对于初步接触医学的医学生来说，学好解剖学并不是一件轻而易举的事情。

怎样才能学好解剖学呢？记得在学校上解剖课时，老师曾经教我们一些歌诀以帮助记忆，如："舟月三角豆，大小多角头状沟"、"一嗅二视三动眼，四滑五叉六外展"等。这些歌诀对学习相关知识帮助极大，至今记忆犹新。由此，笔者想到：如果将解剖学的大部分内容都用歌诀形式加以概括，必将明显提高学习效率，也使医学生从枯燥的死记硬背中摆脱出来，走上一条记忆的捷径。基于这种考虑，笔者编写了《人体解剖学助学歌诀》，旨在为在校的医学生学习解剖学提供一种新的学习方法，也可供临床医师和医学教师学习参考。

《人体解剖学助学歌诀》是以全国高等医药院校教材《系统解剖学》为蓝本，参考其他几种版本的《解剖学》教材，按其章节顺序依次编写的。除少数非重点内容之外，教材中的大部分内容均纳入歌诀的概括之中，其中包括人体各系统解剖学名称、位置、结构、与周围组织器官的关系及主要生理功能等。全书共收载歌诀900余首，多数歌诀后附有详细的注解，使其具有相对的独立性。读者在阅读此书时，最好与教材相互对照，以便全面、准确地理解歌诀的内容。

本书所载歌诀在语言上力求通俗押韵，易诵易记；在形式上活泼多样，不拘一格，或七言，或五言，或六言，可一韵到底，也可双句转韵；篇幅或长或短，根据内容灵活决定。

由于笔者水平有限，书中难免存在不足之处，恳请读者朋友批评指正。

董明强

目　录

内脏学

脉管系统

神经系统

绪论

一、人体解剖学标准姿势

两足并立人直站　两眼平视向前看
足尖向前掌向前　上肢下垂身两边

二、常用方位术语

下部为足上为头　　腹侧为前背为后
近中为内远为外[①]　近侧远侧躯干轴[②]
小腿里胫外腓侧[③]　里尺外桡前臂肘[④]

注:①是描述空腔器官相互位置关系的术语,近内腔者为内,远内腔者为外;②是描述四肢的术语,凡距躯干近者为近侧,远离躯干者为远侧;③小腿内侧为胫侧,外侧为腓侧;④前臂内侧为尺侧,外侧为桡侧。

三、人体的三个轴

人体三个轴　互相垂直构
矢状腹到背　人体分左右
冠状横向走　人体分前后
与地相垂直　称为垂直轴

注:矢状轴自腹侧面达背侧面,与身体的长轴相垂直,把人体分为左右两部分;冠状轴与矢状轴呈直角交叉,即把人体从左右方向分成前后两部分。

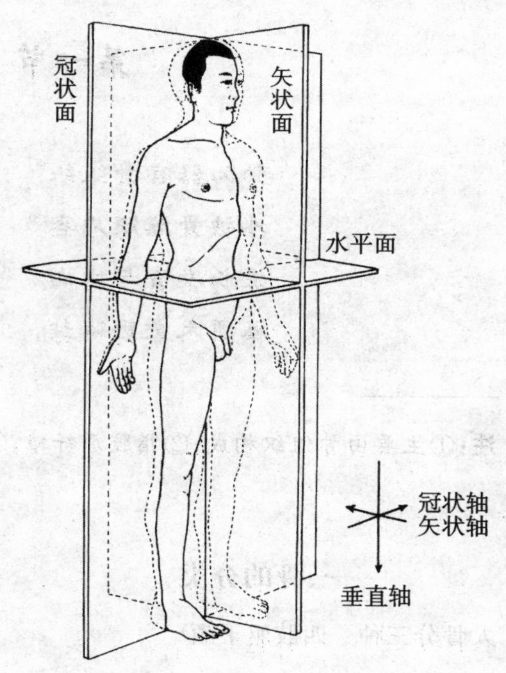

人体的轴和面

四、人体的三个面

人体分三面　矢状纵断面
人分左右半　相当旁边看
冠状纵断面　也称额状面
人分前后半　相当正面看
水平横断面　人分上下半

运动系统

第一章 骨学

第一节 总论

骨为器官骨组织① 胶原②骨细胞基质
外被骨膜髓内容③ 血管淋巴神经丰
生长发育与代谢④ 修复再生及造血
基质大量钙磷盐 钙磷储存代谢参

注:①主要由骨组织构成;②指胶原纤维;③内容骨髓;④指新陈代谢。

一、骨的分类

人骨分三种 四肢躯干颅
形态分四类 长短扁不规①

注:①指不规则骨。

1. 长骨

长骨呈管状 分布四肢常
一体及两端 骨干骨髓腔
腔内容骨髓 功能造血忙
体表滋养孔 血管出入腔
两端膨大骺 关节面滑光
干骺相邻部 干骺端谓称
幼有骺软骨 骺线遗留成①

注:①在干骺端,幼年时保留骺软骨,成年后骺软骨骨化,遗留一骺线。

2. 短骨

短骨似立方 成群分布广
牢固且灵活 腕骨跗骨当

3. 扁骨

扁骨呈板状 颅腔胸盆腔
构成壁保护 颅盖肋骨当

4. 不规则骨

不规则骨如椎骨　或有腔洞含气骨

二、骨的表面形态

骨面突起称突棘　粗隆结节嵴隆起

骨面凹陷称之窝　或称凹沟与切迹

骨内腔洞腔窦房　裂孔之口不整齐

骨端膨大头或髁　头下为颈骨稍细

三、骨的构造

骨分密质及松质　松质小梁相交织

颅骨分为内外板　松质板障两板间

骨膜分为内外层　内层破骨及新生①

髓腔内面骨内膜　结缔组织造骨破②

骨髓分为红与黄　红髓造血黄脂肪

椎骨髂骨肋骨胸　肱股近端终生红

髂后上棘常选上　骨髓穿刺查髓象

长骨血管滋养动　干骺端动骨膜动③

神经入骨伴滋养④　传出神经属内脏

躯体传入遍骨膜　敏感张力或撕扯

注：①骨膜内层有成骨细胞和破骨细胞，分别具有产生新骨质和破坏骨质的功能；②骨内膜是菲薄的结缔组织，有造骨和破骨的功能；③长骨的动脉血管包括滋养动脉、干骺端动脉、骺动脉及骨膜动脉；④神经伴滋养血管进入骨内。

四、人体骨骼数

人骨二零六　　五一躯干轴①

二三脑面颅②　六四上肢手③

六二下肢骨④　各三听骨秀⑤

注：①躯干骨51块；②颅骨23块，包括8块脑颅骨和15块面颅骨；③上肢骨64块；④下肢骨62块；⑤听骨一侧3块。

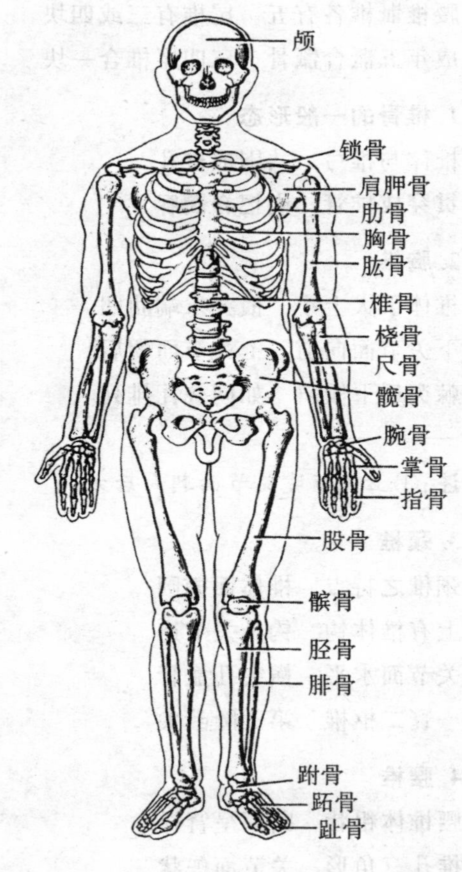

全身骨骼

第二节 中轴骨骼

一、躯干骨

躯干骨五一　二四椎骨体
肋骨十二对　胸尾骶各一

(一)椎骨

幼年三三或三二　颈椎有七胸十二
腰椎骶椎各有五　尾椎有三或四块
成年五骶合骶骨　三四尾椎合一块

1. 椎骨的一般形态

椎体与椎弓　共围成椎孔
贯穿成椎管　内把脊髓容

2. 胸椎

椎体下大上小　横突末端肋凹
下关节面向前　上关节面朝后[①]
棘突后下倾斜　如同叠瓦排列

注:①上关节突关节面朝向后方。

3. 颈椎

颈椎之特点　椎体面椭圆
上有椎体钩　钩椎关节连
关节面水平　横突孔血管
一寰二枢椎　第七隆凸尖

4. 腰椎

腰椎体粗壮　断面呈肾样
椎孔三角形　关节面矢状
棘突宽而短　水平伸后方
棘突间隙宽　腰穿进针畅

5. 骶骨

骶骨五骶椎合成　上大下小三角形
盆面凹陷上有岬　背面粗糙嵴中行
骶前后孔各四对　侧耳状面骶粗隆
上关节突及骶管　下有骶角骶裂孔[①]

注:①指骶管裂孔。

6. 尾骨

尾骨椎末端　三四尾椎演[①]
上端接骶骨　下端尾骨尖

注:①尾骨是由 3～4 块退化的尾椎长合而成。

(二)胸骨

胸骨位居胸正中　胸体剑突胸骨柄
胸柄上缘颈静脉[①]　锁骨切迹两侧生
柄体相连胸骨角　体表可及二肋平[②]

注:①指颈静脉切迹;②胸骨角可在体表扪及,两侧平对第 2 肋,是计数肋的重要标志。

(三)肋骨

肋骨两端称前后　后端膨大称肋头
头后肋颈肋结节　肋角肋体下肋沟
沟内血管神经过　胸穿针沿上缘走[①]
末二无结肋颈角[②]　一肋扁宽无肋沟

注:①胸穿时,应沿肋骨上缘进针,避开肋沟;②第 11、12 对肋骨无肋结节、肋颈及肋角。

二、颅

颅骨二十三块组　　脑颅八块面十五
颞骨顶骨成双对　　额筛蝶枕各单独[2]
面颅单数下[1]舌犁　　上腭鼻泪甲颧骨

注:①指下颌骨;②面颅成对的有:上颌骨、腭骨、鼻骨、泪骨、下鼻甲及颧骨。

(一)脑颅骨

1. 额骨

额分三部前上方[1]　　额鳞似壳如扇状
眶部构成眶上壁　　鼻部眶间马蹄样

注:①位于颅的前上方。

2. 筛骨

筛骨脆弱又含气　　两眶之间构成鼻[1]
额状切面呈"巾"形　　三部筛板垂直迷[2]
筛板多孔水平位　　垂板[3]矢位垂直立
筛骨迷路称筛窦　　垂板两侧薄骨砌
内壁上甲与中甲[4]　　外壁构成眶内壁[5]

注:①指鼻腔上部和外侧壁;②三部分别为:筛板、垂直板和筛骨迷路;③指垂直板;④迷路内侧壁构成上鼻甲和中鼻甲;⑤迷路外侧壁骨质极薄,构成眶的内侧壁,称眶板。

3. 蝶骨

蝶骨形状似蝴蝶　　大翼小翼翼突体
体含蝶窦分两半　　体上蝶鞍与垂体[1]
大翼脑面眶颞面[2]　　根部三孔圆卵棘[3]
小翼三角形薄板　　翼突下垂翼管一[4]

注:①指垂体窝;②大翼分为大脑面、眶面和颞面;③指圆孔、卵圆孔、棘孔;④翼突根部贯通一矢状方向的细管,称翼管。

4. 颞骨

颞骨不规范　　耳门中心点
构成颅底壁[1]　　鳞部鼓部岩
鳞部鳞片状　　颧突伸向前
根部[2]下颌窝　　关节结节边
鼓部窝后方　　弯曲之骨片
围绕外耳道　　前下后三面
岩部三棱椎　　椎尖指向前
中央弓隆起　　鼓室盖呈现
三叉神压迹[3]　　内耳门后面
颈动脉管口　　通入动脉管[4]
茎突及乳突　　颈乳孔根[5]边

注:①指颅底和颅腔侧壁;②指颧突根部;③指三叉神经压迹;④中央有颈动脉管外口,向前内通人颈动脉管;⑤指茎突根。

5. 枕骨

枕骨呈勺形　　前下枕大孔
后鳞前基底　　侧部两侧应[1]
外面有隆突　　枕髁孔[2]边生

注:①枕骨分为 4 部分,前为基底部,后为枕鳞,两侧为侧部;②指枕骨大孔。

6. 顶骨

顶骨四边形　内凹外凸隆
位于颅上中　左右各一顶

(二)面颅骨

1. 下颌骨

下颌面颅最大　一体两支分化
体为弓形骨板　内外两面上下
上缘构成牙槽　颏隆外面中下
前外侧面颏孔　肌窝颏棘外下[1]
颌支[2]方形骨板　冠突髁突分叉
两突之间切迹[3]　头颈髁端膨大[4]
下颌孔居内中　颌角粗隆[5]后下

注:①二腹肌窝位于颏棘下外方;②指下颌支;③指下颌切迹;④髁突上端的膨大为下颌头,头下较细处是下颌颈;⑤指下颌角和咬肌粗隆。

2. 舌骨

马蹄铁形舌骨一　下颌骨下后方居
长突大角短小角　中部骨板舌骨体

3. 犁骨

犁骨扁平斜方形　中隔后下其构成

4. 上颌骨

上颌颜面中央部　分为一体和四突
体前上为眶下孔　尖牙窝于孔下驻
颞面朝向后外方　小牙槽孔居中部
眶面构成眶下壁　有眶下沟矢状布
鼻面构成鼻外壁　上颌窦孔[1]泪沟纵
另有额突和颧突　腭突以及牙槽突

注:①指上颌窦裂孔。

5. 腭骨

腭骨形似“L”现　上颌腭突蝶翼间[1]
平板构成腭后部[2]　垂板鼻腔外侧边[3]

注:①位于上颌骨腭突与蝶骨翼突之间;②水平板构成骨腭的后部;③垂直板构成鼻腔外侧的后部。

6. 鼻骨

鼻骨成对现　长条形骨片
骨背基础体[1]　上窄下面宽

注:①指基础。

7. 泪骨

泪骨方骨片　眶内侧前面
前接上颌骨　骨迷路后连[1]

注:①后连筛骨迷路眶板。

8. 下鼻甲

下鼻甲骨片　又薄又曲卷
附于上颌体　腭垂板鼻面[1]

注:①附于上颌体和腭骨垂直板的鼻面上。

9. 颧骨

颧骨菱形眶外下　骨性突起于面颊

(三)颅的整体观

1. 颅顶面观

颅顶面观呈卵圆　光滑前窄后面宽
中央隆凸顶结节　冠缝额与两顶连[1]

两顶相接矢状缝 顶枕相接人字线[2]

注:①额骨与两侧顶骨连接构成冠状缝;②指人字缝。

2. 颅后面观

颅后有枕鳞 骨缝形似“人”[1]
鳞中枕外隆[2] 上下项线添

注:①可见人字缝;②指枕外隆凸。

3. 颅内面观

颅底内面不平 前中后窝梯形
窝中有孔有裂 大都与外相通
可见压迹骨嵴 与脑沟回对应
两侧颗粒小凹 上矢窦沟居中

4. 颅底外面观

颅底外面观 由前向后见
合成牙槽弓 骨腭突平板[1]
正中腭中缝 孔入切牙管[2]
后侧腭大孔 鼻后孔两半
两侧垂直骨 翼突内侧板
外板根后外 卵圆棘孔现
后中枕大孔 枕基[3]孔前面
孔侧双枕髁 髁外舌下管[4]
再外颈静孔[5] 其前颈动管
茎突茎乳孔 髁后有髁管
弓[6]根下颌窝 关节结节前
围成破裂孔 蝶枕颞骨岩

注:①由上颌骨腭突与腭骨水平板构成骨腭;②由切牙孔通入切牙管;③指枕骨基底部;④指舌下神经管外口;⑤指颈静脉孔;⑥指颧弓。

5. 颅侧面观

颅骨侧面观 耳门居中间
门后为乳突 颧弓于门前
弓下颞下窝 弓上颞窝现
颞窝前下薄 颞线及翼点
骨缝“H”形 其内有血管[1]

注:①翼点内面有脑膜中动脉前支通过。

6. 颅前面观

(1)额区

眶上属额鳞 结节[1]两边陈
结下有眉弓 眉间正中寻

注:①指额结节。

(2)眶

眶为四面椎体 上下内外四壁
底为眶口前外 上下眶孔切迹[1]
眶尖朝向后内 视神经管接续
上壁额蝶构成 前外泪腺管居
内壁颌泪筛蝶[2] 筛窦鼻腔相依
泪囊窝居前下 经鼻泪管通鼻
下壁接上颌窦 眶下裂通颞翼[3]
外壁颧蝶构成 有眶上裂通里[4]

注:①底为眶口,向前下外倾斜,上下分别有眶上孔和眶下孔,眶上孔又称为眶上切迹;②内壁由上颌骨额突、泪骨、筛骨眶板和蝶骨体组成;③指颞下窝和翼

腭窝；④有眶上裂向后通入颅中窝。

(3)骨性鼻腔

骨性鼻腔面颅中　两眶上颌之间容
犁骨筛骨垂直板　骨性鼻中隔居中
筛板构成鼻腔壁　通颅前窝有筛孔
骨腭构成鼻腔底　有切牙管通口中
外侧上中下鼻甲　甲下鼻道各相应
上甲后上有隐窝[①]　中甲后方蝶腭孔
前方开口称梨状[②]　鼻后孔与咽腔通

注：①指蝶筛隐窝；②前方开口称梨状孔。

(4)鼻旁窦

开口鼻腔鼻旁窦　额筛蝶窦上颌窦
额居眉深[①]分左右　筛骨迷路前中后[②]
蝶窦开口蝶筛窝[③]　眶下壁下上颌窦
窦底上颌牙槽突　二前一二磨牙凑[④]
前壁凹陷尖牙窝　内壁鼻腔外壁守
窦口通于中鼻道　口高底低难引流[⑤]

注：①额窦居眉弓深面；②筛小房（筛窦）又称筛骨迷路，呈蜂窝状，分前、中、后三群；③指蝶筛隐窝；④与第2前磨牙和第1、2磨牙紧邻；⑤窦口高于窦底，直立位时难以引流。

(5)骨性口腔

骨性口腔三面骨　上颌下颌及腭骨
顶为骨腭后通咽　侧壁颌骨牙槽部[①]

注：①前壁及外侧壁由上、下颌骨牙槽部及牙围成。

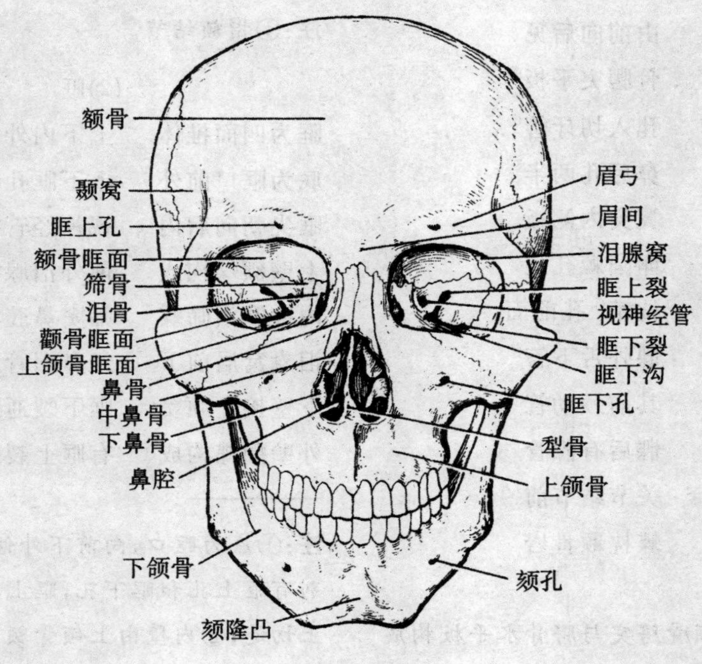

颅前面观

第三节 附肢骨骼

肩胛锁骨属上肢　自由肢骨肱桡尺
远侧肢骨腕骨八　掌骨五块指十四
下肢髋骨髂坐耻　自由股胫腓髌持
远侧肢骨跗七块　跖骨五块趾十四

一、上肢骨

(一)上肢带骨

1. 锁骨

锁骨形态弯　架于胸廓前
内大胸骨端　胸骨关节面
肩峰端扁平　肩胛肩峰关[①]
中外三一交　骨折很常见[②]

注:①有小关节面与肩胛骨肩峰相关节;②中外1/3交界处易发生骨折。

2. 肩胛骨

肩胛骨形三角扁　贴于胸廓后外面
介于二到七肋间　两面三角三个缘
背侧横嵴肩胛冈　肩胛下窝居腹面
冈上窝与冈下窝　肩峰冈向外侧延
上缘外侧胛切迹[①]　再向外侧喙突见
内缘又称脊柱缘　外缘腋缘靠腋边
上角平对第二肋　下角七肋七肋间
外角肥厚关节盂　盂上盂下结节添

注:①指肩胛切迹。

(二)自由上肢骨

1. 肱骨

肱骨一体上下端　肱骨头形似半圆
头下浅沟解剖颈　大小结节居外前
结节向下名为嵴[①]　结节间沟居中间
上端与体交界细　外科颈名易折断
骨体中外肌粗隆[②]　桡神经沟斜下线
下端外侧肱小头　下与桡骨相关联
肱骨滑车居内侧　连接尺骨形成关
前面桡窝冠状窝　鹰嘴窝居滑[③]后面
内外上髁居两侧　尺神经沟内髁边

注:①指大结节嵴和小结节嵴;②指三角肌粗隆;③指肱骨滑车。

2. 桡骨

桡骨前臂外侧守　上端膨大桡骨头
头上有凹肱相关[①]　与尺相关头环周
头下略细桡骨颈　桡骨粗隆内下丘
桡骨体呈三棱柱　骨间缘薄内侧收[②]
下端前凹后面凸　桡骨茎突外下突
下端内面尺切迹　腕关节面接腕骨

注:①头上面的关节凹与肱骨小头相关

节；②其内侧缘为薄锐的骨间缘。

3. 尺骨

尺骨前臂内侧居　滑车切迹上端立
切迹后上突鹰嘴　前下冠突桡切迹
冠突下方尺粗隆　外骨间缘薄锐利
下端膨大尺骨头　环关节面桡骨倚
下面三角关节盘　尺骨茎突锥突起

4. 手骨

(1)腕骨

舟骨月骨三角豆　大小多角头状沟
八块腕骨排两列　掌面凹陷腕骨沟
舟月三角关节面　桡腕关节桡尺构[①]

注：①舟骨、月骨和三角骨近端形成的关节面与桡骨、尺骨构成桡腕关节。

(2)掌骨

掌骨五块中为体　远端为头近为底
远接指骨近接腕　第一掌骨粗而短
底有鞍状关节面　大多角骨鞍相关[①]

注：①与大多角骨的鞍状关节面相关节。

(3)指骨

每手指骨十四块　各指三块拇指二
近节指骨中节远[①]　近底中体滑车端
远节远端掌面粗　远节指骨粗隆呼[②]

注：①除拇指外各指3节指骨分别为近节指骨、中节指骨和远节指骨；②远端为滑车；③远节指骨远端掌面粗糙，称远节指骨粗隆。

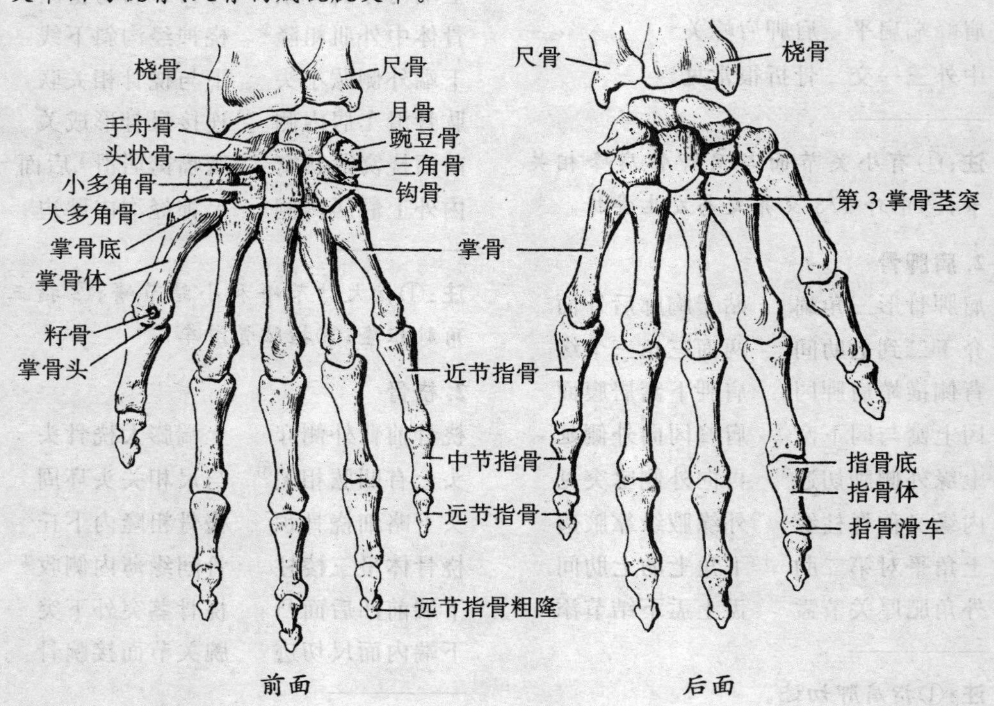

手骨

二、下肢骨

(一)下肢带骨

1. 髋骨

髋骨不规则　中窄上宽阔
髋臼及闭孔　髂骨耻骨坐①
三骨会髋臼　十六岁融合
左右髋与骶　尾骨盆组合

注:①髋骨由髂骨、耻骨和坐骨组成。

(1)髂骨

髂骨分体翼　翼上有髂嵴
嵴外髂结节　翼内髂窝居
翼外称臀面　附着臀部肌
髂前上棘前　后端后上棘①
髂嵴外唇突　髂结节称其
上棘下薄突　前后髂下棘②
髂窝③下弓线　坐骨大切迹
后下耳状面④　与骶关节依

注:①髂嵴前端为髂前上棘,后端为髂后上棘;②髂前、后上棘的下方各有一薄锐突起,分别称髂前下棘和髂后下棘;③指髂窝;④髂骨翼后下方有粗糙的耳状面。

(2)坐骨

坐骨分为支和体　后缘有尖坐骨棘
坐大切迹棘上居①　棘下坐骨小切迹
体下后延坐骨支　坐骨结节②体支移

注:①坐骨棘之上,与髂后下棘之间为坐骨大切迹;②坐骨体与坐骨支移行处的后部是粗糙的隆起,为坐骨结节。

(3)耻骨

耻骨上下支和体　髂耻结合有隆起①
上支上面耻骨梳　弓状线接梳后移②
向前终于耻结节③　结节紧挨耻骨嵴
两支移行联合面④　耻骨联合两侧倚
下支与坐相结合　耻坐共同围成闭⑤

注:①指髂耻隆起;②耻骨梳向后移行于弓状线;③指耻骨结节;④指耻骨联合面;⑤指闭孔。

2. 髋臼

髂骨耻骨坐　髋臼三结合
窝内月状面　中央髋臼窝
下边有缺口　髋臼切迹着

(二)自由下肢骨

1. 股骨

股骨最长固①　上有股骨头
头凹股骨颈　大小转子周
前有转间线　转间嵴在后
体后有粗线　内外唇间沟②
上内耻肌线　臀粗隆外守③
下端分两线　线间腘面有
中有滋养孔　下端突向后

内侧外侧髁　　前髌后窝收[4]
髁侧有上髁[5]　　收肌结节候[6]

注：①股骨是人体最长最结实的长骨；②粗线有内侧唇和外侧唇，中间为沟；③粗线向上内延续为耻骨肌线，向上外延续为臀肌粗隆；④两髁前方的关节面称髌面，两髁后方的深窝称髁间窝；⑤两髁侧面的突起处，分别为内上髁和外上髁；⑥内上髁上方的小突起称收肌结节。

2. 髌骨

髌骨为籽骨　　股骨下端留
藏于肌腱[1]内　　上宽下尖瘦
前粗后光面　　与股关节构[2]

注：①指股四头肌肌腱；②前面粗糙，后面为关节面，与股骨髌面相关节。

3. 胫骨

胫骨小腿内侧行　　一体两端上端膨
内侧髁及外侧髁　　各与股髁[1]关节成
髁间隆起腓关面[2]　　上端前面胫粗隆
胫骨体呈三棱柱　　内面前棱皮下应[3]
外侧缘称骨间缘　　目鱼肌线[4]斜下行
下端膨大突内踝　　腓切迹与腓骨并[5]

注：①指股骨髁；②外侧髁后下方有腓关节面；③内侧面和前棱直接位于皮下；④指比目鱼肌线；⑤下端的外侧面有腓切迹与腓骨相接。

4. 腓骨

腓骨位于胫外后　　上端膨大腓骨头
头上有面与胫接[1]　　腓骨颈于头下候
内缘锐利骨间缘　　下端膨大外踝收
内侧[2]外踝关节面　　下与距骨关节构

注：①腓骨头上有腓骨头关节面与胫骨相关节；②指外踝内侧。

5. 足骨

(1)跗骨

跗骨七块分三列　　前列内中外侧楔[1]
另有骰骨居跟[2]前　　距骨前面舟中列[3]
后列距骨及跟骨　　距骨滑车成关节[4]
跟结节为跟后隆[5]　　距与足舟前相接
舟骨粗隆体外标[6]　　舟与三楔相关节

注：①指内侧楔骨、中间楔骨和外侧楔骨；②指跟骨；③中列为位于距骨前方的足舟骨；④距骨滑车与内、外踝和胫骨的下关节面相关节；⑤指跟骨后端隆起；⑥指体外标志。

(2)跖骨

跖骨共有五　　相当于掌骨
每跖底体头[1]　　五跖粗隆后[2]

注：①每一跖骨近端为底，与跗骨相接，中间为体，远端称头，与近节趾骨相接；②第5跖骨底向后突出，称第5跖骨粗隆。

(3)趾骨

趾骨十四块　　趾三踇趾二[1]
踇趾粗壮帷　　五趾远节微[2]

注：①踇趾为 2 节，其余各趾为 3 节；②踇趾骨粗壮，其余各趾骨细小，第 5 趾的远节趾骨甚小。

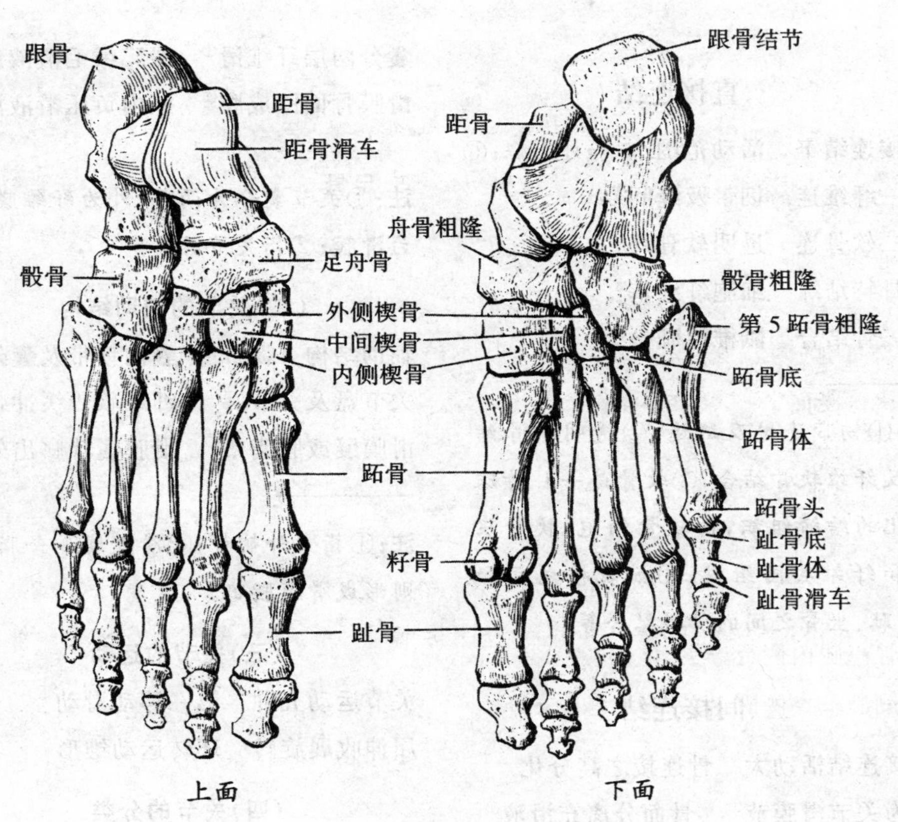

足骨

第二章　关节学

第一节　总论

一、直接连结

直接连结牢　活动范围小
其一纤维连　韧带及缝间[①]
其二软骨连　透明软骨纤[②]
软骨特结缔　细胞纤维基[③]
其三骨结合　骶椎髂耻坐[④]

注：①韧带连接及缝连；②透明软骨结合及纤维软骨结合；③软骨是一种特殊分化的结缔组织，由软骨细胞、软骨基质和纤维共同组成；④如骶椎之间和髂、耻、坐骨之间的骨性结合等。

二、间接连结

间接连结活动大　骨连接之高分化
称为关节滑膜节[①]　骨面分离充滑液[②]

注：①或称滑膜关节；②具有充以滑液的腔隙。

(一)关节的基本构造

关节构造囊腔面　骨面之间软骨垫
一凸一凹相接触　凸骨为头窝凹陷
囊分两层纤维滑[①]　滑膜绒毛滑液产
滑膜骨面围成腔[②]　腔内负压滑液添

注：①关节囊分为两层，外为纤维膜，内为滑膜；②指关节腔。

(二)关节的辅助结构

辅助结构有韧带　囊内韧带及囊外[①]
关节盘及关节唇　纤维软骨缓冲带
滑膜襞或膜脂垫[②]　滑膜囊状膨出外

注：①指囊外韧带；②滑膜襞如含脂肪，则形成滑膜脂垫。

(三)关节的运动

关节运动五种　第一移动滑动
屈伸收展旋转　环转运动锥形

(四)关节的分类

关节分类共有三　依轴数目多双单
单轴屈戌[①]与车轴　双轴鞍状与椭圆
多轴关节多方动　球窝关节与平面[②]

注：①屈戌关节又名滑车关节；②指平面关节。

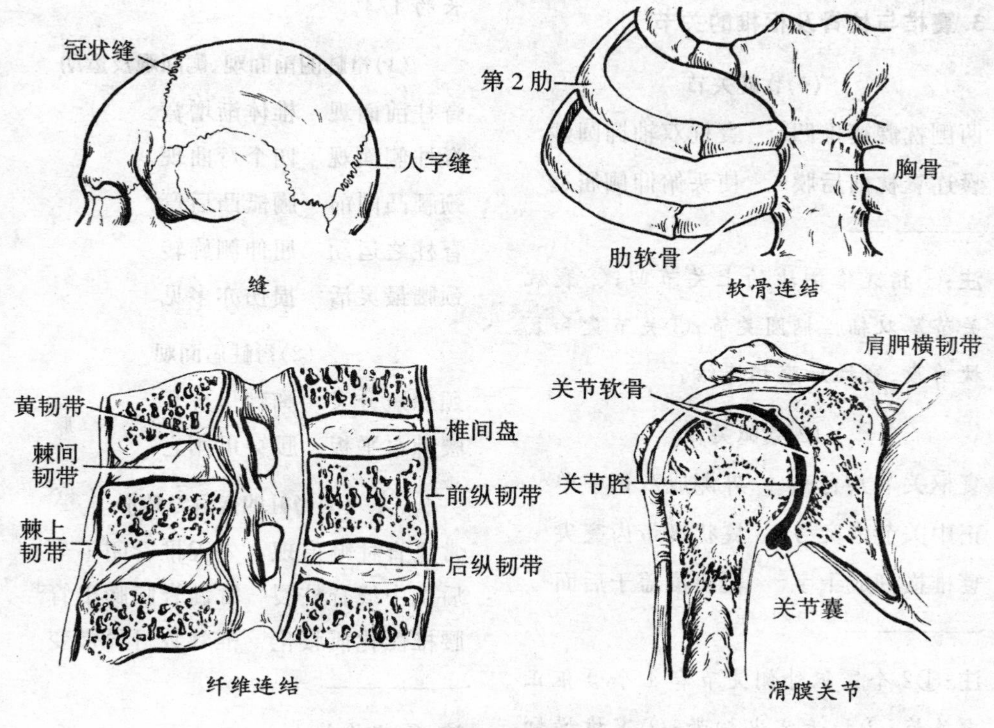

关节的分类

第二节　中轴骨连结

一、躯干骨的连结

(一)脊柱

1. 椎体间的连结

椎体连结椎间盘　　中央髓核周围环①
纵行韧带分前后②　椎盘共有二十三
环破髓核易突出　　突入椎间孔椎管
压迫脊髓神经根　　盘突出症引起牵③

注:①指纤维环;②指前纵韧带和后纵韧带;③椎间盘突出症引起牵涉性痛。

2. 椎弓间的连结

黄韧带司弓板连　　棘间韧带行棘间
棘上韧带胸腰骶①　颈椎棘突项韧②连
另有横突间韧带　　关节构成棘突面③

注:①棘上韧带连结胸、腰、骶椎棘突;②指项韧带;③由相邻椎骨的上、下关节突的关节面构成关节突关节。

3. 寰椎与枕骨及枢椎的关节

(1)寰枕关节

两侧枕髁寰椎凹[①]　寰枕双轴椭圆妙[②]
囊连寰枕前后膜[③]　使头俯仰侧屈远

注:①指寰椎侧块的上关节凹;②寰枕关节属双轴性椭圆关节;③关节囊和寰枕前膜、寰枕后膜相连结。

(2)寰枢关节

寰枢关节共有三　外侧成双正中单[①]
正中关节齿突弓　翼状韧带齿突尖[②]
寰椎横韧成十字[③]　覆膜覆盖于后面[④]

注:①2 个寰枢外侧关节和 1 个寰枢正中关节;②指齿突尖韧带;③寰椎横韧带与其上、下两纵行纤维素,共同构成寰椎十字韧带;④覆膜覆盖于上述韧带的后面。

4. 脊柱的整体观

脊柱整体观　功能支[①]躯干
兼保护脊髓　七十厘米男[②]
女性六十厘　较男性略短
姿势不同异　静卧长于站
椎盘总厚度　四一脊柱全[③]
多种原因致　老年脊柱短

注:①支持;②成年男性脊柱长约 70cm;③椎间盘的总厚度约为脊柱全长的 1/4。

(1)脊柱的前面观、侧面观及运动

脊柱前面观　椎体渐增宽
脊柱侧面观　四个弯曲现
颈腰凸向前　胸骶凸后弯
脊柱之运动　屈伸侧旋转
颈腰最灵活　损伤亦多见

(2)脊柱后面观

颈棘短分叉　胸棘呈叠瓦
腰棘水平板　腰穿可用它

(3)脊柱的变异与畸形

常见脊柱畸形现　先天椎管闭不全
后正中线脊柱裂　脊髓脊膜膨出管[①]
腰椎骶化骶腰化　椎骨数目异常变

注:①指椎管。

(二)胸廓

1. 胸廓的组成

胸廓组成十二椎　一块胸骨二四肋
水平切面呈肾形　肋椎关节和胸肋
肋椎肋头肋横突[①]　胸肋胸骨切迹维
二到七肋与其连　不动关节柄一肋[②]
八到十肋成肋弓　十一十二游离肋

注:①肋椎关节包括肋头关节和肋横突关节;②第 1 肋与胸骨柄之间的连结是一种特殊的不动关节。

2. 胸廓的整体观及运动

成人胸廓圆椎体　上下两口及四壁

上口较小下口宽　胸柄二胸下对齐[①]
前壁最短后壁长　最长要数外侧壁[②]
两肋之间有间隙　胸廓运动参呼吸
儿童胸廓呈桶状　老人扁长弹性低

注:①胸骨柄上缘平对第2胸椎体下缘;②外侧壁最长,由肋骨体构成。

二、颅骨的连结

颅骨连结共有三　纤维软骨滑膜关[①]
骨间有膜构成缝　人字蝶顶矢状冠[②]
颅底诸骨软骨连　蝶枕岩枕与蝶岩[③]
滑膜关节颞下颌　纤维软骨构成盘
下颌上下前后侧[④]　两侧同动联合关[⑤]
张口过大囊松弛　关节脱位易向前
手法复位先下拉　再将下颌推后面

注:①指纤维连结、软骨连结和滑膜关节;②指人字缝、蝶顶缝、矢状缝和冠状缝;③指蝶枕软骨结合和岩枕、蝶岩软骨结合;④下颌骨可作上提、下降、前进、后退和侧方运动;⑤颞下颌关节属联合关节,两侧必须同时运动。

第三节　附肢骨连结

一、上肢骨的连结

(一)上肢带骨连结

1. 胸锁关节

胸锁关节上肢干[①]　胸锁切迹锁胸端
一肋软骨上面构[②]　多轴关节囊韧坚
囊外前后锁肋韧[③]　囊内软骨关节盘

注:①是上肢骨与躯干骨连结的惟一关节;②由锁骨的胸骨端与胸骨的锁切迹及第1肋软骨的上面构成;③囊外韧带有胸锁前、后韧带,锁间韧带和肋锁韧带。

2. 肩锁关节

肩锁关节锁骨肩[①]　肩胛肩峰关节面
肩锁韧带关节上[②]　喙锁韧带与喙连
囊内关盘关节上[③]　肩胛活动之支点

注:①指锁骨的肩峰端;②指关节的上方;③囊内的关节盘常出现于关节上部。

3. 喙肩韧带

喙肩韧带三角扁　肩胛喙突肩峰间
共同构成喙肩弓　防头上脱架于肩[①]

注:①架于肩关节上方,有防止肱骨头向上脱位的作用。

(二)自由上肢骨连结

1. 肩关节

盂肱关节肩　多轴球窝面[①]
肱头肩胛盂[②]　头圆盂小浅
关节囊松弛　下壁薄弱险[③]
可作三轴动　矢轴收和展
冠轴屈和伸　垂直旋[④]环转

注:①也称盂肱关节,是典型的多轴球窝关节;②由肱骨头和肩胛骨关节盂构成;③下壁最薄弱,当肩关节脱位时,肱骨头常从下份脱出;④指旋内、旋外运动。

2. 肘关节

肘关尺桡肱下端　肱尺肱桡桡尺关[①]
三关同包一囊内　向后脱位最常见
桡侧尺侧副韧带　桡环韧带环状面[②]
肱尺关节作屈伸　桡尺近远前臂旋[③]
肱桡屈伸旋前后　提携角度一六三[④]
肱骨二髁[⑤]尺鹰嘴　肘直三点成一线
肘关屈至九十度　三点构成等腰三[⑥]
肘关脱位三点移　髁上骨折位不变

注:①指肱尺关节、肱桡关节和桡尺近侧关节;②桡骨环状韧带位于桡骨环状关节面的周围;③桡尺近侧关节和桡尺远侧关节联合运动可使前臂旋前旋后;④当伸前臂时,前臂偏向外侧,与上臂形成163°的提携角;⑤指肱骨内、外上髁;⑥指等腰三角形。

3. 桡尺连结

桡尺关节近远侧　另有前臂骨间膜
半旋前位膜最紧　骨折固定防挛缩[①]
前臂旋前及旋后　远近关节呈联合

注:①前臂骨折时,应将前臂固定于半旋前或半旋后位,以防骨间膜挛缩。

4. 手关节

手之关节六般　桡腕关节腕间
腕掌关节掌间　掌指关节指间

二、下肢骨的连结

(一)下肢带骨连结

1. 骶髂关节

骶骨髂骨耳状面　彼此结合紧密点
骶髂前面韧带固　关上骨间韧带填[①]
关节稳固以持重　活动稍大妊娠间[②]

注:①关节后上方有骶髂骨间韧带充填和连结;②妊娠妇女其活动度可稍大。

2. 髋骨与脊柱间的韧带连结

髂腰骶棘骶结节　髋骨脊柱韧带接
坐骨大孔共围成　骶棘韧带坐大切[①]
坐小切迹围小孔　再加骶棘骶结节[②]
肌肉血管及神经　经大小孔出盆界[③]

注:①指坐骨大切迹;②指骶棘韧带和骶结节韧带;③经坐骨大孔、坐骨小孔

出盆腔到达臀部和会阴。

3. 耻骨联合

两侧耻骨联合面　　借盘连结构成关[①]
盘中有一矢状裂　　男小女大孕更宽
弓状韧带耻骨上[②]　关节活动甚微浅

注：①借纤维软骨构成的耻骨间盘连结而成关节；②在耻骨联合上、下方分别有连结两侧耻骨的耻骨上韧带和耻骨弓状韧带。

4. 骨盆(1)

左右髋骨和骶尾　　骨间连结骨盆围
人体直立盆前倾　　尾尖上缘同一位[①]
骶岬两侧弓状线　　耻梳结节上缘[②]围
借此骨盆分大小　　又称真盆与假伪[③]
大盆骶骨髂骨翼　　小盆上口界线[④]围
下口尾尖骶结韧[⑤]　坐骨结节坐支[⑥]推
耻骨支及联合下[⑦]　菱形下口共同围
耻骨弓由四支[⑧]连　耻骨下角此间汇

注：①尾骨尖与耻骨联合上缘位于同一水平面上；②指耻骨梳、耻骨结节及耻骨联台上缘；③大骨盆又称假骨盆，小骨盆又称真骨盆；④指大小骨盆的界线；⑤指骶结节韧带；⑥指坐骨支；⑦指耻骨联合下缘；⑧指两侧坐骨支与耻骨下支。

5. 骨盆(2)

骨盆性别差　女盆宽而大
上口呈圆形　耻骨下角差
男性七十度　女性一百达[①]

注：①女性耻骨下角可达90°～100°，男性则为70°～75°。

(二)自由下肢骨连结

1. 髋关节

髋关髋臼股骨头　　球窝关节属多轴
髋臼周缘髋臼唇　　髋臼横韧封髋臼
窝内填充脂肪组[①]　半月臼面紧抱头
坚韧致密关节囊　　髂股韧带股骨头[②]
耻骨坐骨与轮匝[③]　股颈骨折内外候[④]
屈伸展收旋环转　　髋关运动循三轴
关囊后下较薄弱　　易从此部脱出头

注：①指脂肪组织；②指股骨头韧带；③指耻骨韧带、坐骨韧带与轮匝带；④股骨颈骨折有囊(关节囊)内、囊外骨折之分；⑤指旋内、旋外。

2. 膝关节

股下胫上髌骨加[①]　膝关最大最复杂
关节囊薄且松弛　　外有韧带加固它
腓侧胫侧腘斜髌[②]　前交叉及后交叉[③]
膝关节囊最宽阔　　关节结构覆盖辖
髌上囊与翼状襞　　髌下深囊不通达[④]
内侧"C"形半月板　外板"O"形小于它
膝关急骤强力动[⑤]　内板[⑥]易损受挤压

注：①膝关节由股骨下端、胫骨上端和

髌骨构成；②指腓侧副韧带、胫侧副韧带、腘斜韧带和髌韧带；③指前交叉韧带及后交叉韧带；④髌下深囊为滑液囊，与关节腔不相通；⑤膝关节在急骤强力动作时；⑥指内侧半月板。

3. 胫腓连结

胫腓之间紧密连　胫骨外髁腓上端
胫腓关节属微动　两干之间膜韧坚
下端连结借韧带　胫腓后韧胫腓前①

注：①指胫腓前、后韧带。

4. 足关节

足之关节六般　距小腿踝①跗间
跗跖关节跖间　跖趾关节趾间

注：①距小腿关节，亦称踝关节。

第三章 肌 学

第一节 总论

骨骼心肌平滑肌 平滑内脏血管壁
骨骼肌于躯干肢 心肌构成心脏壁
平滑心肌内脏神[1] 骨骼肌肉属随意
心肌骨肌[2]有横纹 骨肌有力易劳疲
分布广泛六百块 约占体重四十比[3]

注:①平滑肌和心肌受内脏神经调节;②指骨骼肌;③指40%。

一、肌的形态

肌的形态多样化 长肌短肌阔轮匝
长有多头多肌腹 孔裂周围有轮匝
短肌藏于躯干深 胸腹壁部阔肌辖
另有梭形及菱形 羽半多羽肩胛下[1]

注:①羽状、半羽状和多羽状排列,如肩胛下肌即属多羽状排列。

二、肌的构造

骨骼肌含肌腹腱 肌纤色红且柔软
肌外包有肌外膜 束膜内膜[1]在里面
沿膜深入肌肉内 神经淋巴和血管
骨骼肌肉红白分 红肌纤维收缩慢
作用持久较细小 白肌纤维正相反
红肌保持身姿态 迅速动作白肌纤
借助肌腱附着骨 腱膜特指阔肌腱

注:①指肌束膜和肌内膜。

三、肌的起止

肌之起点或定点 四肢近侧正中面[1]
另端止点或动点 某种条件相置换

注:①通常把接近身体正中面或四肢部靠近近侧的附着点看作肌肉的起点或定点。

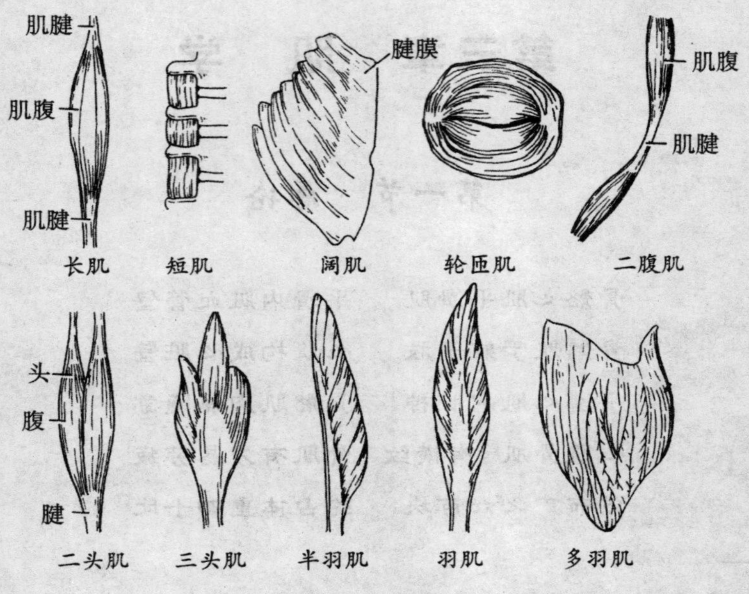

肌的各种形态

四、肌的配布

肌之配布关节周　方式多少依据轴
单轴二组[①]屈和伸　双轴屈伸和展收
三轴六组旋内外　垂直轴及冠矢轴[②]
作用对抗拮抗肌[③]　功能相似协同构[④]
主要作用原动肌　固定肌绕关节周[⑤]

注：①单轴关节通常配备2组肌；②指排列在垂直轴相对侧的旋内、旋外肌和围绕冠状轴、矢状轴排列的屈、伸、内收、外展肌；③在作用上相互对抗的肌称为拮抗肌；④功能相同的肌称为协同肌；⑤固定肌起着固定附近一些关节的作用。

五、肌的命名法

肌之命名可按形　大小位置起止用[①]
斜方三角依形状　冈上骨间位置应
肱二股四[②]形位合　胸大位置大小综[③]
胸锁乳突依起止　旋后大收依作用
腹外斜肌腹横肌　位置肌束方向名

注：①起止点或作用；②指肱二头肌和股四头肌；③综合命名。

六、肌的辅助装置

筋膜滑膜囊　腱鞘辅助装
浅筋膜皮下　深膜固有藏
腱骨接触处　常有滑膜囊

纤维滑膜层　腱鞘两分详[①]
或称纤维鞘[②]　指鞘易损伤[③]
膜鞘移行部　肌腱系膜当[④]

注:①腱鞘可分为纤维层和滑膜层两部分;②腱鞘的纤维层又称腱纤维鞘;③手指不恰当的活动可导致腱鞘损伤,称为腱鞘炎;④腱滑膜鞘从骨面移行到肌腱的部分,称为腱系膜。

七、肌的血液供应

肌的血液供应　多与神经伴行
肌间膜间行走[①]　进出肌门两种[②]
共分四种类型　一种单支营动[③]
主次营动二种[④]　三种两支营动[⑤]
无主营动四种　小动节段布呈[⑥]

注:①沿肌间隔、筋膜间隔走行;②指动脉和静脉两种血管;③单支营养动脉型;④主要营养动脉加次要营养动脉型;⑤两支营养动脉型,动脉从肌的两端入肌;⑥无主要营养动脉型,均为一些小的动脉,呈节段性分布于肌。

八、肌的神经支配

肌的神经血管伴　垂直或平于肌纤
自主神经与躯体　躯体神经出入传
传入传递痛温本[①]　传出运动神经元
传出末梢肌纤接　神经肌连运终板[②]
神经冲动肌收缩　只缘释放酰胆碱[③]
神经兼有营养性　损伤神经肌萎变[④]

注:①指本体感觉,主要感受肌纤维的舒缩变化;②传出纤维末梢和肌纤维之间建立突触连接,称神经肌连接或运动终板;③指乙酰胆碱;④指肌萎缩。

第二节　头肌

一、面肌

面肌扁薄位置浅　起自颅骨止于面
布于口眼鼻周围　可分两种辐射环[①]
闭合开放各孔裂　显示表情皮肤牵

注:①可分为环形肌和辐射肌两种。

1. 颅顶肌

颅顶肌肉阔而薄　左右各一曰枕额[①]
帽状腱膜居中间　两个肌腹枕与额[②]
额腹收缩可提眉　枕腹后牵帽状膜

注:①左右各有一块枕额肌;②枕额肌是由两个肌腹和中间的帽状腱膜构成。

2. 眼轮匝肌

眼轮匝肌睑裂周　扁椭圆形三部候
眶部睑部泪囊部　闭眼眶睑共同收[1]
睑部收缩可眨眼　泪囊收缩泪引流

注:①睑部、眶部纤维共同收缩使睑裂闭合。

3. 口周围肌

口周围肌高分化　肌群结构较复杂
辐射状肌环形肌　辐射位于口上下
提唇降唇拉口角　深部颊肌助咀嚼[1]
颊肌又称吹奏肌　匝肌[2]协同吹口哨
口轮匝肌环口裂　此肌收缩口闭小

注:①在面颊深部有一对颊肌,可以外拉口角,帮助咀嚼和吸吮;②指口轮匝肌。

4. 鼻肌

鼻肌不发达　鼻孔周围辖
扁薄肌收缩　鼻孔小或大

二、咀嚼肌

咀嚼咬肌在　颞肌翼内外[1]
咬肌起颧弓　后下止粗隆[2]
颞肌起颞窝　止于冠下颌
翼内翼窝起　止于下颌翼
翼外起蝶翼　下颌颈部移[3]
咬颞翼内肌　提颌使口闭
翼外肌收缩　张口前拉颌
下颌侧向动　翼内外共同[4]

注:①指翼内肌和翼外肌;②指咬肌粗隆;③翼外肌止于下颌颈,收缩时移动下颌,做张口运动;④在两侧翼内、外肌交替作用下,形成下颌骨的两侧运动,即研磨运动。

三、表情肌

表情肌肉群　额枕眼口轮
提降口角肌[1]　提降上下唇[2]
颧肌及颊肌　后者深层寻

注:①指提口角肌和降口角肌;②指提上唇肌和降下唇肌。

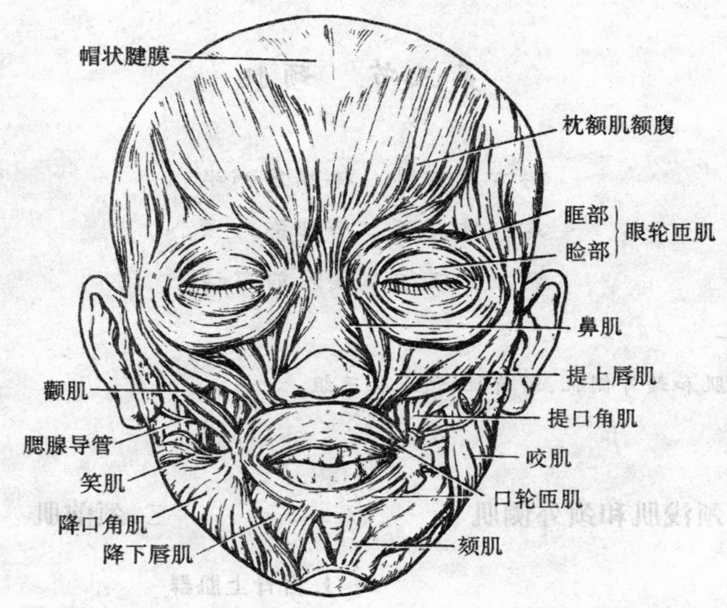
帽状腱膜
枕额肌额腹
眶部
睑部
眼轮匝肌
鼻肌
提上唇肌
颧肌
提口角肌
腮腺导管
咬肌
笑肌
口轮匝肌
降口角肌
降下唇肌
颏肌

头肌(前面)

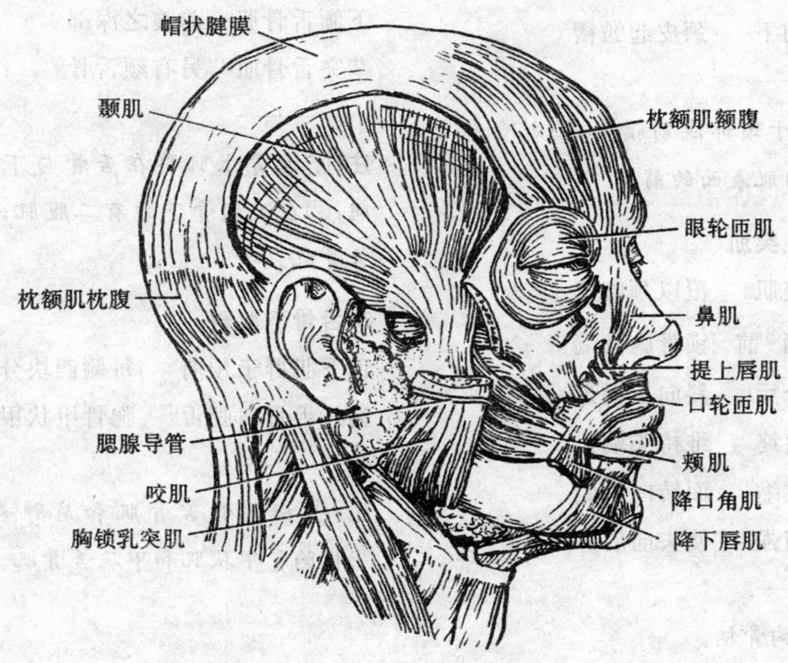
帽状腱膜
颞肌
枕额肌额腹
眼轮匝肌
枕额肌枕腹
鼻肌
提上唇肌
口轮匝肌
腮腺导管
颊肌
咬肌
降口角肌
胸锁乳突肌
降下唇肌

头肌(侧面)

第三节　颈肌

斜方肌前缘　将颈分两半
前部狭义颈　后部称为项
颈肌分三组　浅外前深诸[①]

注：①颈浅肌和颈外侧肌、颈前肌、颈深肌三组。

一、颈浅肌和颈外侧肌

1. 颈阔肌

颈阔宽而薄　位于浅筋膜[①]
起胸大三角[②]　止于口角多
拉口角向下　颈皮起皱褶

注：①位于颈部浅筋膜中；②起自胸大肌和三角肌表面的筋膜。

2. 胸锁乳突肌

胸锁乳突肌　覆以颈阔肌
起自胸柄[①]前　锁骨胸骨端
二头会合后　斜向后上走
颞骨乳突终　维持头端正
一侧肌收缩　面转向对侧
两侧收缩强　使头向后仰

注：①指胸骨柄。

二、颈前肌

1. 舌骨上肌群

舌骨上肌组　舌骨下颌骨[①]
每侧肌四块　颌下有二腹[②]
下颌舌骨肌　前腹之深部
茎突舌骨肌　另有颏舌骨[③]

注：①舌骨上肌群在舌骨与下颌骨之间；②在下颌骨下方有二腹肌；③指颏舌骨肌。

2. 舌骨下肌群

舌下肌群于颈前　每侧四块分深浅
胸骨舌骨肩胛舌[①]　胸骨甲状甲舌连[②]

注：①指胸骨舌骨肌和肩胛舌骨肌；②指胸骨甲状肌和甲状舌骨肌。

三、颈深肌

1. 外侧群

颈深肌群内外分　外侧肌群颈两边
前斜中斜后斜角　前中一肋有隙间[①]
称此斜角肌间隙　锁下动脉臂丛添
一侧收缩颈侧屈　两侧提肋助呼吸[②]

注:①前中斜角肌与第1肋之间的空隙;②两侧同时收缩可上提第1、2肋助深呼吸。

2. 内侧群

内侧群居前　脊柱颈椎段[①]
头长颈长肌　二合称椎前[②]
椎前肌收缩　屈头屈颈观

注:①内侧群在脊柱颈段的前方;②头长肌和颈长肌合称椎前肌。

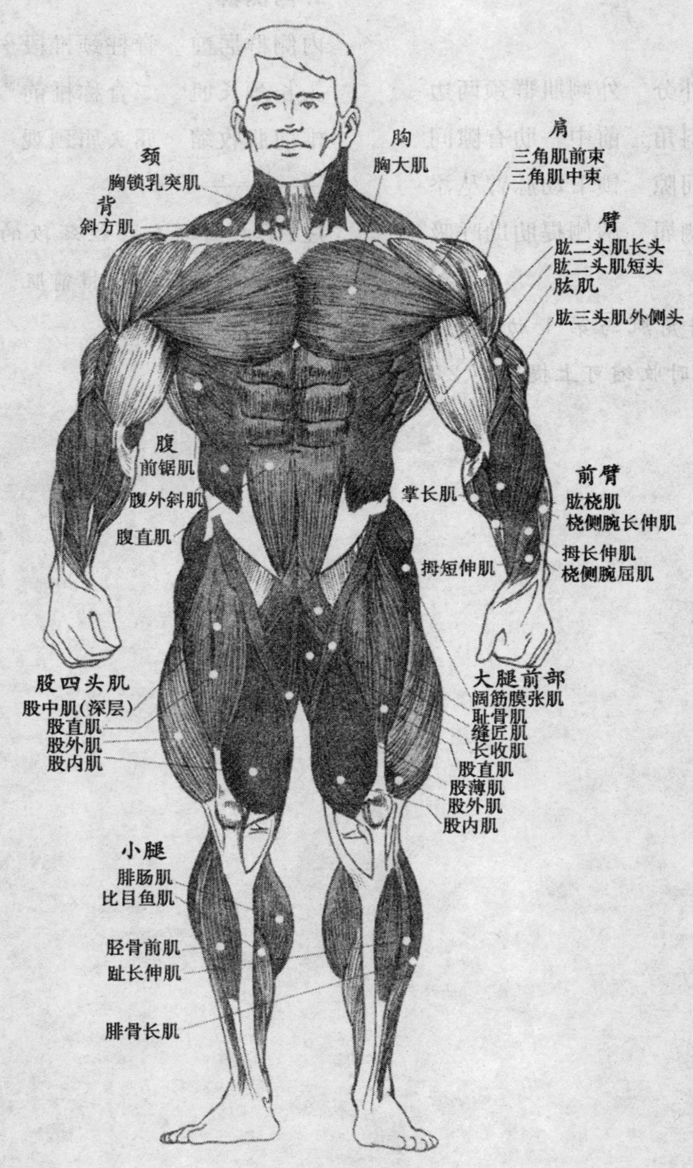

颈
胸锁乳突肌
背
斜方肌
胸
胸大肌
肩
三角肌前束
三角肌中束
臂
肱二头肌长头
肱二头肌短头
肱肌
肱三头肌外侧头
腹
前锯肌
腹外斜肌
腹直肌
掌长肌
前臂
肱桡肌
桡侧腕长伸肌
拇长伸肌
桡侧腕屈肌
拇短伸肌
股四头肌
股中肌(深层)
股直肌
股外肌
股内肌
大腿前部
阔筋膜张肌
耻骨肌
缝匠肌
长收肌
股直肌
股薄肌
股外肌
股内肌
小腿
腓肠肌
比目鱼肌
胫骨前肌
趾长伸肌
腓骨长肌

颈肌、躯干肌(前面)

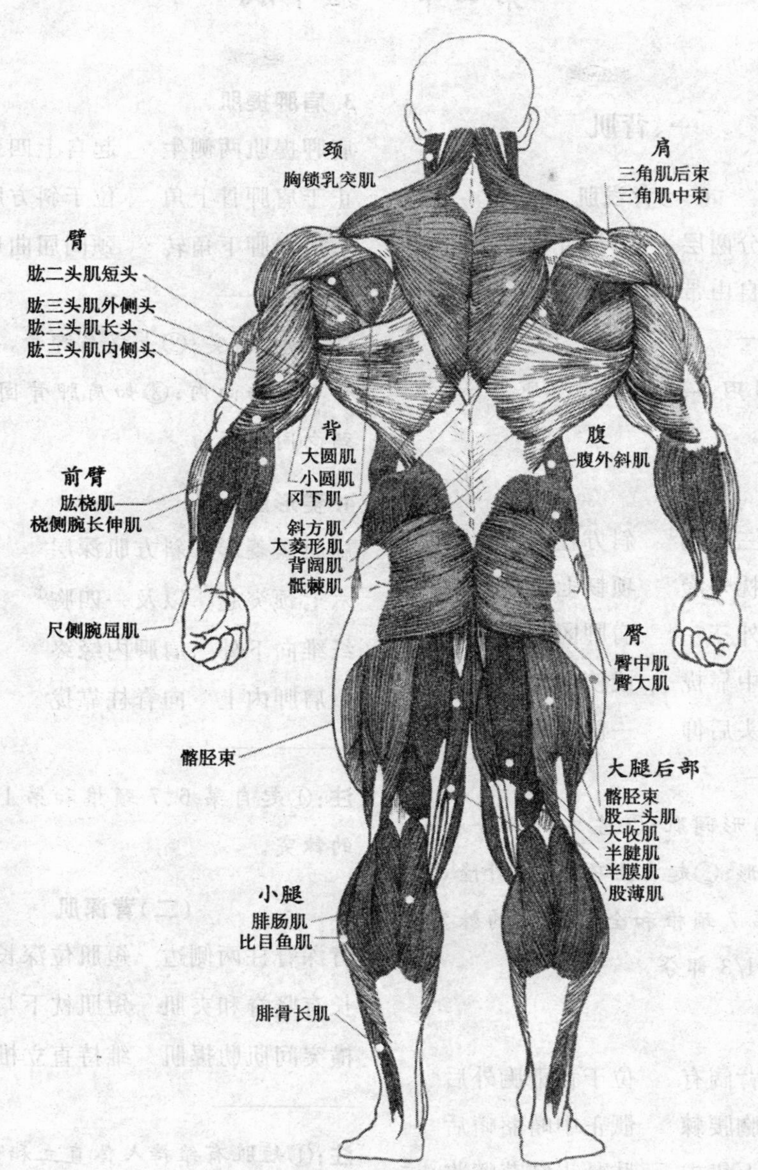

颈
胸锁乳突肌
肩
三角肌后束
三角肌中束
臂
肱二头肌短头
肱三头肌外侧头
肱三头肌长头
肱三头肌内侧头
背
大圆肌
小圆肌
冈下肌
斜方肌
大菱形肌
背阔肌
骶棘肌
腹
腹外斜肌
前臂
肱桡肌
桡侧腕长伸肌
尺侧腕屈肌
臀
臀中肌
臀大肌
髂胫束
大腿后部
髂胫束
股二头肌
大收肌
半腱肌
半膜肌
股薄肌
小腿
腓肠肌
比目鱼肌
腓骨长肌

颈肌、躯干肌(背面)

第四节　躯干肌

一、背肌

（一）背浅肌

背浅肌肉分两层　　起自脊柱位不同
止于上肢自由带[①]　　斜方背阔肩[②]菱形

注：①指自由上肢骨和上肢带骨；②指肩胛提肌。

1. 斜方肌

位于项背三角阔[①]　　斜方左右两侧合[②]
起自上项枕外隆　　项韧七颈全部胸[③]
止于锁骨外三一[④]　　肩胛冈与肩峰及
收缩肩胛中靠拢　　或使肩胛上下动
双侧收缩头后仰　　一侧颈屈脸转向

注：①三角形阔肌；②左右两侧合在一起呈斜方形；③起自上项线、枕外隆凸、项韧带、第 7 颈椎和全部胸椎的棘突；④指外侧 1/3 部分。

2. 背阔肌

最大扁肌背阔有　　位于背下胸外后
起自下六胸腰棘　　骶正中嵴髂嵴后
肌束向外上集中　　肱骨小结节嵴收
上肢固定引体上　　肱骨内收旋内后[①]

注：①旋内和后伸。

3. 肩胛提肌

肩胛提肌两侧生　　起自上四颈椎横[①]
止于肩胛骨上角　　位于斜方肌深层
上提肩胛下角转[②]　　颈同屈曲肩固定[③]

注：①指横突；②上提肩胛骨，并使肩胛骨下角转向内；③如肩胛骨固定，可使颈向同侧屈曲。

4. 菱形肌

扁肌呈菱形　　斜方肌深层
六七颈突起　　以及一四胸[①]
纤维向下外　　肩胛内缘终
引肩胛内上　　向脊柱靠拢

注：①起自第 6、7 颈椎和第 1～4 胸椎的棘突。

（二）背深肌

背深脊柱两侧边　　短肌位深长位浅
长有竖脊和夹肌　　短肌枕下与棘间
横突间肌肋提肌　　维持直立椎骨连[①]

注：①短肌有维持人体直立和保持各椎骨之间稳固连接的作用。

1. 竖脊肌

竖脊又名骶棘　　最长最大背肌

纵行脊柱侧沟　起自骶背髂后[①]
向上三群肌束　止于椎肋乳突[②]
脊柱后伸仰头　脊柱侧屈侧收[③]

注：①起自骶骨背面和髂嵴的后部；③止于椎骨、肋骨和颞骨乳突；③一侧收缩使脊柱侧屈。

2. 夹肌

夹肌位于深层　上面斜方菱形
起自项韧下部　七颈棘突上胸[①]
止于颞骨乳突　一三颈椎之横[②]
双侧收则头仰　单侧收缩转同[③]

注：①指上部胸椎；②指第1～3颈椎横突；③使头转向同侧。

二、胸肌

（一）胸上肢肌

1. 胸大肌

胸大肌位甚表浅　肌如扇形厚而宽
起自一六肋软骨　胸骨锁骨内侧半[①]
肌束聚合向外延　扁腱止于肱骨边
大结节嵴是终点[②]　收缩可使臂内旋
也可内收及前屈　上肢固定提躯干

注：①胸骨和锁骨的内侧半；②以扁腱止于肱骨大结节嵴。

2. 胸小肌

胸小肌呈三角　胸大肌下寻找
起自三五肋骨　止于肩胛喙突
拉肩胛向前下　肩固上提肋骨[①]

注：①肩胛骨固定时，可上提肋以助吸气。

3. 前锯肌

前锯宽大扁肌　位于胸廓侧壁
肌齿起自肋骨　斜向后上肌束
经肩胛骨前面　止于下角内缘
拉肩胛骨向前　肩胛下角外旋
肩胛固定时机　提肋助深吸气

（二）胸固有肌

1. 肋间外肌

肋间外肌十一　位于各肋间隙
肌束斜向前下　下上肋缘止起
前部肌束仅达　肋与软骨合一[①]
肋软骨间移行　肋间外膜结缔[②]
该肌收缩提肋　扩胸以助吸气

注：①肋骨与肋软骨的结合处；②属结缔组织膜。

2. 肋间内肌

肋间外肌深面　内肌方向相反
起自下肋上缘　上肋下缘终点
肋角之后内膜[①]　收缩降肋助呼[②]

注：①指肋间内膜；②收缩时降肋以助呼气。

3. 肋间最内肌

肋间最内肌　位于肋间隙

肋间内肌深　方向作用一[1]

注：①方向、作用均与肋间内肌相同。

4. 胸横肌

胸前壁内胸横肌　起自胸下上外移[1]
止于二六肋内面　拉肋向下助吸气

注：①起自胸骨下部，纤维向上外行走。

三、膈

膈肌薄阔扁　胸腹腔之间
起自胸下口　腰椎之前面
胸肋腰三部[1]　中央中心腱
上有三裂孔　主动脉食管
腔静脉裂孔　八胸椎水平
胸肋及腰肋　薄弱三角形[2]
易形成膈疝　腹脏突入胸
膈肌舒缩时　升降膈穹窿
帮助深呼吸　改变胸腔容[3]
欲增加腹压　膈腹收缩同
排便咳嗽吐　喷嚏分娩中

注：①可分为胸、肋和腰三部；②胸肋三角和腰肋三角，属薄弱区；③指容积。

四、腹肌

(一)前外肌群

1. 腹外斜肌

腹外斜肌宽阔扁　位于腹前外侧线
八个肌齿起八肋　前锯背阔交错犬[1]
肌纤斜向前下走　后部肌束止髂前
其余肌束移腱膜　越过腹直肌前面
参与构成腹直鞘[2]　至腹中线终白线
腱膜下缘卷曲厚　髂前上棘耻结连[3]
形成腹股沟韧带　内侧折返为腔陷[4]
该韧延伸耻骨梳[5]　结节外下皮下环[6]

注：①与前锯肌、背阔肌的肌齿犬牙交错；②指腹直肌鞘的前层；③连于髂前上棘与耻骨结节之间；④指腔隙韧带即陷窝韧带；⑤指耻骨梳韧带；⑥指腹股沟浅环即皮下环。

2. 腹内斜肌

腹外斜肌深面　腹内斜肌呈现
起于胸腰筋膜　髂嵴韧带外边
后部肌束止肋　大部肌束上延[1]
构成肌鞘前后[2]　正中终于白线
下部肌束前下　形成腹股沟镰
或称联合肌腱　止于耻梳内端
最下细散肌纤　包绕精索睾丸
称为提睾肌肉　收缩上提睾丸
女性该肌薄弱　少许纤维沿圆[3]

注：①向前上方延为腱膜；②参与构成腹直肌鞘的前层和后层；③沿子宫圆韧带表面下降。

3. 腹横肌

腹内斜肌深　腹横肌肉存

起自下六肋　髂嵴胸腰筋①
沟韧外三一②　肌束横向前
腱膜越直后③　肌鞘后层参④
最下部分肌　参与提沟镰⑤

注：①指胸腰筋膜；②腹股沟韧带的外侧1/3；③指腹直肌后面；④参与构成腹直肌鞘的后层；⑤参与构成提睾肌和腹股沟镰。

4. 腹直肌

腹壁正中两旁　腹直肌鞘中藏
起自联合耻嵴①　肌束行走向上
止于胸骨剑突　五七肋软骨旁
上宽下窄肌腹　横行腱划割让②

注：①耻骨联合和耻骨嵴；②肌的全长被3～4条横行的腱划分割成几个肌腹。

5. 腹前外侧肌群的作用

纤维交错三扁肌　与直①共同成腹壁
保护腹腔中脏器　维持腹内之压力
完成排便及分娩　呕吐咳嗽也参与②
脊柱前屈侧屈旋　还可降肋助呼气

注：①指腹直肌。

6. 腹直肌鞘

肌鞘包绕腹直肌　三个扁肌腱膜齐
前层外斜内斜前①　后层内后②腹横肌
脐下四五厘米处　三肌腱膜鞘前移③
后层缺如弓状线④　线下直与腹横依⑤

注：①前层由腹外斜肌腱膜与腹内斜肌腱膜的前层愈合而成；②指腹内斜肌腱膜的后层；③三块扁肌的腱膜全部移到腹直肌的前面构成腹直肌鞘的前层；④也称半环线；⑤此线以下腹直肌后面与腹横筋膜相贴。

7. 白线

白线腹前壁正中　三层扁腱交织成
上起剑突下联合　上宽下窄质坚硬
中点薄弱有脐环　脏器膨出脐疝生

(二)后群(腰方肌)

腰方位于腹后壁　内侧相邻腰大肌
其后方有竖脊肌　二者之间膜隔离
止十二肋腰①横突　起自后部之髂嵴②
下降固定十二肋　并使脊柱向侧屈

注：①指第1～4腰椎；②起自髂嵴的后部。

(三)腹股沟管

肌腱裂隙腹沟管　男过精索女过圆①
腹前外侧壁下方　其下沟韧②内侧半
外上斜贯向内下　四点五厘管长限
内口深环或腹环　外口浅环皮下环
前壁内斜外斜腱③　后壁横筋腹沟镰④
上壁内斜腹横弓　腹沟韧带下壁兼

注：①指子宫圆韧带；②指腹股沟韧带；③指腹内斜肌和腹外斜肌的腱膜；④指

腹横筋膜和腹股沟镰。

（四）腹股沟疝

沟管三角薄弱点[①]　腹脏[②]突出形成疝
腹膜鞘突未闭合　腹肌薄弱腹压添
腹腔内容经腹环　进入通过腹沟管
再经皮下环突出　下降阴囊成斜疝
另有腹股沟直疝　三角膨出不经环[③]
修补疝囊高位扎[④]　还需重建腹沟管
缩小腹环仅容精[⑤]　沟管后壁加强延
髂腹下神[⑥]需保护　位于髂前上棘前
穿过腹内腹外膜[⑦]　浅环上方浅出现
另有髂腹沟神经[⑧]　前者下方精索浅[⑨]
二神支配沟深肌[⑩]　损伤可致复发疝

注：①腹股沟管和腹股沟三角区都是腹壁下部的薄弱区；②指腹腔脏器；③腹腔内容物不经腹环，而从腹股沟三角处膨出；④指疝囊高位结扎切除；⑤指精索；⑥指髂腹下神经；⑦指腹内斜肌和腹外斜肌腱膜；⑧指髂腹股沟神经；⑨经精索浅面，穿浅环而出；⑩二神经支配腹股沟区深层两块肌。

第五节　上肢肌

一、上肢带肌

1. 三角肌

三角肌于肩　起自锁外段
肩峰肩胛冈　斜方肌止点[①]
肌束向外下　覆盖肱上端
止于肱体外　三角粗隆边
外展肩关节　屈伸内外旋

注：①与斜方肌止点相对应。

2. 冈上肌

冈上斜方深面　冈上窝为起点
肌束向外经峰[①]　喙肩韧下跨肩[②]
止于肱大结上[③]　收缩肩关外展
相邻肩峰下囊　该肌肌腱易断

注：①指肩峰；②在喙肩韧带的下方，跨越肩关节；③肱骨大结节的上部。

3. 冈下肌

冈下肌起冈下窝　肌束向外肩后多
止于肱骨大结节　肩关[①]旋外此肌缩

注：①指肩关节。

4. 小圆肌

冈下肌下为小圆　起自肩胛外侧缘
止于肱骨大结下[①]　收缩肩关节外旋

注：①肱骨大结节的下部。

5. 大圆肌

小圆肌下大圆位　起自肩胛下角背

止于肱骨小结嵴　肩关内收和旋内

6. 肩胛下肌

肩胛下肌呈三角　肩胛下窝起点找
肌束上外经肩前　止于肱骨结节小[①]
腱颈之间腱下囊[③]　肩关内收旋内好

注:①指肱骨小结节;②肌腱与肩胛颈之间有一大的肩胛下肌腱下囊,与肩关节相通。

二、臂肌

(一)前群

1. 肱二头肌

肱二头肌呈梭样　起端二头分短长
长头起自盂上结[①]　过囊[②]结间沟下降
短头在内起喙突[③]　两头臂前合并壮
向下移行为肌腱　止于桡骨粗隆上
前臂前位使旋后　协助屈肩屈肘强

注:①指肩胛骨盂上结节;②指肩关节囊;③指肩胛骨喙突。

2. 喙肱肌

喙肱紧挨短头[①]　协助屈肩内收
起自肩胛喙突　止于肱骨中部

注:①指肱二头肌短头。

3. 肱肌

肱肌作用屈肘　二头下半之后[①]
起自肱骨下前　尺骨粗隆止收

注:①位于肱二头肌下半部的深面。

(二)后群(肱三头肌)

肱三头肌有三头　盂下结节起长头
大小圆肌之间下　二头起自肱骨后
桡神经沟上下方　分称外侧内侧头[①]
下止鹰嘴可伸肘　肩关后伸及内收

注:①外侧头与内侧头分别起自肱骨后面桡神经沟的外上方和内下方的骨面。

三、前臂肌

(一)前群

前臂前群共九肌　一层有五二层一
三层为双四层单　旋前方肌最后肌
一层肱桡旋前圆　掌长桡尺双腕屈[①]
指浅屈肌居二层　三层拇长指深屈

注:①指桡侧腕屈肌和尺侧腕屈肌。

1. 第一层(浅层)

(1)肱桡肌

肱桡肌肉位置浅　肱外上髁为起点
向下止于桡茎突　作用屈肘可切除[①]

注:①切除后不影响前臂功能,可为肌瓣的移植供体。

(2)旋前圆肌、桡侧腕屈肌、掌长肌、尺侧腕屈肌

旋前圆肌掌长肌　桡侧尺侧腕屈肌
肱内上髁深筋膜[①]　屈肌总腱共同起
圆肌[②]止于桡外中　屈肘关节旋前臂[③]
桡腕屈[④]止二掌底　兼腕外展肘腕屈
掌长腹小腱细长　连掌腱膜使紧张[⑤]
尺侧腕屈止豌豆[⑥]　屈腕兼使腕内收

注:①起自肱骨内上髁以及前臂深筋膜;②指旋前圆肌;③使前臂旋前;④指桡侧腕屈肌;⑤连于掌腱膜,作用为屈腕和紧张掌腱膜;⑥尺侧腕屈肌止于豌豆骨。

2. 第二层(浅屈肌)

指浅屈肌之上端　浅层肌肉覆盖全
起自肱骨内上髁　尺骨桡骨之前面
肌束下移为四腱　通过手掌及腕管
分别进入二五鞘[①]　每个肌腱二脚站[②]
止于中节指两侧　屈近掌指和屈腕[③]

注:①指第2～5指的屈肌腱鞘;②每一个肌腱分为两脚;③屈近侧指间关节、屈掌指关节和屈腕。

3. 第三层

(1)拇长屈肌

拇长外侧半　起自桡骨前
前臂骨间膜　长腱过腕管
止于拇远节[①]　屈拇此肌参

注:①止于拇指远节指骨底。

(2)指深屈肌

指深内侧半　起自尺骨前
前臂骨间膜　分四过腕管[①]
进入二五鞘[②]　穿经二脚间[③]
止于远指底　屈掌指屈腕
二至五指屈　远近侧指间[④]

注:①向下分成4条肌,经腕管入手掌;②进入第2～5指的屈肌腱鞘;③在鞘内穿经指浅屈肌腱两脚之间;④屈第2～5指远侧、近侧指间关节。

4. 第四层(旋前方肌)

旋前方肌方形小　贴于远端尺骨桡
起自尺骨止桡骨　前臂旋前此肌要

(二)后群

1. 浅层五块肌

前臂后群肌浅　共同伸肌总腱
起自肱外上髁　邻近筋膜相连
桡侧腕长伸肌　止于第二掌底
长伸后内短伸[①]　第三掌底止肌
指伸肌腹下行　四条肌腱相毗
到达二至五指　指背腱膜相移
作用伸指伸腕　止于中远指底[②]
另有小指伸肌　止于中末指底[③]
尺腕伸肌腕收[④]　第五掌底止肌

注:①桡侧腕短伸肌在桡侧腕长伸肌的后内侧;②止于中节和远节指骨底;③止于小指的中节和末节指骨底;④尺侧腕伸肌作用为伸腕,使腕内收。

2. 深层五块肌

深层五肌现　旋后拇长展
拇短拇长伸[①]　示指伸肌全
旋后起尺骨　斜向下外前
包绕桡骨过　止于桡上前[②]
其余起桡尺　骨间膜背面
第一掌底展[③]　拇近指底短[④]
拇远指底长[⑤]　示伸指背腱[⑥]

注:①指拇短伸肌和拇长伸肌;②止于桡骨上 1/3 的前面;③拇长展肌止于第 1 掌骨底;④拇短伸肌止于拇指近节指骨底;⑤拇长伸肌止于拇指远节指骨底;⑥示指伸肌止于示指的指背腱膜。

四、手肌

(一)外侧群

手肌外群称鱼际　浅深两层四块肌
拇短展肌拇短屈　拇对掌肌拇收肌

(二)内侧群

手肌内群小鱼际　浅深两层三块肌
小指展肌小短屈[①]　深层小指对掌肌

注:①指小指短屈肌。

(三)中间群

手肌中群掌心居　四条细束蚓状肌
作用指间关节伸　可使掌指关节屈
三块骨间掌侧肌　位于二五掌间隙
作用第二四五指　内收靠近中指去
四块骨间背侧肌　位于四个骨间隙
外展第二三四指　协同蚓肌伸和屈[①]

注:①伸指间关节,屈掌指关节。

五、上肢的局部记载

(一)腋窝

臂上内侧胸外侧　锥形空隙称腋窝
前壁胸大胸小肌　后胛下肌大圆阔[①]
外肱喙肱二头短[②]　胸壁前锯肌内侧
顶为上口三角形　肩胛上缘一肋锁[③]
腋动静脉臂丛神　颈达上肢从此过[④]
窝内脂肪淋巴结　底为皮肤腋筋膜

注:①后壁为肩胛骨、肩胛下肌、大圆肌和背阔肌;②外侧壁为肱骨、喙肱肌和肱二头肌短头;③由肩胛骨的上缘、第 1 肋和锁骨围成;④由颈部通向上肢的腋动、静脉和臂丛神经等即经此口进入腋窝。

(二)三角胸肌间沟

三角胸肌之间　二肌锁骨起端
狭窄裂隙称沟　头静脉沟中穿

(三)三边孔和四边孔

小圆大圆肩胛下　肱三头长肱上辖[①]
长头[②]内侧三边孔　内有动脉旋肩胛[③]
外侧间隙四边孔　旋后动脉腋神跨[④]

注:①是位于小圆肌、大圆肌、肩胛下肌、肱三头肌长头和肱骨上端之间的两个间隙;②指肱三头肌长头;③内有旋肩胛动脉通过;④有旋后动脉和腋神经通过。

(四)肘窝

肘窝肘关前　三角形凹陷
外界肱桡肌　内界旋前圆
上界两髁间[①]　窝内二头腱[②]
肱动脉分支　正中神经填

注:①上界为肱骨内、外上髁之间的连线;②指肱二头肌腱。

(五)腕管

腕管位于腕掌侧　腕横韧带腕沟合[①]
管内指浅深肌腱[②]　拇长屈腱正中[③]过

注:①由腕横韧带(屈肌支持带)和腕骨沟围成;②指指浅、深屈肌腱;③指正中神经。

第六节　下肢肌

一、髋肌

髋肌又称盆带[①]　起自骨盆内外
跨髋止于股上　前群共有三块
髂腰肌及腰小[②]　阔筋膜张[③]腿外
后群位于臀部　又称臀肌七块
臀大臀中臀小　梨肌[④]自盆向外
闭孔内肌股方[⑤]　闭孔外肌旋外

注:①指盆带肌;②指腰小肌;③指阔筋膜张肌;④指梨状肌;⑤指股方肌。

(一)前群

1. 髂腰肌

髂腰腰大髂组成[①]　腰大起自腰体横[②]
髂肌位于腰大[③]外　起自髂窝呈扇形
二肌会合沟韧深　股骨小转此肌终[④]
肌与髋[⑤]间滑膜囊　常与髋关囊相通
使髋前屈及旋外　下肢固定干[⑥]前倾

注:①髂腰肌由腰大肌与髂肌组成;②指腰椎体侧面和横突;③指腰大肌;④二肌会合,经腹股沟韧带深面,止于股骨小转子;⑤指髋关节囊;⑥指躯干。

2. 腰小肌

腰小起自十二胸[①]　贴腰大肌前下行
髂耻隆起为止点　紧张髂筋膜作用

注:①指第12胸椎。

3. 阔筋膜张肌

阔筋膜张肌　大腿前外居
起自前上棘[1]　髂胫束下移
止于胫外髁[2]　紧张阔筋膜

注:①指髂前上棘;②向下移行于髂胫束;③胫骨外侧髁。

(二)后群

1. 臀大肌

臀大位于臀浅层　大而肥厚臀部隆[1]
髂骨翼外骶骨背　髂胫束股臀粗隆[2]
使髋关节伸外旋　下肢固定防前倾

注:①形成特有的臀部隆起;②起自髂骨翼外面和骶骨背面,止于髂胫束和股骨的臀肌粗隆;③防止躯干前倾。

2. 臀中肌和臀小肌

臀中前上皮下应[1]　后下臀大肌深层
臀小位于臀中[2]深　两肌相似呈扇形
皆起髂骨翼外面　肌束向下大转[3]终
髋关外展旋内外[4]　二肌作用基本同

注:①臀中肌的前上部位于皮下;②指臀中肌;③指股骨大转子;④使髋关节外展,前部肌束使髋关节旋内,后部肌束使髋关节旋外。

3. 梨状肌

梨起盆内骶骨前　坐骨大孔出肌纤
到达臀部大转[1]止　髋关[2]外展及外旋

注:①指股骨大转子;②指髋关节。

4. 闭孔内肌

闭孔内肌闭孔膜　膜内周围骨面着[1]
肌束向后成肌腱　自小孔出骨盆折[2]
上孖肌及下孖肌　三肌同止转子窝
坐小切迹腱下囊[3]　髋关旋外此肌缩

注:①闭孔内肌起自闭孔膜内面及其周围骨面;②由坐骨小孔出骨盆转折向外;③该肌腱绕坐骨小切迹处,有一恒定的闭孔内肌腱下囊。

5. 股方肌

股方肌于臀[1]深藏　起于坐骨结节上
向外止于转间嵴　作用大腿旋外方

注:①指臀大肌;②指转子间嵴。

6. 闭孔外肌

闭孔外肌闭孔膜　膜外周围骨面着[1]
股颈后止转子窝[2]　髋关旋外此肌缩

注:①起自闭孔膜外面及其周围骨面;②经股骨颈的后方,止于转子窝。

二、大腿肌

大腿肌分前内后　前群缝匠股四头
内群耻骨长收肌　股薄短收与大收
后群起自坐结节　半腱半膜股二头

(一)前群

1. 缝匠肌

缝匠肌最长　起于髂前上[1]
经大腿前面　斜向内下方
止于胫上内[2]　屈髋屈膝状
已屈膝旋内[3]　动作如缝匠

注:①指髂前上棘;②止于胫骨上端的内侧面;③使已屈的膝关节旋内。

2. 股四头肌

股四头肌四个头　股直内外中间有[1]
股直起自髂前下[2]　股骨粗线起二头
内侧外侧内外唇[3]　股体前面中间头[4]
四头向下成一腱　包绕髌骨向下走
髌韧止于胫粗隆　伸膝有力屈髋悠

注:①股直肌、股内侧肌、股外侧肌和股中间肌;②指髂前下棘;③股内侧肌和股外侧肌分别起自股骨粗线内、外侧唇;④股中间肌起自股骨体的前面。

(二)内侧群

内侧肌群五块填　位于大腿内侧边
耻骨支及坐骨支　坐骨结节为起点[1]
耻骨长方长收三[2]　股薄长条短收扁[3]
大收三角大而厚　共同止于股粗线
股薄独止胫上内[4]　此肌可切作肌瓣
内髁上方收结节　大收止此另一腱[5]
收肌裂孔[6]血管过　主要作用内收髋

注:①均起自闭孔周围的耻骨支、坐骨支和坐骨结节等骨面;②耻骨肌长方形,长收肌三角形;③股薄肌长条形,短收肌扁形;④只有股薄肌止于胫骨上端的内侧;⑤大收肌另有一腱止于股骨内上髁上方的收肌结节;⑥指收肌腱裂孔。

(三)后群

后群均起坐结节[1]　跨越髋膝两关节
股二头肌长短头　坐骨结节长头接
短头起自股粗线　腓骨头部为终结
半腱位于股后内　肌腱占肌一半略
胫骨上端内侧止　转移肌瓣可供切[2]
半膜膜占一半许　胫内髁后此肌竭[3]
作用屈膝及伸髋　小腿旋内旋外也[4]

注:①指坐骨结节;②半腱肌是一块适合作转移肌瓣的良好供肌;③半膜肌下端止于胫骨内侧髁的后面;④后群3块肌可以屈膝关节、伸髋关节.屈膝时股二头肌可使小腿旋外,半腱肌、半膜肌使小腿旋内。

三、小腿肌

小腿肌肉可分三　前群骨间膜之前
后群骨间膜之后　外群腓骨外侧边
前群胫前[1]趾长伸　踇长伸肌二肌间
外群腓骨长短肌[2]　后群浅层小腿三[3]

深层四块腘肌上　　趾踇长屈胫后添[④]

注:①指胫骨前肌;②指腓骨长肌和腓骨短肌;③指小腿三头肌;④指趾长屈肌、踇长屈肌和胫骨后肌。

(一)前群

1. 胫骨前肌

胫前起自胫外　　肌腱向下穿带[①]
止于一跖内楔[②]　使足内翻伸踝

注:①肌腱向下穿经伸肌上、下支持带的深面;②止于第1跖骨底和内侧楔骨内侧面。

2. 趾长伸肌

趾长伸肌起腓前　　胫骨上端小腿间[①]
二到五趾背腱膜[②]　止于中末趾骨端[③]
作用伸踝及伸趾　　第三腓肌[④]足外翻

注:①指小腿骨间膜;②至足背分为4个腱到第2~5趾,成为趾背腱膜;③止于中节、末节趾骨底;④由此肌另外分出一腱,止于第5跖骨底,称第3腓骨肌。

3. 踇长伸肌

踇长伸肌二肌间　起自腓骨内侧面[①]
止于踇远趾骨底　作用伸踝伸踇兼

注:①起自腓骨内侧面下2/3和骨间膜。

(二)外侧群(腓骨长肌、腓骨短肌)

腓骨长短肌　　腓骨外侧起
长肌起点高　　并掩盖短肌
二肌绕踝后　　长肌绕足底
短肌止五跖[①]　长止一跖底[②]
可使足外翻　　踝关节跖屈

注:①指第5跖骨粗隆;②长肌止于内侧楔骨和第1跖骨底。

(三)后群

1. 浅层(小腿三头肌)

浅层小腿三头肌　浅表两头腓肠肌
起自股骨内外髁　位置较深比目鱼
胫骨比目鱼肌线　腓骨后面上部起
肌束合成粗跟腱　屈踝屈膝及站立[①]

注:①站立时,能固定踝、膝关节,以防身体前倾。

2. 深层

(1) 腘肌

腘肌斜位腘窝底　　股骨外髁外侧起
止于股骨肌线上[①]　小腿旋内及屈膝

注:①止于股骨的比目鱼肌线以上的骨面。

(2)趾长屈肌

趾长屈肌胫后起　　经内踝后至足底
分成四腱二五趾[①]　屈踝关节屈趾及

注:①分为4条肌腱,止于第2～5趾的远节指骨底。

(3)踇长屈肌

踇长屈肌腓后起　经内踝后至足底
趾长屈腱相交叉　止于踇趾远趾底[1]

注:①止于踇趾远节趾骨底。

(4)胫骨后肌

两屈[1]之间胫后肌　胫腓间膜之后起[2]
经内踝后到足底　内中外楔舟隆依[3]
作用屈踝足内翻　两屈兼可踝跖屈

注:①指趾长屈肌和踇长屈肌;②起自胫骨、腓骨和小腿骨间膜的后面;③止于内、中、外楔骨和舟骨粗隆。

四、足肌

足肌可分足背底　足背薄弱短伸肌
踇短伸和趾短伸　内外中群充足底
内踇短屈踇展收[1]　外小趾展短屈肌[2]
中群由浅入深排　趾短屈肌跖方肌
四条蚓状三足底[3]　四块骨间背侧肌
各肌作用同其名　跖方协助趾长屈[4]

注:①内侧群有踇展肌、踇短屈肌和踇收肌;②外侧群有小趾展肌和小趾短屈肌;③4条蚓状肌和3块骨间足底肌;④跖方肌的作用是协助趾长屈肌屈足趾。

五、下肢的局部记载

(一)梨状肌上孔和梨状肌下孔

梨状肌之上下孔　坐骨大孔分割成
上孔臀上管神出[1]　下孔通过坐神经
臀下阴部血管神　穿过此孔出骨盆[2]

注:①上孔有臀上血管和神经出骨盆;②下孔有坐骨神经、臀下血管和神经、阴部血管和神经出骨盆。

(二)血管腔隙和肌腔隙

血管腔隙肌腔隙　沟韧[1]髋骨之间依
两者隔以髂耻弓　内为血管外为肌[2]
内侧通过股血管　外股神经髂腰肌

注:①指腹股沟韧带;②内侧为血管腔隙,外侧为肌腔隙。

(三)股管

血管腔隙最内里　股管为一小间隙
长约一点二厘米　腹横筋膜下突起
形似漏斗之盲囊　易成股疝脱脏器
上口股环前沟韧[1]　耻梳韧带后界倚
陷窝韧带围内侧　股静脉鞘外侧壁

注:①指腹股沟韧带。

(四)股三角

大腿前上股三角　上界沟韧内长收[1]
外界缝匠肌内缘　底耻长收髂腰构[2]

三角前壁阔筋膜　神经血管淋巴有

注:①上界为腹股沟韧带,内侧界为长收肌内侧缘;②底为髂腰肌、耻骨肌和长收肌。

(五)收肌管

大腿中部收肌管　　位于缝匠肌深面
大收肌面为后壁　　前壁大收肌腱板
外侧壁为股内肌[①]　管之上口三角尖[②]
下口收肌腱裂孔　　通至腘窝股血管[③]

注:①指股内侧肌;②指股三角尖;③该管通至腘窝,管内有股血管、隐神经通过。

(六)腘窝

腘窝似菱形　　膝关后方呈
上外二头肌[①]　下内半半屏[②]
腓肠内外头　　下内下外应[③]
底为膝关囊　　窝内胫神经
脂肪淋巴结　　腘血管腓总[④]

注:①窝的上外侧界为股二头肌;②上内侧界为半腱肌和半膜肌;③下内侧界和下外侧界分别为腓肠肌的内侧头和外侧头;④指腓总神经。

内脏学

第四章　总　论

一、内脏的一般结构

脏器属中空　或囊或管形
消化呼吸道　泌尿生殖宫
三层器官壁　消化壁四层
黏膜黏膜下　肌层外膜层

二、胸部标志线

前后正中[1]居中间　锁骨中线乳头穿[2]
一侧腋窝分三线[3]　肩胛两线[4]背两边

注：①指前正中线与后正中线；②锁骨中线分左、右两条，是通过锁骨中点所做的垂线，在男性大致与乳头线一致；③分别为腋前线、腋中线和腋后线；④肩胛线分左右两条，是坐位两臂自然下垂时，通过肩胛下角的垂线。

三、腹部标志线和分区

两横两竖[1]分九区　上横左右肋弓齐[2]
下横双髂结节连[3]　腹直肌外竖线依[4]
三左三右六侧腹[5]　上腹下腹中腹脐[6]

注：①多指上水平线、下水平线和左右垂直线；②上水平线是通过两侧肋弓最低点的线；③下水平线是通过两侧髂结节的连线；④垂直线是沿两侧腹直肌外缘所做的线，同时通过两侧腹股沟韧带中点；⑤三左三右分别是：左右季肋部、左右腹外侧区和左右腹股沟区；⑥上腹部、下腹部和中腹部（脐部）。

第五章　消化系统

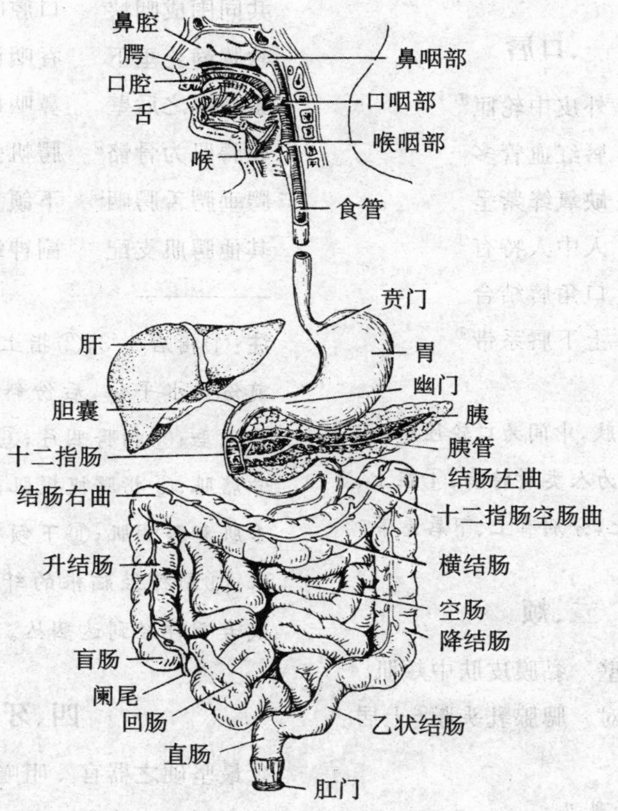

消化系统模式图

第一节　口腔

口腔消化管道起　上唇下唇为前壁

侧壁为颊上壁腭　下壁是为口腔底

口腔向前通口外　后经咽峡通咽里

上下牙弓及牙龈　前庭固有两分离①

注:①整个口腔借上、下牙弓及牙龈分为口腔前庭和固有口腔。

一、口唇

口唇分上下　外皮中轮匝[①]
内面为黏膜　唇红血管多
皮黏[②]之移行　缺氧绛紫呈
上唇中浅沟　人中人特有[③]
鼻唇沟两侧　口角唇结合
内面正中裁　上下唇系带[④]

注:①外面为皮肤,中间为口轮匝肌;②指皮肤与黏膜;③为人类所特有;④在上、下唇内面正中线上,分别有上、下唇系带。

二、颊

颊为口腔两侧壁　黏膜皮肤中颊肌
第二磨牙牙冠对　腮腺乳头膜[①]上居

注:①指腮腺管乳头。

三、腭

腭为口腔上壁　鼻腔口腔分离
硬腭软腭两部　软腭占后三一[①]
硬腭上颌[②]腭突　腭骨平板相聚
表面覆以黏膜　黏膜厚而致密
软腭前平后斜[③]　腭帆腭垂[④]相依
腭舌弓及咽弓[⑤]　两条黏膜皱襞
弓间扁桃体窝　窝容腭扁桃体
共同围成咽峡　口腔咽之分歧[⑥]
软腭静止垂下　吞咽说话上提
紧贴咽之后壁　鼻咽口咽隔离
软腭肌为骨骼[⑦]　腭帆张肌腭提[⑧]
腭垂腭舌腭咽[⑨]　下颌支配张肌[⑩]
其他腭肌支配　副神纤维经迷[⑪]

注:①指后1/3;②指上颌骨;③软腭的前份呈水平位,后份斜向后下;④或称悬雍垂;⑤指腭咽弓;⑥指分界线;⑦指骨骼肌;⑧指腭帆提肌;⑨指腭垂肌、腭舌肌和腭咽肌;⑩下颌神经支配腭帆张肌;⑪副神经脑根的纤维,经迷走神经或舌咽神经到达咽丛。

四、牙

牙最坚硬之器官　咀嚼食物辅发音
前庭固有口腔中　上下颌骨牙槽嵌
上牙弓及下牙弓　分别排列上下边

(一)牙的种类和排列

1. 牙的种类

根据形态功能　将牙分成四种
切牙尖牙撕咬　前磨及磨[①]咀嚼
二一零二乳牙[②]　二一二三恒牙[③]

注:①指前磨牙及磨牙;②乳牙的排列:

切牙2个(乳中切牙和乳侧切牙),尖牙1个(称乳尖牙),前磨牙0个,磨牙2个(第1乳磨牙和第2乳磨牙);③恒牙的排列:切牙2个(中切牙和侧切牙),尖牙1个,前磨牙2个(第1前磨牙和第2前磨牙),磨牙3个(第1磨牙、第2磨牙和第3磨牙)。

2. 乳牙及恒牙

六月乳牙萌生　三岁左右齐整
六岁左右脱落　恒牙逐渐替更
第一磨牙先出　十四左右长成
惟有三磨[①]最晚　二八[②]左右才生
又称迟牙智牙　也有终生不萌
恒牙三十二颗　乳牙二十颗整

注:①指第3磨牙;②指28岁。

(二)牙的形态

牙形基本相同　牙冠牙根牙颈
牙冠暴露龈外　不同五面分成
唇颊舌面接触[①]　嚼面上下咬平
牙根嵌入槽内　一至三个不同[②]
下磨二个上三[③]　余牙之根单行
牙冠牙根之间　牙颈牙龈包容
牙冠腔及根管[④]　根管开口尖孔[⑤]
血管神经孔入　牙腔[⑥]牙髓内容

注:①唇面、颊面、舌面分别与唇、颊、舌接触;②牙根有1个、2个、3个;③下磨牙有2个牙根,上磨牙有3个牙根;④指牙根管;⑤牙根管开口根尖孔;⑥也称髓腔。

(三)牙组织

牙主构成牙质[①]　冠部外覆釉质
牙根牙颈外面　结构相似骨质[②]
牙髓位于腔内　管神[③]结缔构之
牙周膜及槽骨[④]　牙龈三部组织
分布牙齿周围　保护固定支持

注:①牙质构成牙的大部分;②指牙骨质;③指血管神经;④指牙槽骨。

五、舌

舌近口腔底　结构骨骼肌
表面覆黏膜　味觉感受器
助咀嚼吞咽　辅助发声宜

(一)舌的形态

舌体舌根两分明　舌背界沟“V”字形
舌体占舌前三二[①]　前有舌尖侧移行
舌背下面舌侧缘[②]　界沟尖端舌盲孔
舌根占舌后三一[③]　舌骨下颌肌固定[④]
根游离面朝向咽　延至会厌腹面应[⑤]

注:①指2/3;②舌背、舌下面相移行的两侧缘为舌侧缘;③指1/3;④舌肌固定舌于舌骨和下颌骨等处;⑤延续至会厌的腹侧面。

(二)舌黏膜

舌背黏膜淡红厚　其上凸起舌乳头

丝状乳头菌叶状[1] 加之轮廓[2]共四样
丝状最多体小白 遍布大半前舌背
菌状稍大数目少 舌尖侧缘丝间找
叶状位于侧缘后 腭舌弓前黏膜皱[3]
轮廓乳头体积大 界沟前方排列辖
轮廓菌状及叶状 软腭会厌黏膜上
含有味蕾感觉味 酸甜苦咸及辣味
舌背黏膜有突起 淋巴组织舌扁体[4]
舌系带居下[5]正中 带根两侧黏膜隆
舌下阜及舌下襞 下颌舌下[6]管口居

注:①指菌状乳头和叶状乳头;②指轮廓乳头;③腭舌弓前,每侧有4~8条并列的黏膜皱襞,是为叶状乳头;④指舌扁桃体;⑤指舌下面;⑥下颌下腺及舌下腺。

(三)舌肌

舌肌属随意 舌内舌外肌
内肌起止内[1] 纵横垂直里[2]
该肌收缩时 舌之形态异
外肌止舌内 舌周各骨起
舌骨舌茎突[3] 重要颏舌肌
止舌中线侧 起颌后颏棘[4]
两侧同收缩 舌向前下去
单侧收缩时 舌尖对侧迂

注:①舌内肌的起止点均在舌内;②有纵肌、横肌和垂直肌;③舌骨舌肌和茎突舌肌;④起自下颌体后面的颏棘。

六、唾液腺

唾液腺布口周围 分泌唾液排口内
小腺唇颊腭与舌 属黏膜腺布黏膜
大唾液腺有三对 腮腺颌下[1]舌下汇

注:①指下颌下腺。

(一)腮腺

腮腺最大腺 可分深与浅
浅部三角形 耳垂为中点
深部颌后窝 颌支胸锁间[1]
浅出腮腺管 横越咬肌面
开口颊黏膜 对上二磨冠
腮腺管乳头[2] 或有副腮腺[3]

注:①深部伸入下颌支与胸锁乳突肌之间的下颌后窝内;②开口于平对上颌第2磨牙牙冠颊黏膜上的腮腺管乳头;③约有35%的个体有副腮腺,其导管汇入腮腺管。

(二)下颌下腺

下颌下腺名相符 下颌下缘及二腹
围成下颌下三角 导管开口舌下阜

(三)舌下腺

舌下腺较小 舌下襞下找
导管有两种 大管有一条
开口舌下阜 颌下腺同道
小管约有十 舌下襞之表[1]

注:①开口于舌下襞表面。

第二节　咽

一、咽的位置和形态

咽呈漏斗前后扁　上宽下窄肌性管
长约十二称咽腔[①]　位于一六颈椎前
上方固定于颅底　六颈下缘食管延[②]
前壁不整有开口　鼻腔口腔喉腔连
后壁平坦连椎体[③]　侧壁相邻管与腺[④]

注:①长约12cm,其内腔称咽腔;②于第6颈椎体下缘平面延续于食管;③借结缔组织连于上位6个颈椎体的前面;④指颈部大血管和甲状腺侧叶。

二、咽的分部

咽之分部三　鼻咽口喉咽
鼻咽口咽界　腭帆游离缘
会厌上缘平　口喉分界线[①]
口咽与喉咽　消化呼吸兼[②]

注:①指口咽的下界、喉咽的上界;②消化与呼吸的共同通道。

(一)鼻咽

鼻咽咽之上部　鼻腔后方达颅
腭帆游离缘平　口咽从此过渡
鼻咽两侧壁上　下甲后一厘处[①]
咽鼓管之咽口　鼓室借此通入
吞咽用力张口　空气通过咽鼓
咽部感染细菌　经咽鼓管入鼓
小儿此管短宽　中耳炎症易出
咽鼓管之圆枕　口周隆起似弧[②]
圆枕后方隐窝[③]　咽病好发之部
黏膜之内淋巴　称扁桃体咽鼓[④]

注:①下鼻甲后方1 cm处;②咽鼓管咽口的前、上、后方的弧形隆起称咽鼓管圆枕;③称咽隐窝;④称咽扁桃体和咽鼓管扁桃体。

(二)口咽

口咽两缘之间　腭帆游离会厌[①]
前往咽峡通口　向下通入喉咽
前壁舌根后部　有一矢状位黏[②]
称舌会厌中襞　连于根后会厌[③]
中襞两侧深窝　称会厌谷异填[④]
口腔侧壁淋巴　腭扁桃体器官
内有扁桃体窝[⑤]　细菌易存繁衍
扁桃体囊包绕　上窝[⑥]异物常填
咽扁桃体咽鼓[⑦]　腭扁桃体舌扁[⑧]
构成两道[⑨]防御　称为咽淋巴环

注:①腭帆游离缘与会厌上缘平面之间;②指黏膜皱襞;③称舌会厌正中襞,连于舌根后部正中与会厌之间;④异物

易停留；⑤指扁桃体小窝；⑥指扁桃体上窝；⑦指咽鼓管扁桃体；⑧指舌扁桃体；⑨指消化道和呼吸道。

(三)喉咽

会厌上缘平面　六颈椎体下缘
喉咽咽之下段　下面延续食管
前壁喉口入喉　喉口两侧凹陷
称为梨状隐窝　常有异物充填

(四)咽壁肌

咽壁肌随意　咽缩咽提肌
缩肌分三部　叠瓦排列齐
吞咽依次缩　食团下推移
咽提肌深部　收缩咽喉提
舌根向后压　会厌封喉闭
食团越会厌　经过喉咽去

第三节　食管

一、食管的位置和分部

食管肌性前后扁　二十五厘[1]上接咽
第六颈椎下缘起　平十一胸与胃连
食管可分颈胸腹　颈部五厘起上端
胸颈切迹[2]水平止　前与气管后壁黏[3]
胸部最长十八厘　胸颈切迹与膈间
食管裂孔至贲门　仅一二厘腹部短

注：①指厘米，下同；②指胸骨颈静脉切迹；③前方借结缔组织与气管后壁相贴。

二、食管的狭窄部

食管三个狭窄部　第一狭窄起始处
第六颈椎下缘平　距切[1]十五厘米足
第二狭窄四五胸[2]　左支气管交叉处[3]
距中切牙二五厘[4]　三狭食管裂孔出
第十胸椎之水平　距切四十厘米处
狭窄异物易滞留　食管癌之好发部

注：①指中切牙，下同；②第4、5胸椎体之间的水平；③在左支气管的后方与其交叉处；④25cm。

三、食管壁的结构

食管壁较厚　典型四层构
断面扁圆形　黏膜纵行皱[1]
膜下有黏腺[2]　管神[3]淋巴有
肌层分两种　上段骨骼肉
中段两混合　下段平滑留
最外层外膜　疏松结缔构[4]

注：①黏膜形成纵行皱襞；②黏膜下层有大量的黏液腺；③指血管神经；④由疏松结缔组织构成。

第四节　胃

胃之最膨大　功能主受纳
兼分泌胃液　一千五容下[①]
下续十二肠[②]　上食管接洽

注:①成人胃的容量约1500ml;②指十二指肠。

一、胃的形态

胃全空虚呈管状　高度充盈似球囊
体型不同体位变　年龄性别受影响
二壁二弯出入口[①]　后壁后下前前上[②]
胃小弯上角切迹　大弯凸向左下方
近端入口称贲门　贲门切迹贲门旁
食管胃底成锐角[③]　出口幽门接指肠[④]

注:①胃分前、后壁,大、小弯,出、入口;②后壁朝向后下方,前壁朝向前上方;③食管末端左缘与胃底形成的锐角,称贲门切迹;④指十二指肠。

二、胃的分部

通常将胃分四部　贲门附近贲门部
左上膨出为胃底　称胃穹窿气进入
角切迹上称胃体[①]　体幽之间[②]幽门部
部[③]大弯侧中间沟　幽门窦管分割出[④]
幽门管长二三厘[⑤]　幽门窦于最低部
幽门窦之近小弯　溃疡胃癌好发处
钡餐透视分三型　钩型角型长胃诸

注:①自胃底向下至角切迹处的中间大部分,称胃体;②胃体下界与幽门之间;③指幽门部;④中间沟将幽门部分为右侧的幽门管和左侧的幽门窦;⑤2～3cm。

三、胃的位置

体型体位充盈度　影响胃位变化著
大部占据左季肋　小部位于中上腹
前壁在右与肝近　左侧与膈相接触
前中位于剑突下　与腹前壁相贴固
临床此处触诊胃　胃底膈脾相邻伍
后壁近胰横结肠　左肾上腺左肾部
贲门十一胸椎左　幽门一腰右侧处[①]
大弯最低脐平面　高度充盈嵴超出[②]
胃底最高左中外　可达第六肋高度[③]

注:①贲门位于第11胸椎体左侧,幽门

约在第1腰椎体右侧；②胃高度充盈时，大弯下缘可达脐以下，甚至超过髂嵴平面；③胃底最高点在左锁骨中线外侧，可达第6肋间隙高度。

四、胃壁的结构

胃壁分四层　黏膜血运丰
衬里较柔软　颜色呈橘红
空虚多皱襞　充盈时变平
小弯纵皱襞　襞间胃道行[①]
食管胃交接　环线锯齿形
食管胃黏线　胃镜定位凭[②]
环皱幽门瓣　阻止胃内容[③]
黏膜下结缔　管淋神经丛[④]
胃扩张蠕动　此膜起缓冲
胃肌层较厚　外中内三层
外层纵行肌　中层呈环形
幽门处加厚　括约肌形成
防肠物逆流　延缓胃排空
内层斜行肌　食管环移行[⑤]
分布前后壁　支持胃作用
外膜为浆膜　合称浆肌层[⑥]

注：①沿胃小弯处有4～5条纵行皱襞，襞间的沟称胃道；②食管与胃交接处的黏膜上，有一呈锯齿状的环形线，称食管胃黏膜线，是胃镜检查时的定位标志；③有阻止胃内容物进入十二指肠的功能；④黏膜下层由疏松结缔组织构成，内有丰富的血管、淋巴管和神经丛；⑤是由食管的环行肌移行而来；⑥将肌层和浆膜层合称为浆肌层。

第五节　小肠

消化管中最长　五至七米小肠
上端起自幽门　下端接续盲肠
十二指肠空回　消化吸收管囊

一、十二指肠

胃与空肠之间　十二指肠中连
腹腔上部深处　紧贴后壁[①]大半
全长二十五厘　接受胃液胰胆[②]
上降水平升部[③]　包绕胰头“C”现[④]

注：①指腹后壁；②指胰液和胆汁；③可分上部、降部、水平部和升部；④整体上呈“C”形。

(一)上部

十二指肠幽门起　上部全长约五厘

水平后移肝胆下[1] 急转折弯降部移
十二指肠上曲名[2] 近端一半无环襞[3]
此段称为十二球[4] 溃疡穿孔好发地

注:①指肝门下方,胆囊颈的后下方;②上部与降部转折处形成的弯曲,称十二指肠上曲;③上部近端一段肠管,长约2.5cm,肠壁薄,管径大,黏膜面光滑平坦,无环状襞;④指十二指肠球。

(二)降部

降部七八厘限 起自上曲[1]下延
降至三腰椎体 胰头右侧左弯
十二指肠下曲 移行水平部段
十二指肠纵襞 下端大乳头[2]现
距中切牙七五 肝胰壶腹口端[3]
大乳上方一二[4] 有时小乳[5]可见

注:①指十二指肠上曲;②指十二指肠大乳头;③距中切牙约75cm,为肝胰壶腹的开口处;④1～2cm;⑤指十二指肠小乳头,是副胰管的开口处。

(三)水平部

水平十厘长短 起自下曲横延
横过下腔静脉 三腰椎体之前
左前[1]移行升部 肠系膜脉[2]相伴
膜上动脉[3]压迫 可致梗阻肠管

注:①至腹主动脉前方,第3腰椎体左前方;②指肠系膜上动、静脉;③指肠系膜上动脉。

(四)升部

水平末端为起点 升部仅长二至三[1]
斜向左上方行走 第二腰椎左侧转[2]
十二指肠空肠曲 移行空肠处折弯
十二指肠悬韧带 确定空肠之起端

注:①2～3cm;②至第2腰椎体左侧转向下,移行为空肠。

二、空肠与回肠

空肠与回肠 下端续盲肠
起自空肠曲[1] 合称系膜肠[2]
空肠近五二[3] 远五三[4]回肠
空肠左腰区 脐区居二肠
回肠位偏右 右沟区[5]盆腔
空肠粗且厚 颜色粉红样
回肠细又薄 粉灰色泽肠
系膜之厚度 从上向下长[6]
空动脉弓少 直血管较长
回肠相反变 结构俱相仿
孤立淋巴泡 分散空回肠
集合淋巴泡 多见下回肠
肠伤寒病变 穿孔出血常[7]
少数回肠末 Meckel憩室长
靠近阑尾部 易发炎溃疡

注:①指十二指肠空肠曲;②空肠和回肠一起被肠系膜悬系于腹后壁,合称系

膜小肠;③指 2/5;④指 3/5;⑤指右腹股沟区;⑥从上向下逐渐变厚;⑦肠伤寒病变发生于集合淋巴滤泡,常可并发肠穿孔或肠出血。

第六节 大肠

大肠消化管下段　围绕空肠回肠转[①]
一点五米分五段　盲阑结直[②]与肛管
吸收水维[③]无机盐　食物残渣成粪便
结盲三种特征构[④]　纵行结肠带有三
囊状突起结肠袋　肠脂垂于带两边

注:①围绕于空肠、回肠的周围;②指盲肠、阑尾、结肠和直肠;③指维生素;④结肠和盲肠有 3 种特征性结构。

一、盲肠

盲肠大肠始起　长约六到八厘
上连升结下盲[①]　左与回肠接续
位于右髂窝内　多数固定不移[②]
少数移动盲肠　回肠末端共系[③]
可高髂嵴肝下　低至骨盆腔里
回肠末称盲口[④]　回盲瓣为皱襞[⑤]
防止快流逆流　阑尾口下二厘[⑥]

注:①上连升结肠,其下为盲端;②大部分被腹膜包裹,位置较固定;③少数人盲肠与回肠末端有共同的系膜,使盲肠有较大的活动范围,称移动性盲肠;④回肠末端向盲肠的开口,称回盲口;⑤指黏膜皱襞;⑥在回盲口下约 2cm 处,有阑尾的开口。

二、阑尾

阑尾六到八厘　形似蚯蚓较细
根部固定连接　盲肠后内侧壁
膜呈三角缩曲[①]　游离盲端位移
位与盲肠一致　变化因人而异
回肠后位盲后[②]　或于膜后间隙[③]
毗邻关系不同　临床表现各异
三结肠带集中[④]　循此找阑踪迹
阑尾根部投影　脐连右髂前棘[⑤]
该点称为“麦氏”中外三分之一
也以“兰氏”表示　二棘右中三一[⑥]
右下腹部局限　压痛更有意义

注:①阑尾系膜呈三角形,致使阑尾缩曲成袢状或半圆弧形;②阑尾以回肠后

位和盲肠后位较多见；③也有位于腹膜后间隙者；④3 条结肠带均在阑尾根部集中；⑤脐与右髂前上棘连线；⑥左、右髂前上棘连线的右、中 1/3。

三、结肠

盲直之间结肠　整体“M”形状
包绕空回周围　升横降结乙状[①]
起端直径六厘　末端二五窄肠[②]
升结[③]右髂窝处　十五厘米总长
结肠右曲肝曲[④]　折弯移行横肠[⑤]
横肠五十厘米　略向下垂弓样
结肠左曲脾曲[⑥]　活动度大续降[⑦]
降结长约二十[⑧]　左肾外缘下降
左髂嵴处续乙[⑨]　乙肠转入盆腔
憩室肿瘤多发　三骶[⑩]续于直肠

注：①结肠分为升结肠、横结肠、降结肠和乙状结肠；②末端直径 2.5cm，是结肠腔最窄的部位；③指升结肠；④转折处的弯曲称结肠右曲，或称肝曲；⑤指横结肠；⑥在脾下折转成结肠左曲，或称脾曲；⑦横结肠活动度较大，在脾曲部位续于降结肠；⑧降结肠长约 20cm；⑨指乙状结肠；⑩指第 3 骶椎平面。

四、直肠

直肠位于盆腔　十到十四厘长
三骶椎前接乙[①]　穿过盆膈移肛[②]
直肠骶曲向后　七到九厘距肛
直肠会阴曲前[③]　距肛三五厘长[④]
冠面三个侧曲　中间凸向左旁
上端起点较细　直肠壶腹扩张
三个直肠横襞　直乙交接最上[⑤]
距肛十一厘米　位于左侧壁上
中间[⑥]大而明显　右壁七厘距肛
可作定位标志　最下左壁直肠[⑦]

注：①指乙状结肠；②移行于肛管；③凸向前；④距肛门 3～5cm；⑤最上方的直肠横襞接近直肠乙状结肠交接处；⑥指中间的直肠横襞；⑦最下方的直肠横襞多位于直肠左侧壁上。

五、肛管

肛管三四厘米长　上接直肠下接肛
肛门扩肌所包绕　控制排便收缩常[①]
纵行皱襞称肛柱　肛瓣肛窦柱下方
肛柱上端肛直线[②]　分界肛管与直肠
齿状线或肛皮线　锯齿环形柱下方
黏膜皮肤分界线　躯体齿下自主上[③]
齿下肛梳或痔环　白线位居梳下方
肛诊可触环形沟[④]　内外括肌界线当
肛门肛管之下口　二到三厘前后长
肛柱膜下梳皮下[⑤]　内含静丛[⑥]可曲张
管腔突起[⑦]称为痔　外痔齿下内痔上
跨越齿线混合痔　内痔不痛外痛常
肛周内外括约肌　内肌平滑排便帮[⑧]
外括约肌骨骼肌　控制排便功能强
分为皮下浅深部[⑨]　切断皮下不影响[⑩]

内外括肌肛提纵　肛直肠环勿损伤[11]

注：①肛管被肛门扩约肌所包绕，平时处于收缩状态，有控制排便作用；②各肛柱上端的连线称肛直肠线；③齿状线以上为自主神经支配，齿状线以下为躯体神经支配；④环形沟位于白线处；⑤肛柱部的黏膜下层和肛梳部的皮下组织；⑥指静脉丛；⑦静脉曲张向肛管腔内突起；⑧有协助排便作用；⑨肛门外括约肌分为皮下部、浅部和深部；⑩皮下部被切断，不会产生大便失禁；⑪肛门内外括约肌、肛提肌、直肠下份的纵行肌共同构成强大肌环，称肛直肠环，若手术损伤将导致大便失禁。

第七节　肝

肝为人体最大腺　色呈棕红质脆软
长二五八厚五八[1]　一五二毫[2]上下宽
代谢活跃功复杂　蛋脂糖维合分转[3]
激素药物化[4]解毒　主要功能分泌胆[5]
促脂[6]消化和吸收　吞噬防御造血先[7]

注：①长（左右径）258mm，厚（前后径）58mm；②152mm；③参与蛋白质、脂肪、糖和维生素等物质的合成、分解与转化；④指转化；⑤指胆汁；⑥指脂肪；⑦胚胎时期肝脏还有造血功能。

一、肝的形态

肝呈楔形不规则　上下两面四缘多[1]
上面膨隆称膈面　镰状韧带上附着
借此将肝分左右　右叶大厚左叶薄
膈面后部有裸区　腔静脉沟下腔过[2]
肝下凹凸称脏面　"H"形沟三条合
横沟位于脏正中　肝管动脉分右左[3]
门脉左右神淋巴　出入肝门缔包裹[4]
左侧纵沟窄而深　肝圆韧带前部过
圆韧带裂静韧裂[5]　圆韧胎儿脐闭锁[6]
右侧纵沟宽而浅　前部浅凹胆囊窝
胆囊窝后腔静沟[7]　下腔静脉此沟过
沟之上端二肝门[8]　由此注腔右中左[9]
"H"将肝分四叶　尾[10]叶方叶右叶左
肝之前缘薄锐利　囊切迹近胆囊窝[11]

圆韧切迹脐切迹[12]　右后钝圆薄锐左[13]
血管[14]周围纤维囊　浆膜之下纤维膜[15]

注:①分上、下两面,前、后、左、右4缘;②下腔静脉通过;③指肝左、右管和肝固有动脉左、右支;④肝门静脉左、右支和肝的神经、淋巴管出入肝的部位称肝门,这些出入肝的结构被结缔组织包绕,构成肝蒂;⑤指静脉韧带裂;⑥肝圆韧带由胎儿时期的脐静脉闭锁而成;⑦指腔静脉沟;⑧指第2肝门;⑨肝左、中、右静脉出肝后在此注入下腔静脉;⑩指尾状叶;⑪在胆囊窝处,肝前缘上有一胆囊切迹;⑫肝圆韧带切迹又称脐切迹;⑬右缘、后缘钝圆,左缘薄而锐利;⑭指肝固有动脉、肝门静脉等结构;⑮肝的表面覆有浆膜,浆膜下有一层纤维膜。

二、肝的位置和毗邻

1. 肝的位置

肝之大部位于右　右季肋区腹上构
小部位于左季肋　肝前大部肋之后
仅于左右肋弓间　剑突之下部分露[1]
肝上膈穹相一致　五肋交于锁中右
左锁中线五肋间　正中剑胸结合交[2]
三岁以下腹腔小　右肋弓下肝缘露[3]

注:①仅在腹上区的左、右肋弓间,有一小部分露于剑突之下,直接与腹前壁相接触;②肝上界可用下述3点的连线来表示:右锁骨中线与第5肋的交点,前正中线与剑胸结合线的交点,左锁骨中线与第5肋间隙的交点;③3岁以下的健康幼儿腹腔容积较小,肝的体积相对较大,其前缘常低于右肋弓下1.5～2cm。

2. 肝的毗邻

肝之上方为膈　膈上右侧胸膜
再上右肺及心　下面与肠相近
右前结肠右曲[1]　指肠上曲肝门[2]
后部邻近右肾[3]　左下与胃相邻[4]
肝随呼吸上下　与膈相连冠镰[5]

注:①肝右叶下面,前部与结肠右曲邻接;②近肝门处邻接十二指肠上曲;③指右肾及右肾上腺;④肝左叶下面与胃前壁相邻;⑤肝借镰状韧带和冠状韧带连于膈下面和腹前壁,因而在呼吸时,肝可随膈上下移动。

三、肝的分叶与分段

肝之分叶不依表　两个系统四管道[1]
固有动脉肝管门[2]　共同形成 Glisson
依照系统分支干[3]　将肝分为左右半
再分五叶右后前　左内左外尾叶添[4]
六段尾叶分左右　左外右后上下走[5]
另有系统肝静脉　各级属支段间在[6]
主干肝左右中静　行于肝裂注腔静[7]

腔静脉沟之下段　小脉汇腔肝门三⑧
某部缺少 Glisson　称为肝裂自然分⑨
三个叶裂两个段　叶裂正中左右间⑩
段间右后及左外　切肝叶段依裂裁⑪

注:①肝之分叶,不能依照表形,因其不符合肝内管道系统的配布情况。肝内有 4 套管道,形成两个系统,即 Glisson 系统和肝静脉系统;②肝固有动脉、肝管的各级分支和肝门静脉;③依照 Glisson 系统各分支的分布区;④进一步分成 5 个叶、6 个段,5 叶包括:右后叶、右前叶、左内叶、左外叶与尾状叶;⑤6 段包括:尾状叶左右段、左外叶上下段、右后叶上下段;⑥各级属支行于肝段之间;⑦肝静脉的主干即肝左、右、中静脉,行于各肝裂中,最后在第 2 肝门处出肝,分别注入下腔静脉;⑧在腔静脉沟的下段,有若干肝静脉系统的小静脉汇入下腔静脉,该处称第 3 肝门;⑨是肝内分叶、分段的自然界线;⑩肝内有 3 个叶间裂、2 个段间裂,叶间裂有:正中裂、左叶间裂和右叶间裂;⑪段间裂有右后叶段间裂和左外叶段间裂。在进行肝脏病变切除时,应根据肝裂的走行,按叶、段定位切除。

四、肝外胆管系统

(一)胆囊

胆囊贮存浓缩胆①　长梨形状囊器官
八到十二厘米长　三至五厘胆囊宽
容量四六十毫升②　其上结缔③与肝连
位居肝下胆囊窝　结肠指肠相毗邻④
底体颈管分四部　底为前下之盲端
右锁中线右肋弓⑤　炎症此处压痛点
体底之间无界线　胆囊颈移胆囊管
胆管长约三四厘⑥　直径点二到点三⑦
肝肠韧带肝管汇⑧　延续成为胆总管
体底黏膜蜂窝状　螺旋襞衬颈与管
控制胆汁进或出　较大结石容易嵌
胆囊三角胆囊管　肝总管与肝脏面⑨
胆囊动脉由此过　术中动脉⑩标志点

注:①指胆汁;②40～60ml;③指结缔组织;④与结肠右曲和十二指肠上曲相邻;⑤胆囊底的体表投影位置在右锁骨中线与右肋弓交点附近;⑥3～4cm;⑦0.2～0.3cm;⑧肝管在肝十二指肠韧带内与其左侧的肝总管汇合;⑨胆囊三角是由胆囊管、肝总管和肝的脏面围成的三角形区域;⑩指胆囊动脉。

(二)肝管与肝总管

肝之左右管　汇合毛胆管
走出肝门后　合成肝总管
下行肝肠韧①　长约厘米三②
韧内与囊管　合成胆总管③

注:①下行于肝十二指肠韧带内;②长约 3cm;③在韧带(肝十二指肠韧带)内

与胆囊管以锐角结合成胆总管。

(三)胆总管

胆总管长四到八[①]　直径点六到点八[②]
肝管胆管[③]汇合成　十二指肠韧内下[④]
固有动脉之右侧　肝门静脉前方下
经十二肠[⑤]上后方　降至胰后再向下
十二降中内侧壁　胰管汇合略膨大
肝胰壶腹括约肌[⑥]　开口十二乳头大[⑦]
平时关闭存胆汁　神经体液调节它
进食高脂囊收缩[⑧]　括肌舒张胆汁下
囊管总管壶乳头　排入肠腔助消化[⑨]

注:①4～8cm;②0.6～0.8cm;③指胆囊管;④在十二指肠韧带内下行;⑤指十二指肠;⑥在肝胰壶腹周围有肝胰壶腹括约肌;⑦开口于十二指肠大乳头;⑧进食高脂肪食物时,在神经体液因素调节下,胆囊收缩;⑨胆汁自胆囊经胆囊管、胆总管、肝胰壶腹和十二指肠大乳头排入十二指肠内以帮助消化。

第八节　胰

胰是人体二大腺　内外分泌两者兼
分泌胰液外泌部[①]　含消化酶脂粉蛋[②]
内分泌部即胰岛　胰实质内其分散
主要分泌胰岛素　调节血糖浓度变

注:①指外分泌部;②胰液内含多种消化酶,如脂肪酶、淀粉酶和蛋白酶等。

一、胰的位置与毗邻

胰位腹后壁　狭长之腺体
柔软灰红色　十七二十厘[①]
三五厘米宽[②]　横于腹上区
偏于左季肋　一二腰椎体[③]
前隔网膜囊　与胃相邻毗
后方胆总管　下腔静脉及
肝门之静脉　腹主动脉依
右端肠[④]环抱　左端脾门抵
上缘脐上十[⑤]　下缘上五厘[⑥]
胰之位置深　胰病诊不易[⑦]

注:①17～20cm;②宽3～5cm;③平对第1、2腰椎体;④指十二指肠;⑤胰的上缘约平脐上10cm;⑥胰的下缘约相

当于脐上 5cm 处；⑦由于胰的位置较深，当胰病变时，早期腹部体征往往不明显，从而增加了诊断的难度。

二、胰的分部

胰分头颈体尾多　头颈于右体尾左
胰头二腰椎前右[①]　十二指肠“C”抱头
下份向左钩突现[②]　膜上动静头钩间[③]
膜上静脉[④]脾静脉　头[⑤]后合成门静脉
胰头肿大压门起[⑥]　出现腹水肿大脾
胰头后方胆总管　肿大发生阻塞疸[⑦]
胰颈上方有幽门　二厘米长窄而扁
胰体略呈三棱柱　一腰椎体前凸出[⑧]
前面隔网与胃毗　胃后癌孔粘胰体[⑨]
胰尾较细位于左　各面均有膜[⑩]包裹
胰管位于胰实质　走行胰轴相一致
从尾经体到胰头　小叶导管沿途受[⑪]
十二指肠降壁内　肝胰壶腹胆管汇[⑫]
开口十二[⑬]大乳头　小乳副管之开口[⑭]

注：①胰头位于第 2 腰椎体的右前方；②其下份有向左侧突出的钩突；③肠系膜上动、静脉夹在胰头与钩突之间；④指肠系膜上静脉；⑤指胰头；⑥指肝门静脉的起始部；⑦指阻塞性黄疸；⑧胰体横位于第 1 腰椎体前方，故向前凸出；⑨胰体前面隔网膜囊与胃毗邻，故胃后壁癌肿或溃疡穿孔常与胰体粘连；⑩指浆膜；⑪沿途接受许多小叶导管；⑫与胆总管汇合成肝胰壶腹；⑬指十二指肠；⑭副胰管开口于十二指肠小乳头。

第六章　呼吸系统

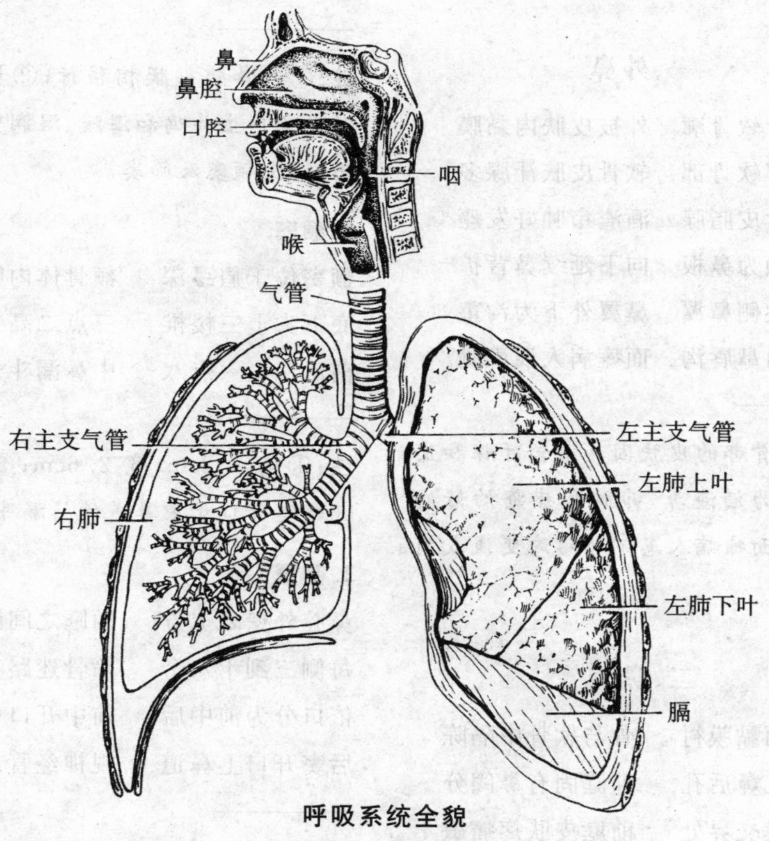

呼吸系统全貌

呼吸[①]肺与呼吸道	上道[②]鼻咽喉位高
下道气管支气管	肺实管树和肺泡[③]
间质血管及神经	淋巴结缔组织绕
吸氧排出氧化碳[④]	主要功能气体交[⑤]
另有功能内分泌	管肺上皮泌细胞[⑥]

注:①指呼吸系统;②指上呼吸道;③肺实质是由支气管树和肺泡构成;④指二氧化碳;⑤气体交换;⑥内分泌细胞存在于支气管和肺的上皮内。

第一节　鼻

一、外鼻

外鼻鼻骨软骨廓　外被皮肤内黏膜
分为鼻部软骨部　软骨皮肤汗腺多
因其富含皮脂腺　酒渣疖肿好发痤[1]
外鼻连额为鼻根　向下延续鼻背扩
末端鼻尖侧鼻翼　鼻翼外下为沟壑
下至口角鼻唇沟　面瘫病人浅患侧[2]

注:①软骨部的皮肤因其富含汗腺和皮脂腺,成为酒渣鼻、疖肿和痤疮的好发部位;②面瘫病人患侧鼻唇沟变浅或消失。

二、鼻腔

鼻腔内面黏膜衬　骨与软骨中隔陈
前后鼻孔鼻后孔　前庭固有鼻阈分
皮肤黏膜交界处[1]　前庭皮肤疼痛敏
生有鼻毛多疖肿　富有二腺[2]是原因

注:①鼻阈为皮肤与黏膜的交界处;②指皮脂腺和汗腺。

三、鼻旁窦

鼻窦颅骨含气腔　开口鼻腔位鼻旁
内衬黏膜鼻腔移[1]　共鸣温暖润空气[2]
共有四对对称排　额窦蝶窦上颌筛[3]

注:①与鼻腔黏膜相移行;②鼻旁窦有对发音产生共鸣和温暖、湿润空气的作用;③上颌窦及筛窦。

1. 额窦

额窦位于眉弓深　额骨体内筛窦前
底下尖上三棱椎　三点二高二六宽[1]
前后深度一点八[2]　中鼻漏斗开口间[3]

注:①高 3.2cm,宽 2.6cm;②1.8cm;③额窦开口于中鼻道的筛漏斗。

2. 筛窦

鼻腔外壁之上方　两眶之间筛窦藏
每侧三到十八个　筛骨迷路小气房
依口分为前中后[1]　前中开口中鼻腔[2]
后窦开口上鼻道　视神经管与其傍

注:①依据窦口的部位将其分为前筛窦、中筛窦和后筛窦;②前筛窦和中筛窦开口于中鼻道。

3. 蝶窦

蝶体内蝶窦　中隔分左右
七点五毫升[1]　二三毫米构[2]
上甲后上方　蝶筛窝开口[3]

注:①指平均容量;②窦口 2～3mm;

③开口于蝶筛隐窝。

4. 上颌窦

上颌窦于上颌体　窦高三十三毫米
宽二三毫长三四[1]　十四毫升均容积
窦呈三角椎体形　前后上下内五壁
前壁上颌尖牙窝　后与翼腭窝邻毗
上壁即为眶下壁　上牙槽突为窦底
一二磨牙二前磨　牙根与窦一薄壁
炎症肿瘤相互累　内壁鼻腔外侧壁
开口较高中鼻道　半月裂孔三毫米[2]
腔内积液不易排　体位引流窦口低

注:①宽 23mm,长 34mm;②开口于中鼻道的半月裂孔,其直径约 3mm。

第二节　喉

喉构软骨与喉肌　呼吸管道发音器
上界会厌之上缘　环状软骨下缘齐
借喉口通喉咽后　环气韧带连接气[1]
喉位三六颈椎间　前方筋膜舌下肌[2]
两侧血管与神经　另有甲腺[3]侧叶居

注:①以环气管韧带连接气管;②喉的前方是皮肤、颈筋膜和舌骨下肌群;③指甲状腺。

一、喉软骨

1. 甲状软骨

甲状软骨前侧壁[1]　左右骨板前缘愈
前角上端男喉结[2]　结上“V”形上切迹
后缘游离上下角　下角与环关节依[3]
上角较长连韧带　舌骨大角相接济[4]

注:①甲状软骨构成喉的前壁和侧壁;②左右骨板愈着处为前角,前角上端向前凸出,在成年男子较明显,称喉结;③下角较短,与环状软骨相关节;④上角较长,借韧带与舌骨大角连接。

2. 环状软骨

甲状软骨下为环[1]　前为环弓后环板[2]
软骨弓对六胸椎　板上环杓关节面
弓板交界甲关节[3]　保持通畅支撑间[4]

注:①指环状软骨;②指环状软骨弓和环状软骨板;③弓与板交界处有甲关节面,与甲状软骨构成环甲关节;④环状软骨对支撑呼吸道保持其通畅有重要作用。

3. 会厌软骨

舌根舌体后上方　　上宽下窄呈叶状
甲会韧带连于甲[①]　被覆黏膜软骨上[②]
吞咽随咽上前移　　封闭喉口活瓣当[③]

注:①下端借甲状会厌韧带连于甲状软骨前角内面上部;②会厌软骨被覆黏膜称会厌;③是喉口的活瓣。

4. 杓状软骨

杓状软骨两个　环板上缘两侧[①]
尖底两突三面　底与环板构合[②]
底前声带突起　由声韧带附着
向外伸出肌突　附着喉肌较多[③]

注:①坐落于环状软骨板上缘两侧;②底与环状软骨板上缘构成环杓关节;③大部分喉肌附着于此。

二、喉的连结

1. 甲状舌骨膜

甲状舌骨膜　　二骨之间着[①]
正中韧带厚[②]　二角之间侧[③]
外侧韧带内　　麦粒软骨裹[④]

注:①是位于舌骨与甲状软骨上缘之间的结缔组织膜;②其中部增厚称甲状舌骨正中韧带;③甲状舌骨外侧韧带连接甲状软骨上角和舌骨大角;④内常含麦粒软骨。

2. 环甲关节

环状软骨外侧关[①]　甲状软骨下角连
环甲肌肉牵引下　　甲作前倾复位冠[②]
前倾甲杓间距大　　声带紧张复位反[③]

注:①指关节面;②甲状软骨在冠状轴上作前倾和复位运动;③前倾时,甲状软骨前角与杓状软骨间距加大,声带紧张,复位时相反变化。

3. 环杓关节

环状骨板上缘面　　杓状软骨底之间[①]
环杓关节两构成　　杓沿垂轴内外旋[②]
内旋靠近[③]声门小　外旋相反声门宽

注:①由环状软骨板上缘关节面和杓状软骨底构成;②关节上的杓状软骨可沿垂直轴向内、外侧旋转;③使声带突互相靠近。

4. 方形膜

方膜起始甲[①]前后　会厌软骨两侧有
向后附着杓[②]内缘　前庭韧带下缘游[③]
较声韧带薄而长　　前庭襞的支架构

注:①指甲状软骨;②指杓状软骨;③其

下缘游离称前庭韧带。

5. 弹性圆锥

弹性圆锥纤[1]　甲状软骨前[2]
扇形下后走　止于杓与环[3]
上缘游离厚　紧张甲声间[4]
称为声韧带　声带肌及黏
统称为声带[5]　发音声带颤
环甲正中韧　环甲中部弹[6]

注:①弹性圆锥是圆锥形的弹性纤维膜;②起自甲状软骨前角后面;③止于杓状软骨声带突和环状软骨;④紧张于甲状软骨至声带突之间;⑤声韧带、声带肌及覆盖其表面的喉黏膜,统称为声带;⑥环甲膜中部弹性纤维增厚称环甲正中韧带。

6. 环气管韧带

环软骨下缘　第一气管环
环气管韧带　结缔组织连

注:环气管韧带为连接环软骨下缘和第1气管软骨环的结缔组织膜。

三、喉肌

喉肌横纹肌　发音之动力
紧或松声带　声门开或闭
分为内外群　喉口缩小隙
环甲环杓二　杓肌甲杓肌[1]

注:①喉肌包括:环甲肌、环杓后肌、环杓侧肌、杓肌和甲杓肌。

1. 环甲肌

环甲惟一外群肌　环状软骨弓外起[1]
肌束斜向后上方　甲状下角下缘去[2]
收缩紧张拉声带　增加甲与杓间距[3]

注:①起于环状软骨弓前外侧面;②止于甲状软骨下角和下缘;③增加甲状软骨前角与杓状软骨的间距。

2. 环甲后肌

环甲后肌成双　起自后面环状[1]
止于杓状肌突[2]　斜外上方走向
收缩环杓旋转[3]　门大声带紧张

注:①起自环状软骨板后面;②止于同侧杓状软骨的肌突;③该肌收缩能使环杓关节在垂直轴上旋转。

3. 环杓侧肌

起自环弓[1]上缘　弹性圆锥外面
斜向后上方行　杓状肌突[2]止点
收缩肌突前下　门窄声突内转[3]

注:①指环状软骨弓;②指杓状软骨肌突;③收缩牵引肌突向前下方运动,使声带突向内侧转,从而使声门裂变窄。

4. 甲杓肌

起自甲状[1]前角后　前庭襞短甲杓收[2]

下部肌束声带肌　收缩声襞短松构③

注:①指甲状软骨;②甲杓肌收缩时能缩短前庭襞;③声带肌收缩时能使声襞变短而松弛。

5. 杓肌

杓肌位于喉后壁　杓横杓斜会厌肌
杓横连于肌突间①　杓骨骨尖连斜肌②
会厌起自杓骨尖③　三肌收缩喉关闭

注:①杓横肌两端连于两侧杓状软骨肌突及其外侧缘;②杓斜肌起自杓状软骨,止于对侧杓状软骨尖;③杓会厌肌起自杓状软骨尖,止于会厌软骨及甲状会厌韧带。

四、喉腔

喉腔由喉壁　围成管腔隙
上喉口通咽　通肺下连气①

注:①指气管。

(一)喉口

喉口杓厌襞　会厌杓切迹①
侧壁②之上下　二对黏膜襞
上方前庭襞　声襞下方居
前庭襞之间　前庭裂称其
声门裂较窄　声襞更突起③
张于甲前后　杓突之间隙④

注:①喉口由杓会厌襞、会厌上缘和杓间切迹围成;②指喉腔的侧壁;③声襞较前庭襞更突向喉腔;④声襞张于甲状软骨前角后面与杓状软骨声带突之间。

(二)喉前庭

喉口前庭襞之间　前庭上窄下面宽
前壁中央会厌柄①　会厌结节上方添②

注:①指会厌软骨柄;②其上方呈结节状隆起处称会厌结节。

(三)喉中间腔

喉中间腔位中央　声襞前庭襞间藏
喉室裂隙伸两侧　声带构成韧肌膜①
声门裂部最狭窄　声门指裂与声带②
前三分二膜间部　两侧声带之间处
后三分一骨间部　杓软骨底声带突③

注:①声带由声韧带、声带肌和喉黏膜构成;②声门裂和声带合称声门;③位于两侧杓状软骨底和声带突之间。

(四)声门下腔

声襞环骨①下缘间　声门下腔气管连

注:①指环状软骨。

第三节 气管与支气管

一、气管

环骨下缘起　第六颈椎体[①]
下至胸骨角　四胸椎下齐[②]
男长十点三　女均九点七[③]
颈部胸部分　下端有隆嵴[④]
气管镜检查　此处是标记
组成由软骨　结缔[⑤]平滑肌
软骨呈“C”形　十四到十七[⑥]
气管后缺口　由膜壁[⑦]封闭
弹性纤维构　气管平滑肌[⑧]
二四气管环　甲状[⑨]峡部居
气管切开术　三五环处宜

注:①起于环状软骨下缘,相当第6颈椎体下缘水平;②向下至胸骨角平面,平第4胸椎体下缘;③男性平均长10.3cm,女性平均长9.7cm;④在气管下端内,有一向上凸出,并略偏向左侧的半月状嵴,称气管隆嵴;⑤指结缔组织;⑥14～17个;⑦指气管膜壁;⑧该膜壁由弹性纤维与被称为气管肌的平滑肌构成;⑨指甲状腺。

二、支气管

(一)右主支气管

气管分出级　主支为第一
右主支气管　男长二点一[①]
女长一点九[②]　一点四五厘[③]
中线下缘间　夹角称为嵴
男性二一九　女性二四七[④]

注:①2.1cm;②1.9cm;③其外径男性平均1.5cm,女性平均1.4cm;④气管中线与主支气管下缘间夹角称嵴下角,男性右嵴下角为21.9°,女性为24.7°。

(二)左主支气管

左主四点五长女[①]　男长四点八厘米
男性外径一点四[②]　女性平均一三厘[③]
左嵴下角男三六[④]　三九点三度为女

注:①女性平均长4.5cm;②1.4cm;③1.3cm;④36.4°。

第四节　肺

肺位于胸腔　坐落膈上方
纵隔之两侧　被覆胸膜脏[①]
其间肺小叶　呈多角形状
肺呈浅红色　柔软海绵样
五十分之一　成人肺重量[②]
五千六千五　男性肺容量[③]

注:①指脏胸膜;②成人肺的重量约等于自己体重的 1/50;③健康男性成人两肺的空气容量约为 5000～6500ml,女性的小于男性。

一、肺的形态

两肺形态不一般　左肺狭长右短宽
形似圆锥分尖底　三个边缘三个面
肺尖经胸入颈根　锁内上突锁上边[①]
肺底膈肌顶上方　呈半月形之凹陷[②]
肋面胸廓壁相邻　纵隔面中凹椭圆[③]
肺门管神[④]支气管　结缔包裹称肺根
肺根结构前向后　肺静脉动主气管[⑤]
隔面肺底前缘锐　左前缘下切迹[⑥]添
下方突起肺小舌[⑦]　后缘两侧肺沟连[⑧]
下缘位于膈肌上　呼吸运动显著变
左肺斜裂分上下　右斜水平分为三[⑨]
两肺门下心压迹　食管压迹右门面[⑩]
左肺门上主脉弓[⑪]　胸主动脉在后边

注:①肺尖经胸廓上口伸入颈根部,在锁骨内侧 1/3 段向上突至锁骨上方达 2.5cm;②由于膈肌压迫,使肺底呈半月形凹陷;③纵隔面中央有椭圆形凹陷;④指血管、淋巴管和神经;⑤上肺静脉、肺动脉、主支气管;⑥指心切迹;⑦指左肺小舌;⑧后缘在脊柱两侧的肺沟中,为肋面与纵隔面在后方的移行处;⑨斜裂和水平裂将右肺分为上、中、下三叶;⑩右肺门后方有食管压迹;⑪指主动脉弓。

二、支气管树

主支气管肺门处　分为次级肺叶入[①]

右上中下左上下[②]　段支气管再分出
主一叶二段为三[③]　反复分支形成树

注：①分为次级支气管，进入肺叶，称为肺叶支气管；②右肺有上叶、中叶和下叶支气管，左肺有上叶和下叶支气管；③主支气管为一级支气管，肺叶支气管为二级支气管，肺段支气管为三级支气管。

三、支气管肺段

肺段略呈圆锥形　尖向肺门底表层
段支及其分布区　全部肺组之总称[①]
通常左右各有十　有时左肺八个整[②]
间隔肺静疏松结[③]　手术切除依段行

注：①支气管肺段是每一肺段支气管及其分支分布区全部肺组织的总称；②有时因左肺出现共干肺段支气管，只有8个肺段；③相邻肺段间隔有肺静脉属支及疏松结缔组织。

四、支气管及肺段的血液供应

肺之动脉分两种　肺动脉为功能性
分支多与管[①]伴行　包绕肺泡网形成[②]
左右支气管动脉　一至四支营养性[③]
左侧起自主动脉[④]　右侧三五肋后动[⑤]
肺门吻合交成网[⑥]　进入肺内伴管[⑦]行
最终形成毛细网　管壁外膜黏下层[⑧]

注：①指支气管的分支；②最终的分支进入肺泡隔，包绕肺泡壁形成肺泡毛细血管网；③通常有1～4支，为营养性血管；④指胸主动脉及主动脉弓；⑤右侧主要来自第3～5肋间后动脉；⑥在肺门处支气管动脉互相吻合、广泛交通成网；⑦最终在支气管壁的外膜和黏膜下层分别形成供应支气管血液的毛细血管网。

第五节　胸膜

胸膜胸壁内面蒙　膈上肺表浆膜层[①]
胸腔壁内壁胸膜　肺之表面脏膜层
两层之间闭[②]狭窄　胸膜腔内负压呈
肺根之处两层移　成肺韧带三角形[③]

注：①胸膜是衬覆于胸壁内面，膈上面和肺表面的一层浆膜；②密闭；③两层胸膜在肺根处互相移行，并形成三角形皱襞称肺韧带。

一、壁胸膜

壁膜四部位不同　肋膈纵隔胸膜顶[①]
肋胸膜衬肋胸内　胸内筋膜肋胸横[②]
膈胸膜覆膈上面　二者紧贴分不清[③]
纵隔胸膜隔两侧　中部包根脏移行[④]
肋胸膜与纵隔膜　向上延续胸膜顶
包被肺尖之上方　超过胸廓上口平[⑤]
胸锁关节锁骨内　顶高锁上二五行[⑥]
局麻针刺勿伤肺　锁上四厘高点应[⑦]

注：①壁胸膜依其衬覆部位不同，分为肋胸膜、膈胸膜、纵隔胸膜和胸膜顶四部分；②肋胸膜为衬覆于肋骨、胸骨、胸内筋膜、肋间肌和胸横肌等结构内面的浆膜；③不易剥离；④纵隔胸膜衬覆于纵隔两侧面，其中部包裹肺根并移行为脏胸膜；⑤直至胸廓上口平面以上，包被肺尖上方；⑥在胸锁关节与锁骨中、内1/3交界处之间，胸膜顶高出锁骨上方约2.5cm；⑦在经锁骨上臂丛麻醉或针刺时，为防止刺破肺尖，进针点应高于锁骨上4cm。

二、脏胸膜

脏膜[①]贴于肺表层　伸入叶间裂之中
又称肺膜肺根移　胸膜皱襞韧带称[②]

注：①指脏胸膜；②又称肺胸膜。在肺根下方，脏、壁胸膜相移行，移行处的胸膜皱襞称肺韧带。

三、胸膜腔

胸膜壁与脏　之间胸膜腔
封闭内负压　内有少许浆[①]

注：①形成左右两个封闭的、呈负压的胸膜间隙，内有少许浆液，减少摩擦。

四、胸膜与肺的体表投影

1. 胸膜前界体表投影

胸膜前界体投影　上端起自锁骨中[①]
中内三一交界上　二点五厘胸膜顶
第二胸肋互靠拢[②]　中线附近垂下行
右侧越过剑肋角　胸膜下界相移行
左四胸肋转外下　沿胸外缘二厘行[③]
前返线间胸腺区　胸骨柄后倒三形[④]
两侧胸膜折返线　四胸肋平分开行
左四五肋软骨后　胸骨体下三角形[⑤]
称此区域心包区　左剑肋角穿刺应[⑥]
胸膜下界内侧端　右起六胸肋水平
左起第六肋软骨　两侧斜向外侧行
锁骨中线交八肋　腋中线与十肋平
肩胛线交十一肋　十二胸椎高度终

注：①其上端起自锁骨中、内1/3交界处上方约2.5cm的胸膜顶；②在第2胸肋关节水平，两侧互相靠拢；③左侧在第4胸肋关节转向外下方，沿胸骨外

缘 2～2.5cm 下行，于第 6 肋软骨后方与胸膜下界相移行；④两侧胸膜前返折线之间，在胸骨柄后方呈倒三角形区称胸腺区；⑤在第 4 胸肋关节水平相互分开，形成位于胸骨体下部与左侧第 4、5 肋软骨后方的三角形区；⑥据此，左剑肋角处是临床进行心包穿刺术的安全区。

2. 肺的体表投影

两肺下缘投影同　锁骨中线六肋平
腋中线与八肋交　肩胛线交十肋平
向内十一胸棘外　二厘米处后移行[①]

注：①再向内至第 11 胸椎棘突外侧 2cm 左右向上与后缘相移行。

第六节　纵隔

两侧胸膜之间　纵隔全部器官
结构结缔组织[①]　纵隔稍向左偏
前短后长矢位　上窄下面较宽
侧为胸膜前胸[②]　后为脊柱胸段
下膈上界上口[③]　上下胸角分辨[④]

注：①纵隔是两侧纵隔胸膜间全部器官、结构与结缔组织的总称；②两侧为纵隔胸膜，前界为胸骨；③下界是膈，上界是胸廓上口；④沿胸骨角水平将纵隔分为上下。

一、上纵隔

上纵隔上上口平　下界胸角第四胸[①]
后为一四胸椎体　前方界线胸骨柄
其内前面有胸腺　头臂静脉上腔静
膈神经与迷走神　喉返神经主脉弓
主动脉弓三分支　后方食管气管胸[②]

注：①上纵隔上界为胸廓上口，下界为胸骨角与第 4 胸椎体下缘平面；②其内自前向后有胸腺，左、右头臂静脉、上腔静脉，膈神经、迷走神经、喉返神经、主动脉弓及其三大分支，以及后方的食管、气管、胸导管等。

二、下纵隔

下纵隔上第四胸[①]　下界为膈两侧纵[②]
心包前壁前纵隔　心包前后壁间中[③]

心包之后后纵隔　后方界线脊柱胸[4]

注：①下纵隔上界是上纵隔之下界，即第4胸椎体下缘水平；②两侧为纵隔胸膜；③心包前、后壁之间是中纵隔；④后纵隔后方之界线是脊柱胸段。

1. 前纵隔

胸骨体与前壁中[1]　前纵隔窄胸腺容
隔前淋巴廓内动[2]　胸骨心包韧带松[3]
此部好发淋巴瘤　胸腺瘤及皮囊肿[4]

注：①前纵隔位于胸骨体与心包前壁之间；②指胸廓内动脉纵隔支；③指疏松结缔组织；④指皮样囊肿。

2. 中纵隔

中隔好发包囊肿[1]　容纳心及动脉升[2]
肺动脉及左右干　上腔静脉左右静[3]
包膈动脉[4]与心包　沿包下降膈神经[5]

注：①中纵隔是心包囊肿的好发部位；②容纳心及出入心的大血管如升主动脉等；③上腔静脉根部及左右肺静脉；④指心包膈动脉；⑤沿心包两侧下降的膈神经及淋巴结等。

3. 后纵隔

心包后壁脊柱间　后隔容纳支气管[1]
食管以及胸主动[2]　奇与半奇[3]胸导管
交感胸段淋巴结　结缔组织上下连[4]
纵隔气肿上达颈　又可下至腹后间[5]
支气囊肿神经瘤　胸主脉瘤与膈疝[6]

注：①后纵隔容纳气管叉及左右主支气管；②指胸主动脉；③指奇静脉和半奇静脉；④纵隔内结缔组织与颈部和腹腔结缔组织及间隙相连；⑤又可向下至腹膜后间隙；⑥是支气管囊肿、神经瘤、胸主动脉瘤及膈疝的好发部位。

第七章　泌尿系统

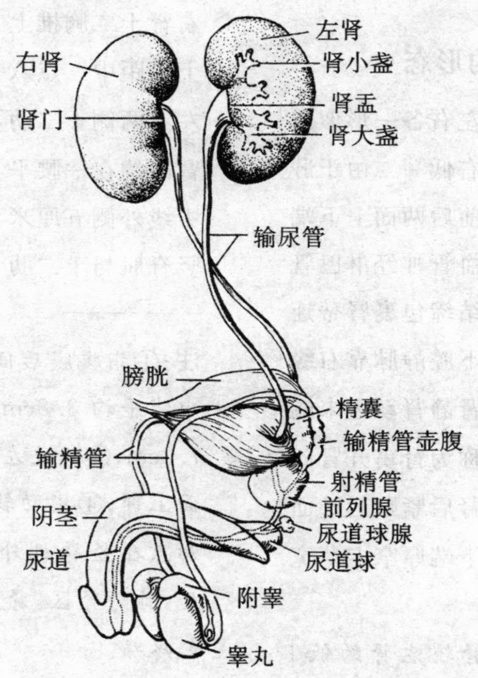

泌尿系统全貌

泌尿系统肾为主　　尿管①膀胱尿道组

保持体内环境衡②　　排出余水和废物③

另外功能内分泌　　促红细胞生成素

羟胆钙醇④调控钙　　影响血压之肾素

尿管将尿送膀胱　　膀胱存尿道⑤排出

注：①指输尿管，下同；②指平衡和稳定；③排出机体新陈代谢中产生的废物和多余的水；④指羟胆钙化醇；⑤指尿道。

第一节　肾

一、肾的形态

肾为实质性器官　左右各一形似蚕[①]
位腹后壁左肾高　右低一二由于肝[②]
肾分左右两侧缘　前后两面上下端
内缘中凹称肾门　血管神经淋巴管
以及肾盂出入肾　结缔包裹肾蒂连[③]
右蒂较短左蒂长　下腔静脉靠右缘[④]
自前向后顺序为　肾静肾动盂末端[⑤]
肾门伸入肾实凹　称为肾窦开肾门[⑥]
肾前凸向腹外侧　肾后紧贴后壁面[⑦]
重约一三四到八[⑧]　下端厚窄上薄宽

注：①指蚕豆；②右肾较左肾约低1～2cm，是由于肝的影响；③肾门诸结构被结缔组织包裹称肾蒂；④右肾蒂较短，是因为下腔静脉靠近右肾的缘故；⑤肾静脉、肾动脉和肾盂末端；⑥由肾门伸入肾实质的凹陷称为肾窦，肾门是肾窦的开口；⑦肾后面紧贴后腹壁；⑧重量约134～138g。

二、肾的位置与毗邻

1. 肾的位置

肾属腹膜外器官　脊柱两侧膜后间[①]
左肾十一胸椎下　腰椎间盘二至三
右肾十二胸椎上　三腰椎体上缘间
上端距中三点八　七点二厘下端远[②]
左右两侧十二肋　斜过左中右上边[③]
肾门约在一腰平　相当九肋软[④]前端
中线外侧五厘米　肾门投影腰背间
竖脊肌与十二肋　夹角肾区叩击点[⑤]

注：①指腹膜后间隙；②两肾上端距正中线平均3.8cm，下端相距较远，平均7.2cm；③斜过左肾后面中部和右肾后面上部；④指肋软骨；⑤肾门的体表投影点在竖脊肌外缘与第12肋的夹角处，称为肾区，肾病患者叩击该处可引起疼痛。

2. 肾的毗邻

两肾上方肾上腺　疏松结缔隔其间
腺[①]于纤维膜之外　肾下垂时位不变
左肾前上胃底近　中部胰尾脾血管
下部邻近空结左[②]　右肾上部与肝连
右下结右[③]相接触　十二降邻内侧缘[④]
两肾后上与膈接[⑤]　下腰大方腹横邻[⑥]

注：①指肾上腺；②指空肠和结肠左曲；③指结肠右曲；④内侧缘邻接十二指肠降部；⑤两肾后面的上1/3与膈相邻；⑥下部与腰大肌、腰方肌和腹横肌相毗邻。

三、肾的被膜

肌织膜肾皮　　结缔平滑肌[①]
与肾紧密连　　不容易分离
进入肾窦内　　被覆于窦壁
此外有被膜　　内外三层及
纤维[②]脂肪囊　肾筋膜外披

注：①肾皮质表面由平滑肌纤维和结缔组织构成的肌织膜包被；②指纤维囊。

（一）纤维囊

纤维坚韧而致密　　包于肾表薄结缔[①]
致密结缔弹纤维[②]　于肾门处两分离[③]
与肌织膜连接松[④]　肾破肾切缝合必[⑤]

注：①纤维囊为坚韧而致密的、包裹于肾实质表面的薄层结缔组织膜；②由致密结缔组织和弹性纤维构成；③在肾门处，此膜分为两层，一层贴于肌织膜外面，另一层包被肾窦内结构表面；④连接疏松；⑤肾破裂或部分切除时需缝合此膜。

（二）脂肪囊

脂肪囊肾床[①]　包于纤维囊
边缘脂肪丰　　进入肾窦常[②]
肾囊封闭时　　药液注入囊

注：①脂肪囊又名肾床；②肾的边缘脂肪丰富，并经肾门进入肾窦。

（三）肾筋膜

肾筋膜于囊[①]外围　　肾与上腺周围被
小梁穿囊与纤连　　功能固定肾之位[②]
肾前筋膜肾后膜　　二者肾上腺外汇[③]
肾之下方互分离　　分别移行不相会
腹膜外组髂筋膜　　输尿管过其间位[④]
肾前筋膜覆血管　　肾后筋膜与腰汇[⑤]
腹壁肌弱脂肪少　　肾周薄弱时下垂[⑥]
肾积脓或肾周炎　　脓液下延到大腿[⑦]

注：①指脂肪囊；②由其发出的一些结缔组织小梁穿脂肪囊与纤维囊相连，有固定肾脏的功能；③二者在肾上腺上方和肾外侧缘处互相愈着；④分别移行于腹膜外组织和髂筋膜，其间有输尿管通过；⑤肾前筋膜被覆肾血管的表面，肾后筋膜与腰大肌及其筋膜汇合；⑥指肾下垂；⑦脓液可沿肾筋膜向下蔓延，达髂窝或大腿根部。

四、肾的结构

观察肾的冠切面　　髓质深层皮质浅
皮质厚约一厘米　　红褐颜色多血管
可见红色小颗粒　　肾小体与肾小管
髓质淡红三分二[①]　十五二十圆锥见
底朝皮质尖肾窦　　肾锥体有放射线[②]
二到三个锥尖端　　合成乳头突入盏[③]
乳头顶端乳头孔　　终尿经孔入盏间
皮质伸入锥体间　　称为肾柱含血管[④]

七八小盏漏斗形　　包肾乳头其边缘
承接排出之尿液　　二三小盏合大盏
二三大盏汇肾盂　　离开肾门向下弯
约在二腰椎上缘　　变细移行输尿管

注：①占肾实质厚度的2/3；②可见15～20个呈圆锥形、底朝皮质、尖向肾窦、有许多放射状条纹的肾锥体；③2～3个肾锥体尖端合并成肾乳头，并突入肾小盏；④伸入肾锥体之间的皮质称肾柱，内含叶间动脉和静脉。

五、肾段血管与肾段

肾动一级两分之　　肾门之处前后支[①]
前支较粗再分四　　与后[②]进入肾实质
五个二级段分布　　称段动脉到肾实
一定区域称肾段[③]　　五个肾段依次之
上段上前下前段　　下段后段动脉持[④]
各肾段间少血管　　乏血管带间组织
段脉阻塞肾坏死　　静脉无段吻合支[⑤]

注：①肾动脉的第一级分支在肾门处通常有两支，即前支和后支；②指后支；③5个二级分支在肾内呈节段性分布，称肾段动脉，每支肾段动脉分布到一定区域的肾实质，称为肾段；④各肾段由其同名动脉供应；⑤肾内静脉无一定节段性，互相间有丰富的吻合支。

六、肾的畸形与异常

马蹄肾为下端连　　肾盂积水石感染[①]
多囊二管[②]不交通　　小管泌物[③]排出难
小管膨大成囊状　　组织萎缩坏死变
双肾盂及双尿管　　单肾低肾双少见[④]

注：①易引起肾盂积水、结石或感染；②指肾小管与集合管；③指肾小管的分泌物；④低位肾以单侧多见，双侧少见。

第二节　输尿管

输尿管成对　　肌管膜外位[①]
起自肾盂末　　平第二腰椎
二十三十长[②]　　终点膀胱汇
管径点五一[③]　　分成三部位

注：①位于腹膜外位的肌性管道；②长约20～30cm；③管径平均0.5～1cm，最窄处口径0.2～0.3cm。

一、输尿管腹部

起自肾盂下　后面为腰大[①]
下行其中点　与血管[②]交叉
血管在其前　小盆入口达
左越髂总动[③]　右经过右髂[④]

注：①指腰大肌；②指睾丸血管（男性）或卵巢血管（女性）；③左输尿管越过左髂总动脉末端前方；④右输尿管经过右髂外动脉起始部的前方。

二、输尿管盆部

输尿管盆部　自小骨盆入
经盆腔侧壁　跨闭管神束[①]
到达坐骨棘　男女不同路
男交叉精管　膀胱底斜入[②]
女行宫颈外　二点五厘处
宫动后下绕　膀胱壁穿入[③]

注：①跨过闭孔血管神经束；②男性输尿管在输精管后方并与之交叉，从膀胱底外上角向内下穿入膀胱壁；③女性输尿管经子宫颈外侧约 2.5cm 处，从子宫动脉后下方绕过，行向下内至膀胱底穿入膀胱壁内。

三、输尿管壁内部

尿管壁内部　膀胱壁内住
斜行输尿管　长约一点五[①]
膀胱空虚时　相距二点五[②]
膀胱充盈满　腔内压高出
尿管腔[③]闭合　尿液反流阻

注：①输尿管壁内部是位于膀胱壁内，长约 1.5cm 斜行的输尿管部分；②膀胱三角区的两输尿管口相距约 2.5cm；③指壁内部的输尿管腔。

四、输尿管全程的三处狭窄

全程三个狭窄处　上为盂管移行部[①]
中窄位于盆[②]上口　与髂血管交叉处
下窄尿管壁内部[③]　口径点二厘米足[④]

注：①上狭窄位于肾盂输尿管移行部位；②指骨盆；③下狭窄在输尿管壁内部；④狭窄处口径只有 0.2～0.3cm。

第三节　膀胱

储存尿膀胱　肌性器官囊
形状大小位　空盈不一样
三百五五百[1]　成人膀容量
最大为八百　超五百过张[2]
女容量较小　老年增容量[3]

注:①350～500ml;②超过500ml时,因膀胱壁张力过大而产生疼痛;③老年人因膀胱肌张力低而容量增大。

一、膀胱的形态

空虚膀胱三棱体　分为尖体颈和底
膀胱尖朝前上方　正中韧带连于脐[1]
膀胱后面朝后下　呈三角形膀胱底
膀胱最下膀胱颈　尖底之间膀胱体
女颈盆膈相连接[2]　男颈接于前列底[3]

注:①由膀胱尖沿腹前壁至脐之间有一皱襞为脐正中韧带;②女性膀胱颈与盆膈相接;③男性膀胱颈与前列腺底相接。

二、膀胱的内面结构

膀胱内面覆黏膜　膀胱襞现胱收缩[1]
膀胱底内三角区　输尿管口有两个
尿道内口共围成　区内肌层紧贴膜[2]
缺少黏膜下组织　膀胱三角平滑过
输尿管口之间皱　尿管间襞[3]意义多
膀胱镜下苍白带　寻找尿口此斟酌
三角后方膀胱垂　炎症肿瘤与结核[4]

注:①膀胱收缩时,黏膜聚集成皱襞称膀胱襞;②指膀胱黏膜;③两个输尿管口之间的皱襞称输尿管间襞;④膀胱三角尿道内口后方的纵嵴状隆起称膀胱垂,是炎症、肿瘤及结核的好发部位。

三、膀胱的位置与毗邻

耻骨联合膀胱前　膀胱前隙二者间
隙内耻前列韧带　静脉丛及结缔连[1]
后方子宫阴道女　精囊壶腹直肠男[2]
精管壶腹之三角　两输精管壶腹间
直肠膀胱之筋膜　直肠壶腹结缔连[3]
空虚膀胱位盆内　联合之上膀胱满[4]
此时联合上穿刺　不伤腹膜不污染[5]
新生膀胱位置高　位置较低见老年

脐正中襞脐外襞　耻膀韧带耻骨前[6]
固定膀胱于盆腔　脱垂失禁其不全[7]

注：①此间隙内有耻骨前列腺韧带、静脉丛和丰富的结缔组织；②后方与男性的精囊、输精管壶腹和直肠相毗邻；③输精管壶腹三角借结缔组织连接直肠壶腹，称直肠膀胱筋膜；④充盈时膀胱腹膜返折线可上移至耻骨联合上方；⑤不污染腹膜腔；⑥指耻骨膀胱韧带和耻骨前列腺韧带；⑦上述结构发育不全时可致膀胱脱垂和女性尿失禁。

第四节　女性尿道

女性尿道三五厘[1]　直径零点六厘米
尿道内口平联合[2]　前下穿过生殖膈
口周环绕平滑肌　膀胱括约不随意[3]
生殖膈处肌环绕　横纹括约尿阴道[4]
阴道前庭尿外口[5]　阴道口前阴蒂后
尿道旁腺道[6]下端　尿道周围开导管
此部感染成脓肿[7]　常可波及尿道腺

注：①长约 3～5cm；②指耻骨联合；③尿道内口周围被平滑肌环绕，称膀胱括约肌；④由横纹肌形成的尿道阴道括约肌；⑤指尿道外口；⑥指尿道；⑦尿道周围发生感染时可形成脓肿。

第八章　男性生殖系统

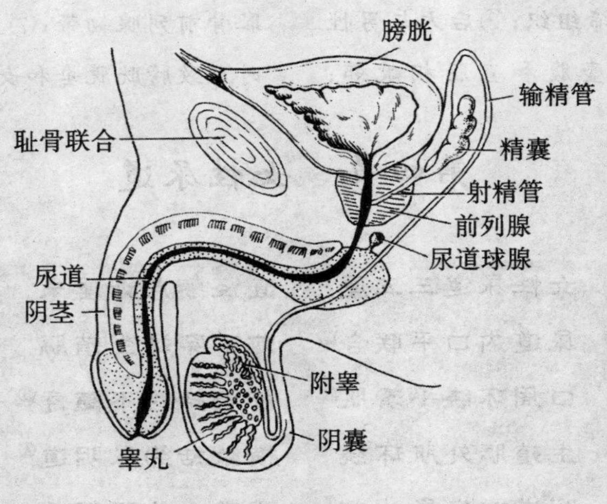

男性生殖系统概观

男内生殖腺睾丸　输精管道输精管
附睾射精管尿道　精囊属于附属腺
前列腺及尿道球①　睾丸产精分泌男②
精子先存附睾内　射精时经输精管
经射精管尿道出　组成精液三腺参③
前腺球腺④供营养　阴囊阴茎外殖官⑤
阴茎男性交接器　阴囊容纳附睾丸⑥

注：①指尿道球腺；②指男性激素；③精囊、前列腺和尿道球腺的分泌液参与精液的组成；④指前列腺和尿道球腺；⑤指外生殖器官；⑥指附睾和睾丸。

第一节 男性内生殖器

一、睾丸

(一)形态

睾丸椭圆体微扁　表面光滑前后缘
上下两端内外面　前缘游离后血管
神经淋巴管出入　接触附睾输精管[①]
上盖睾头下游离[②]　外侧隆凸内平坦
成人两睾二三十[③]　新生儿大发育缓[④]

注:①后缘有血管、神经和淋巴管出入,并与附睾和输精管睾丸部相接触;②上端被附睾头遮盖,下端游离;③成人两个睾丸约重20～30g;④新生儿的睾丸相对较大,性成熟期以前发育较缓。

(二)结构

睾丸表面有白膜[①]　凸入丸内成纵隔[②]
睾丸小隔纵隔发　扇形入睾连白膜[③]
将睾分成百小叶[④]　精曲小管叶内着[⑤]
小管上皮产精子　间质细胞管间卧
细胞分泌男激素[⑥]　精直小管曲汇合[⑦]
进入纵隔织成网　输出小管发出多[⑧]
睾丸后上小管出　进入附睾精子过[⑨]

注:①睾丸表面有一层坚厚的纤维膜,称白膜;②凸入睾丸内形成睾丸纵隔;③呈扇形伸入睾丸实质并与白膜相连;④将睾丸实质分为100～200个睾丸小叶;⑤每个小叶内含有2～4条精曲小管;⑥间质细胞分泌男性激素;⑦精曲小管汇合成精直小管;⑧从睾丸网发出12～15条睾丸输出小管;⑨出睾丸后缘的上部进人附睾,精子从中通过。

二、附睾

附睾新月状　紧贴睾丸上
上后略外偏[①]　头体尾分段
小管入附睾　头部弯盘绕[②]
汇成附睾管　体尾迂回转[③]
尾部向上弯　移行输精管
功能暂储精　分泌睾液营[④]
促进精子成[⑤]　结核好发生

注:①紧贴睾丸的上端和后缘而略偏外侧;②睾丸输出小管进入附睾后,弯曲盘绕形成膨大的附睾头;③末端汇合成一条附睾管、迂曲盘回而成附睾体和尾;④分泌附睾液供精子营养;⑤促进精子进一步成熟。

三、输精管和射精管

(一)输精管

输精附睾管延续　三毫米乘五十厘[①]

管壁较厚腔细小　触摸圆索坚实体
依其行程分四部　睾丸部短较迂曲
始于附尾丸后上　睾丸上端精索续[②]
丸上皮下环之间　行于皮下结扎宜[③]
腹沟管部精索内　疝修补术勿伤及
盆部最长出腹环　弯向内下沿盆壁
经输尿管末端前　转至后面膀胱底
形成输精管壶腹　成射精管囊汇集[④]

注:①输精管是附睾管的直接延续,长约50cm,管径约3mm;②始于附睾尾,沿睾丸后缘上行至睾丸上端、移行于精索部;③精索部介于睾丸上端与腹股沟管皮下环之间,因位于皮下,为结扎输精管的良好部位;④输精管末端变细,与精囊的排泄管汇合成射精管。

(二)精索

精索柔软索状圆　穿经腹股沟腹环[①]
出皮下环至睾上　精索内有输精管
神经淋巴鞘韧带　睾丸血管精管[②]添
精索表面三层膜　内外筋膜提睾间[③]

注:①从腹股沟管腹环穿经腹股沟管;②指输精管血管;③从内向外依次为:精索内筋膜、提睾肌和精索外筋膜。

(三)射精管

输精管末端　精囊排泄管
两管汇合成　二厘[①]射精管
下穿前列腺　开口尿道前[②]

注:①长约2cm;②开口于尿道的前列腺部。

四、精囊

精囊又称精囊腺　囊状器官长椭圆
位于膀胱底之后　表面凹凸不平坦
精管壶腹[①]下外侧　左右各一迂曲管
排泄管与壶腹汇[②]　分泌液体精液参

注:①指输精管壶腹;②其排泄管与输精管壶腹的末端汇合成射精管。

五、前列腺

单前列腺实器官　组成平滑肌与腺
表面包有筋膜鞘　静脉丛于囊腺间[①]
前后径约二厘米　横径四厘垂直三[②]
腺重八到二十克　形似栗子精液参[③]

注:①其表面的筋膜鞘称前列腺囊,囊与前列腺之间有前列腺静脉丛;②上端横径约4cm,垂直径约3cm;③其分泌物是精液的主要组成部分。

(一)形态

前后稍扁形似栗　上端宽大称腺底
下端尖细称腺尖　底尖之间为腺体
后面平坦中浅沟　直肠指诊可扪及
该腺肥大此沟消　男性尿道穿腺底
腺尖穿出称腺部[①]　精管穿入开后壁[②]

腺排泄管开尿道　尿道后壁尿道嵴③
该腺一般分五叶　前中后叶两侧及
中叶楔形尿道间④　侧叶尿前两侧居⑤
老年增生腺肥大　中叶侧叶好发区
压迫尿道排尿难　后叶肿瘤好发地⑥

注：①男性尿道在前列腺底近前缘处穿入前列腺，并由前列腺尖穿出，称为尿道前列腺部；②近底的后缘处，双侧射精管穿入前列腺，开口于尿道前列腺部后壁的精阜上；③前列腺排泄管开口于尿道前列腺部后壁尿道嵴两侧；④中叶呈楔形，位于尿道前列腺部与射精管之间；⑤左右侧叶分别位于尿道前列腺部和中叶的两侧；⑥后叶位于中叶和侧叶的后方，是前列腺肿瘤的易发部位。

(二)位置

膀胱生殖膈之间①　腺底相邻精囊腺
膀胱颈及管壶腹②　腺之前方耻骨联③
直肠壶腹居腺后　指诊可触腺后面
上触壶腹②和精囊　小儿腺部不明显
中年以后腺退化　老年肥大很常见④

注：①指尿生殖膈；②指输精管壶腹；③指耻骨联合；④中年以后腺体逐渐退化，结缔组织增生，常形成老年性前列腺肥大。

六、尿道球腺

尿道球腺豌豆球　会阴深横肌内收①
排管②细长开尿道　分泌物利精子游③

注：①尿道球腺是一对豌豆大的球形腺体，位于会阴深横肌内；②指腺体的排泄管；③分泌物参与精液的形成，有利于精子的活动。

七、精液

精液精管各部　附属腺体泌物
前列腺及精囊①　内含精子色乳②
碱③利精子存活　二五毫升射出④

注：①精液是由输精管道各部及附属腺，特别是前列腺及精囊的分泌物组成；②呈乳白色；③呈弱碱性；④正常成年男性1次射精约2～5ml，含精子3～5亿个。

第二节　男性外生殖器

一、阴囊

阴囊囊袋状　阴茎后下方
阴囊壁组合　皮肤与肉膜
皮肤薄而软　色沉着明显
肉膜筋膜浅　腹前会阴延[①]
内含平滑纤　舒缩随温变
调节囊内温　有利精子存[②]
表皮阴囊缝[③]　中隔相对应
左右腔分成　容纳睾附精[④]

注:①肉膜为浅筋膜,与腹前外侧壁的Scarpa筋膜和会阴部的Colles筋膜相延续;②肉膜内含平滑肌纤维,可随外界温度的变化而舒缩,以调节阴囊内的温度,有利于精子的发育和生存;③阴囊皮肤表面沿中线有纵行的阴囊缝;④分别容纳左、右睾丸、附睾及精索等。

二、阴茎

1. 阴茎的结构

阴茎男性性交器　可分头颈根与体
茎后端为阴茎根　藏于阴囊会阴深
为固定部固定之　耻骨下支坐骨支[①]
中部为体呈圆柱　韧带悬联前下部[②]
阴茎前端阴茎头　尖端矢状尿外口

注:①阴茎根固定于耻骨下支和坐骨支,为固定部;②以韧带悬于耻骨联合前下方。

2. 阴茎的三个海绵体

阴茎海绵体　圆柱两端细
位于阴茎背　左右结合汇
向前延伸细　嵌入头内里[①]
后左右分离　阴茎脚称其[②]
附于两侧骨　耻骨与坐骨
尿道海绵体　位于腹侧一
中部圆柱形　尿道贯穿中
前大阴茎头　后大尿道球
阴茎脚之间　固定膈[③]下面
包有纤维膜　分称二白膜[④]
体内有小梁　梁间有小腔
血流入腔隙　粗硬而勃起

注:①向前延伸,尖端变细,嵌入阴茎头内面的凹陷内;②阴茎海绵体的后端左、右分离,称阴茎脚;③指尿生殖膈;④分别称为阴茎海绵体白膜和尿道海绵体白膜。

3. 阴茎包皮

三条海绵体　深浅筋膜皮[①]
阴茎皮肤薄　柔软可伸缩

颈前双游离　环形之皱襞[②]
包绕阴茎头　阴茎包皮构
前围包皮口　腹侧中线轴
连接皮皱襞　包皮系带一[③]
幼儿包皮长　随年龄增长
包皮渐后缩　包皮口渐扩
直至成年后　阴茎头暴露
否则称包茎　包皮过长症
存污致炎症　癌症易发生
包皮环切宜　术中勿伤系[④]

注:①三条海绵体的外面共同包有深、浅筋膜和皮肤;②阴茎皮肤在阴茎颈的前方形成双层游离的环形皱襞;⑧阴茎包皮与阴茎头的腹侧中线处连有一条皮肤皱襞,称包皮系带;④宜行包皮环切术,术中勿伤及包皮系带。

4. 阴茎浅筋膜

阴浅筋膜不明显　且与肉膜筋膜延[①]
深膜茎前薄消失　根处形成阴茎悬[②]
阴茎悬吊于白线　以及耻骨联合前

注:①阴茎的浅筋膜不明显,且与阴囊肉膜、Scarpa 筋膜和 Collse 筋膜相延续;②在阴茎根处形成阴茎悬韧带。

第三节　男性尿道

男性尿道双功能　兼有排尿及排精
起自膀胱尿内口　尿道外口阴茎头
长约一六二二厘　管径五到七毫米[①]
男性尿道可分三　前列腺膜与海绵[②]

注:①成人尿道长 16～22cm,管径平均 5～7mm;②指前列腺部、膜部和海绵体部。

一、前列腺部

尿道穿过前列腺　尿道最宽长约三[①]
后壁上方尿道嵴　嵴中隆起精阜添[②]
前列小囊阜中凹[③]　两侧各一射精管[④]
嵴之两侧尿道膜　细小前列管口占[⑤]

注:①指 3cm;②嵴中部隆起的部分称为精阜;③精阜中央有小凹陷,称前列腺小囊;④两侧各有一个细小的射精管口;⑤尿道嵴两侧的尿道黏膜上有许多细小的前列腺排泄管的开口。

二、膜部

尿道穿过生殖膈　一点五厘称之膜[1]
尿道膜部括约肌　属横纹肌称外括[2]
前列腺膜后尿道[3]　骨盆骨折易伤膜

注：①尿道膜部长约1.5cm；②又称尿道外括约肌；③临床上将尿道的前列腺部和膜部合称后尿道。

三、海绵体部

该部穿过海绵体　长约十二到十七[1]
临床称之前尿道　尿道球部宽无比
阴茎头内舟状窝[2]　黏膜下层有腺体[3]

注：①12～17cm；②阴茎头内的尿道扩大成尿道舟状窝；③尿道的黏膜下层有许多黏液腺，称尿道腺，开口于尿道黏膜。

四、尿道的三个狭窄、三个膨大和二个弯曲

尿道行径有粗细　三窄三膨二弯曲
三个狭窄内外口　膜部外周括约肌
三个膨大前腺球　舟状窝于头内居[1]
二弯下后与上前　耻骨下弯前弯曲[2]
耻骨下弯较恒定　耻骨联合下二厘[3]
包括前列及膜部[4]　海绵体部之始起
耻骨前弯联合下　阴茎根与阴茎体[5]
此弯可直可消失　阴茎勃起或上提[6]
临床导尿膀胱镜　这些特点须注意

注：①三个膨大分别位于尿道前列腺部、尿道球部和舟状窝；②两个弯曲是凸向下后方的耻骨下弯和凸向上前方的耻骨前弯；③指2cm；④指尿道的前列腺部和膜部；⑤耻骨前弯位于耻骨联合前下方，阴茎根与阴茎体之间；⑥阴茎勃起或将阴茎向上提起时，此弯曲可变直而消失。

第九章　女性生殖系统

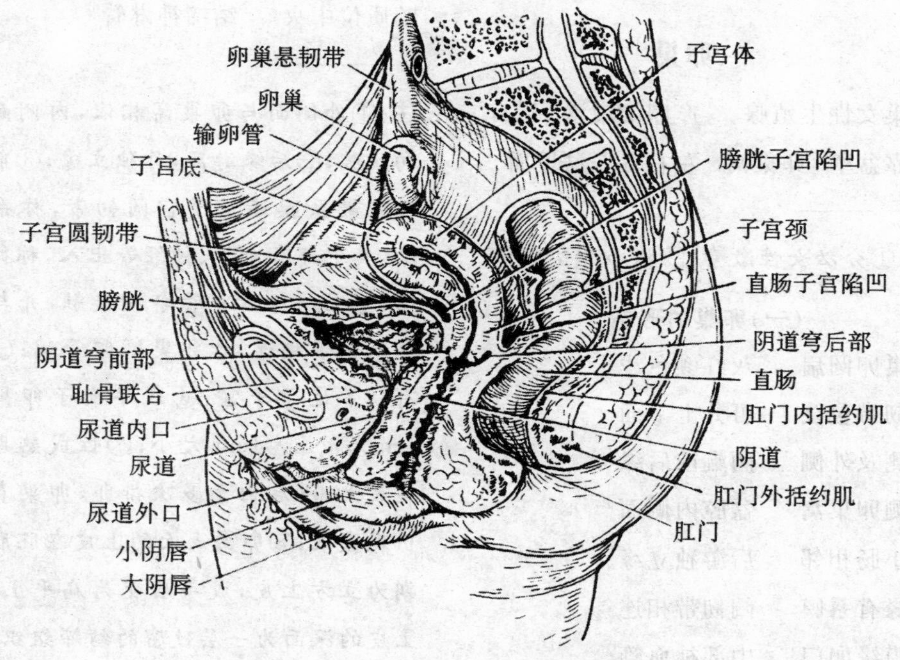

女性盆腔正中矢状切面

女性卵巢生殖腺　　输送管道输卵管
子宫阴道前庭大①　女阴外生殖器官
卵巢卵子成熟后　　突破卵巢之表面
生殖上皮排腹腔　　腹腔口入输卵管②
管内受精游子宫　　植入子宫内膜间
胎儿成熟出子宫　　经阴道出称分娩

注：①指前庭大腺，属附属腺；②成熟卵子突破卵巢表面的生殖上皮排至腹膜腔，再经输卵管腹腔口进入输卵管。

第一节　女性内生殖器

一、卵巢

卵巢女性生殖腺　产卵泌激素[1]器官
贴靠盆壁[2]卵巢窝　左右各一盆里面

注：①分泌女性激素；②指小骨盆侧壁。

(一)卵巢的形态

卵巢卵圆扁　灰红颜色浅
阔韧带包绕　可分上下面
内侧及外侧　两端前后缘
外侧卵巢窝　盆腔内侧面[1]
与小肠相邻　后游独立缘[2]
前缘有系膜　阔韧带相连
系膜缘卵门　中部神血管[3]
上端伞与悬　卵巢卵管端[4]
下端子宫端　固有子宫连[5]
五到六克重　一乘四乘三[6]
大小及形状　随着年龄变
幼女卵巢小　外表光滑面
性成熟最大　排卵出现瘢[7]
四十岁缩小　五十萎缩渐
立方变扁平　白膜居深面[8]
髓质及皮质　实质之深浅
皮质含卵泡　经周期排卵[9]
排后成黄体　分泌激素腺
孕酮女激素[10]　未孕白体变[11]
髓质位中央　结缔神淋管[12]

注：①外侧面与卵巢窝相依，内侧面朝向盆腔；②后缘游离，称独立缘；③前缘借卵巢系膜连于子宫阔韧带，称系膜缘，其中部有血管、神经等出入，称卵巢门；④上端与输卵管伞相接触，并与卵巢悬韧带相连，称卵巢输卵管端；⑤固有韧带连于子宫；⑥成年女子卵巢约4cm×3cm×1cm大小；⑦性成熟期卵巢最大，以后由于多次排卵，卵巢表面出现瘢痕；⑧卵巢表面的上皮在胚胎时期为立方上皮，成年后变为扁平上皮，上皮的深面为一层致密的结缔组织，称为卵巢白膜；⑨按月经周期排卵；⑩排卵后卵泡形成黄体，有分泌孕酮和少量雌激素的功能；⑪如未受孕，黄体退化，变为白体；⑫髓质由疏松结缔组织、血管、淋巴管和神经等组成。

(二)卵巢的固定装置

固定卵巢韧带有　悬韧以及巢固有[1]
悬韧起自盆侧缘　卵巢上端内下走[2]
内容卵巢血管淋　神经结缔平滑构[3]
寻找动静脉标志　临床又称盆漏斗[4]
固有又称子宫索[5]　结缔平滑肌纤构
起自卵巢之下端　连至管宫结合后[6]

子宫阔韧带后层　　覆盖卵巢及固有⑦
胚胎早期移盆腔　　异常降至腹股沟⑧

注:①卵巢悬韧带以及卵巢固有韧带;②卵巢悬韧带起自小骨盆侧缘,向内下至卵巢的上端;③韧带内含有卵巢动静脉、淋巴管、神经丛、少量结缔组织和平滑肌纤维;④指盆漏斗韧带;⑤卵巢固有韧带又称卵巢子宫索;⑥连至输卵管与子宫结合处的后下方;⑦指固有韧带;⑧异常时,卵巢可降至腹股沟管或大阴唇。

二、输卵管

输送卵子肌性管　　左右各一输卵管
长约十到十四厘　　宫底两侧巢上端①
输卵管之子宫口　　宫腔相通内侧端
输卵管之腹腔口　　开口腹腔外侧端
管道弯曲分四部　　子宫部分②细而短
峡部短直而狭窄　　管壁较厚少血管
水平向外移壶腹　　结扎手术常被选
壶腹占长三分二③　血管丰富粗而弯
卵子常在此受精　　与精④合成受精卵
经子宫口入子宫　　植入内膜正常演⑤
如受精卵未入宫　　成宫外孕有危险
漏斗外端之膨大　　覆盖巢后内侧面⑥
末端开口于腹腔　　卵巢排卵入卵管
末端边缘细指突　　盖于卵巢称为伞⑦
其中卵巢伞最大　　引卵进入输卵管

注:①由子宫底的两侧连于卵巢上端;②指输卵管子宫部;③输卵管壶腹部约占输卵管全长的2/3;④指精子;⑤植入子宫内膜中发育成胎儿;⑥输卵管漏斗为输卵管外侧端之膨大部分,向后下弯曲覆盖在卵巢后缘和内侧面;⑦输卵管末端的边缘形成许多细长的指状突起,盖于卵巢表面,称为输卵管伞。

三、子宫

(一)子宫的形态

未孕子宫前后扁　　倒置梨形四五宽①
长约七到九厘米　　厚度约为二到三②
分为底体颈三部　　子宫底部宽而圆
输卵管口上为底　　颈居下端长约三③
较窄而成圆柱形　　颈阴道部突其间④
阴道上部两组成⑤　此部肿瘤好发点
底颈之间子宫体　　子宫角处卵管连⑥
体颈之间子宫峡　　非孕一厘⑦不明显
妊娠期间峡伸长　　形成子宫之下段
妊末延至十一厘　　峡部变薄剖宫点⑧
子宫内腔较狭窄　　子宫腔及宫颈管
腔呈倒置扁三角　　管子宫口底两端⑨
尖端向下颈管⑩通　颈内梭形宫颈管⑪
下口通阴子宫口⑫　通子宫腔为上端
未产宫口圆光整　　横裂宫口见经产⑬
前后缘称前后唇　　长而位高后唇缘⑭
成人未孕宫内腔　　长六七厘三厘宽⑮

注:①宽 4～5cm;②厚 2～3cm;③长 2.5～3.0cm;④子宫颈阴道部突入阴道;⑤子宫颈由子宫颈阴道部和子宫颈阴道上部组成;⑥子宫与输卵管连接处称子宫角;⑦1cm;⑧妊娠末期,此部可延至 7～11cm;峡部变薄,产科常在此处进行剖宫术;⑨底的两端为输卵管子宫口;⑩三角形的尖端向下通子宫颈管;⑪子宫腔下部在子宫颈内呈梭形,称子宫颈管;⑫下口通阴道,称子宫口;⑬经产妇的子宫口呈横裂状;⑭后唇较长。位置也较高;⑮从子宫口到子宫底长 6～7cm,宽 2.5～3.5cm。

(二)子宫壁的结构

宫壁结构分三层　外为浆膜腹膜脏[1]
内为黏膜宫内膜　平滑肌层厚而强
宫腔内膜随经[2]变　周期脱落和增长
脱落内膜成月经　二十八天周期长

注:①指腹膜的脏层;②指月经周期。

(三)子宫的位置

子宫位于盆中央　前为膀胱后直肠
卵管[1]卵巢称附件　下接阴道上端盲
未孕宫底盆口[2]下　宫底朝向前上方
宫颈下端棘稍上　前倾前屈空膀胱[3]
前倾宫阴之长轴　形成钝角前开放[4]
前屈宫体宫颈间　一七零度钝角藏[5]
宫位异常女不孕　后倾后屈宫后躺
子宫活动性较大　膀直充盈可影响[6]

注:①指输卵管;②指小骨盆入口水平;③子宫颈的下端在坐骨棘平面稍上方,当膀胱空虚时,成人子宫呈前倾前屈位;④前倾指整个子宫向前倾斜,子宫与阴道的长轴形成一个向前开放的钝角,稍大于 90°;⑤前屈指子宫体与子宫颈之间形成一个向前开放的钝角,约为 170°;⑥膀胱和直肠的充盈程度可影响子宫的位置。

(四)子宫的固定装置

1. 子宫阔韧带

阔韧宫两侧　冠状双腹膜
向两侧延伸　盆侧盆底着[1]
功能可限制　宫倒向两侧
其上缘游离　输卵管包裹
卵巢悬韧带　三一上外侧[2]
前叶覆盖圆　后叶卵巢落[3]
前后叶之间　血管神经过
可分为三部　宫管卵巢膜[4]

注:①子宫阔韧带位于子宫两侧,呈冠状位,由子宫前、后的腹膜向两侧延伸至盆侧壁和盆底构成;②上缘外侧 1/3 为卵巢悬韧带;③阔韧带的前叶覆盖子宫圆韧带,后叶覆盖卵巢和卵巢固有韧带;④指子宫系膜、输卵管系膜和卵巢系膜三部分。

2. 子宫圆韧带

子宫圆韧呈扁索　结缔平滑共构合[①]
起自宫角之下方　子宫体前上外侧
阔韧[②]前叶覆盖下　弯行向前向外过
经由腹环入沟管[③]　出皮下环分散各[④]
止于阴阜大阴唇　有淋巴管分布多
子宫肿瘤之转移　沟浅淋巴近群着[⑤]

注:①子宫圆韧带为一对扁索状韧带，由结缔组织和平滑肌构成;②指阔韧带;③指腹股沟管;④出皮下环后分散为纤维束;⑤子宫的恶性肿瘤可经此韧带转移至腹股沟浅淋巴结近侧群。

3. 子宫主韧带

主韧又称宫旁组[①]　位于阔韧[②]之基部
宫颈两侧延盆壁　平滑肌与纤结缔[③]
维持子宫正常位　使之不至下脱垂

注:①子宫主韧带又称子宫旁组织;②指子宫阔韧带;③由平滑肌纤维与纤维结缔组织构成。

4. 子宫骶韧带

韧带子宫骶　结缔[①]平滑肌
向后面弯行　颈[②]后上外起
绕过直肠侧　止于二三骶[③]
腹膜盖表面　直肠子宫襞[④]
向后上牵颈[⑤]　维持子宫屈
如果固定弱　子宫位置异[⑥]
宫口低于坐[⑦]　子宫脱垂疾

注:①指结缔组织;②指子宫颈;③止于第2、3骶椎前面的筋膜;④其表面盖以腹膜形成弧形的直肠子宫襞;⑤向后上牵引子宫颈;⑥如果子宫的固定装置薄弱或受损伤，可导致子宫位置异常;⑦指坐骨棘水平。

5. 子宫的年龄变化

新生子宫高　小盆上口找[①]
位于髂窝内　输卵管卵巢
宫颈长而粗　体相对短小
性成熟宫颈　宫体长度等[②]
经产子宫大　重量一倍加
绝经期壁薄　宫萎缩变小

注:①新生儿子宫高出小骨盆上口;②性成熟期子宫颈和子宫体的长度几乎相等。

四、阴道

阴道女性交接器　连接子宫外生肌[①]
排出月经娩胎儿　黏膜肌层外膜壁
前后侧壁伸展性[②]　长轴后上前下去[③]
下部较窄阴道口　开口阴道前庭里
阴道口周处女膜　可呈环形半月奇[④]
或呈伞状或筛状　膜破留有膜痕迹
上端宽阔包颈阴　两者之间凹陷区[⑤]
阴道穹分前后侧　后部最深有意义
后上直肠子宫凹　穿刺引流凹内积[⑥]

阴道位于小盆中[7]　膀胱尿道直肠毗
直肠指诊可触凹　子宫颈口部位及[8]
下部穿过生殖膈　尿阴括约与肛提[9]

注：①连接子宫和外生殖器的肌性管道；②阴道有前壁、后壁和侧壁，富有伸展性；③阴道的长轴由后上方伸向前下方；④指半月形；⑤阴道上端宽阔，包绕子宫颈的阴道部，两者之间的环形凹陷称阴道穹；⑥指积液或积血；⑦指小骨盆中央；⑧直肠指诊可触及直肠子宫陷凹、子宫颈和子宫口的部位；⑨膈内的尿道阴道括约肌与肛提肌均对阴道有括约作用。

五、前庭大腺

前庭大腺如豌豆　位于前庭球之后
导管开口向内侧　阴道前庭阴道口[1]
润滑阴道[2]分泌物　相当男性尿道球
若因炎症导管堵　前庭大腺囊肿候

注：①其导管向内侧开口于阴道前庭，阴道口的两侧；②指阴道口。

第二节　女性外生殖器

一、阴阜

阴阜隆起高　联合[1]前方找
皮下富脂肪　性成熟阴毛

注：①指耻骨联合。

二、大阴唇

大阴唇两侧　纵行皮皱褶
前端和后端　唇前后连合[1]

注：①大阴唇的前端和后端左右互相连合，形成唇前连合和唇后连合。

三、小阴唇

小唇位于大唇内　皮肤皱襞薄一对[1]
后端汇合阴唇系[2]　前端延伸包阴蒂
阴蒂包皮蒂系带[3]　表面光滑无毛在

注：①小阴唇位于大阴唇内侧，为一对较薄的皮肤皱襞；②指阴唇系带；③其前端延伸为阴蒂包皮和阴蒂系带。

四、阴道前庭

阴道前庭裂　小阴唇为界[1]
尿道阴道口　分居前和后
阴道口两边　前庭大腺管

注：①阴道前庭是位于两侧小阴唇之间的裂隙。

五、阴蒂

阴蒂两个海绵体[①]　分为头部与脚体
蒂脚埋于会阴浅[②]　耻骨坐骨附着于[③]
两侧结合阴蒂体　表面包绕蒂包皮[④]
露于表面阴蒂头　神经末梢丰无比

注：①阴蒂由两个阴蒂海绵体组成；②指会阴浅隙内；③附于耻骨下支和坐骨支；④向前与对侧结合成阴蒂体，表面有阴蒂包皮包绕。

六、前庭球

前庭球呈蹄铁样　男尿海绵体[①]相当
中部细小外侧大　外侧大阴唇皮下
尿道口与蒂体间　中间部位皮下连[②]

注：①指男性的尿道海绵体；②中间部位于尿道外口与阴蒂体之间的皮下。

第十章　腹　膜

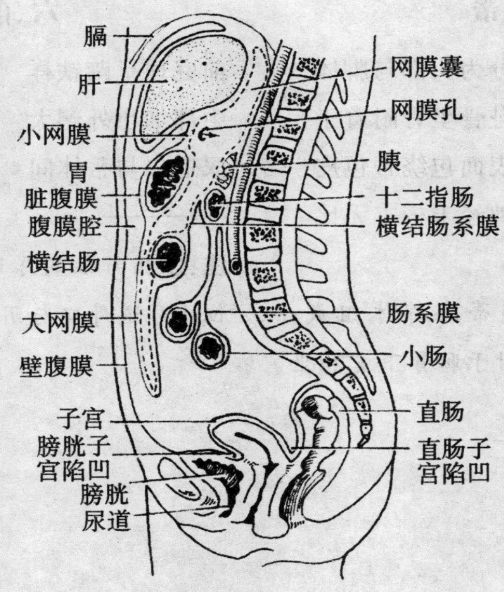

腹膜腔矢状切面模式图(女性)

一、概述

腹膜覆盖腹盆壁　又盖腹盆腔脏器
薄而光滑之浆膜　后者脏层前为壁①
两层互相延移行　围成腹膜之腔隙②
腔内仅有少浆液　男性腹膜腔封闭
输卵管之腹腔口　女腹膜腔通外去③
壁层较厚腹壁间　膜外组织松结缔④
部分膜外多脂肪　腹外脂肪前后壁⑤

注:①衬于腹、盆腔壁内的腹膜称壁腹膜或腹膜壁层,覆盖于腹、盆腔脏器表面的腹膜称为脏腹膜或腹膜脏层;②围成不规则的潜在性腔隙,称腹膜腔;③女性腹膜腔借输卵管腹腔口,经输卵管、子宫、阴道与外界相通;④壁腹膜较厚,与腹、盆内壁之间有一层疏松结缔组织,称为腹膜外组织;⑤腹前、后壁下部的腹膜外组织中含有较多脂肪,称为腹膜外脂肪。

1. 腹膜腔和腹腔

腹膜腔腹腔　　相关不一样
膈下盆膈上　　前后壁腹腔①
脏壁腹膜间　　潜在腹膜腔②

套在腹腔内　腔内少量浆[③]
腹盆腔脏器　均位于腹腔
腹膜腔之外[④]　二者混用常[⑤]
腹膜外手术　如肾及膀胱

注：①腹腔是指膈以下、盆膈以上、腹前壁和腹后壁之间的腔；②腹膜腔是指脏腹膜和壁腹膜之问的潜在腔隙；③指浆液；④腹、盆腔脏器均位于腹腔之内、腹膜腔之外；⑤临床上，对腹膜腔和腹腔的区分并不严格。

2. 腹膜的功能

腹膜分泌收　保护支持修[①]
分泌少量浆[②]　润滑保护脏[③]
吸收液和气　上腹膈下区[④]
腹腔炎手术　半卧流下腹[⑤]
支持固定脏　巨噬细胞防[⑥]
液含纤维素　再生与修复
粘连促伤愈　促进炎症局[⑦]
术中暴露久　肠袢粘连后[⑧]

注：①腹膜具有分泌、吸收、保护、支持和修复等功能；②指浆液；③指内脏；④吸收腹腔内的液体和气体，上腹部，特别是膈下区的腹膜吸收能力较强；⑤腹腔炎症或手术后的病人多采取半卧位，使有害液体流至下腹部，以减少吸收；⑥腹膜和腹膜腔内浆液中含有大量的巨噬细胞，有防御功能；⑦纤维素的粘连作用可促进伤口的愈合和炎症的局限化；⑧若手术中腹膜在空气中暴露过久，可造成肠袢纤维性粘连等后遗症。

二、腹膜与腹盆腔脏器的关系

了解脏器腹膜关[①]　临床意义不一般
手术通过腹膜腔　针对腹膜内器官
膜外器官之手术　不开腹膜更方便
从而避免腔[②]感染　以及手术后粘连

注：①指关系；②指腹膜腔。

(一)腹膜内位器官

腹膜内位之器官　表面几乎覆盖全
胃与十二指肠上[①]　空肠回肠及盲肠
阑尾横结乙结肠[②]　卵巢输卵管脾脏

注：①指十二指肠上部；②指横结肠和乙状结肠。

(二)腹膜间位器官

大部腹膜覆盖官　称为腹膜间器官
肝胆结肠升与降[①]　子宫膀胱直肠上[②]

注：①指升结肠、降结肠；②指直肠上段。

(三)腹膜外位器官

仅有一面被覆盖　称此器官腹膜外
肾上腺肾输尿管　胰腺直肠中下段
十二指肠降下升[①]　又冠腹膜后位名[②]

注:①指十二指肠降部、下部和升部;②又称腹膜后位器官。

三、腹膜形成的结构

(一)网膜

胃之小弯大弯连　双层腹膜皱襞延
其间血管神经过　结缔组织淋巴管

1. 小网膜

肝门向下移行　小弯肠上双层
腹膜形成小网[①]　两条韧带[②]并行
肝胃韧带内含　胃之左右血管
胃上淋巴神经　肝门小弯相连[③]
肝肠韧带[④]之内　进出肝门有三[⑤]
右前胆之总管　固有动脉[⑥]左前
肝门静脉于后　周围神丛淋管[⑦]
网膜孔位其后　经孔可入囊[⑧]间

注:①由肝门向下移行于胃小弯和十二指肠上部的双层腹膜形成小网膜;②指肝胃韧带和肝十二指肠韧带;③肝门与胃小弯相连的部分称肝胃韧带;④指肝十二指肠韧带;⑤三个重要结构;⑥指肝固有动脉;⑦上述结构周围伴有淋巴管、淋巴结和神经丛;⑧指网膜囊。

2. 大网膜

形似围裙盖肠[①]前　胃脾韧带连左缘
构成小网[②]两腹膜　胃大弯处相愈合
形成大网[③]前两层　降至脐下折上升
网后两层连横结　叠成系膜后壁贴[④]
网膜前后两层间　膜囊下部常粘连[⑤]
大弯横结肠之间　胃结韧带网膜前[⑥]
大网膜之腹膜间　许多血管分支含
胃大弯下一厘远　胃网膜之左右管[⑦]
大网膜中脂肪丰　巨噬细胞防御功[⑧]
网膜长度因人异　下垂部分可位移
腔[⑨]内炎症网膜围　防止炎症扩散危
小儿大网膜较短　常致弥漫腹膜炎
搭桥术[⑩]中供血管　整形外科网膜片[⑪]

注:①指空肠、回肠和横结肠;②指小网膜;③指大网膜;④大网膜的后两层连于横结肠并叠合成横结肠系膜,贴于腹后壁;⑤大网膜的前两层与后两层之间的潜在性腔隙是网膜囊的下部,随着年龄的增长,大网膜的前两层和后两层常粘连愈着;⑥胃大弯和横结肠之间的大网膜前两层形成胃结肠韧带;⑦胃大弯下约 1 cm 处有胃网膜左、右血管;⑧大网膜中含有丰富的脂肪和巨噬细胞,后者有重要的防御功能;⑨指腹膜腔;⑩指冠状动脉搭桥术;⑪整形外科常使用大网膜片铺盖胸、腹壁创面。

3. 网膜囊与网膜孔

扁窄间隙网膜囊　又称之为小膜腔[①]
前壁小网胃结韧　后壁横结覆盖肾[②]
上壁肝尾膈下膜　下壁大网前后着[③]
左侧胃脾韧带脾　右借膜孔通腔余[④]

网膜孔高十二胸　第二腰椎前水平
成人可容一二指　上界肝尾下界十[5]
前界肝肠之韧带[6]　下腔静脉为后界
若遇外伤肝破裂　示指入孔压止血
网膜囊为一盲囊　器官病变互影响
穿孔炎症致积脓　早期局限于囊中
晚期或因体位变　经孔入腔[7]炎扩散

注:①指小腹膜腔;②前壁为小网膜、胃后壁的腹膜和胃结肠韧带,后壁为横结肠及其系膜和覆盖在胰、左肾、左肾上腺等处的腹膜;③上壁为肝尾叶和膈下方的腹膜,下壁为大网膜前、后层的愈着处;④左侧为脾韧带、胃脾韧带和胃结肠韧带,右侧借网膜孔通腹膜腔的其余部分;⑤其上界为肝尾叶,下界为十二指肠上部;⑥指肝十二指肠韧带;⑦指腹膜腔。

(二)系膜

壁脏腹膜相互移　形成双层腹膜系[1]
其内含有管神淋[2]　器官连于腹盆壁
阑尾系膜肠系膜　乙状结肠横结系[3]

注:①指系膜;②指血管、神经、淋巴管及淋巴结等;③指乙状结肠系膜和横结肠系膜等。

1. 肠系膜

空肠回肠连后壁　双层腹膜为肠系[1]
面积较大呈扇形　肠系膜根附着壁[2]
起自第二腰椎左　斜向右下跨过脊
止右骶髂关节前　长度约为十五厘
肠缘[3]系连空回肠　长达五米到七米
膜根肠缘长度殊　有利活动消化吸[4]
活动异常肠扭转　肠套叠等腹痛急
膜间含有上血管[5]　淋巴神经脂肪及

注:①指肠系膜;②指腹后壁;③指肠系膜的肠缘;④肠系膜根和肠缘的长度相差悬殊,有利于空、回肠的活动,对消化、吸收有促进作用;⑤指肠系膜上血管及其分支。

2. 阑尾系膜

阑尾系膜三角形　阑尾系连膜下方[1]
血管走行游离缘　宜从缘处扎血管[2]

注:①将阑尾系连于肠系膜下方;②阑尾的血管走行于系膜的游离缘,故阑尾切除时应从系膜游离缘处结扎血管。

3. 横结肠系膜

横结肠系位置横　连于腹后膜双层[1]
根部起自结右曲[2]　向左跨过右肾中
十二肠降胰左肾　直至结肠左曲终
膜内含有结血管[3]　淋巴管结[4]神经丛
常以此膜为标志　结肠上下区分清[5]

注:①横结肠系膜是将横结肠系连于腹后壁的横位双层腹膜结构;③指结肠右曲;③指结肠血管及其分支;④指淋巴

管和淋巴结；⑤将腹膜腔划分为结肠上区和结肠下区。

4. 乙状结肠系膜

乙状结肠系膜固　乙状结肠左下腹[①]
双层腹膜根附着　骨盆左后[②]左髂窝
系膜较长活动大　结肠扭转发生多
结肠血管直肠上　淋巴神经充系膜[③]

注：①乙状结肠系膜是将乙状结肠固定于左下腹的双层腹膜结构；②指骨盆左后壁；③系膜内含有乙状结肠血管、直肠上血管、淋巴管、淋巴结和神经丛等。

（三）韧带

腹盆壁与脏器间　相邻器官韧带连
多数双层少数单[①]　固定内脏管神含[②]

注：①多数为双层，少数为单层腹膜构成；②有的韧带内含有血管和神经等。

1. 肝的韧带

肝下肝胃与肝肠[①]　肝上镰状及冠状[②]
肝之左右三角韧[③]　肝圆韧带居前方

注：①肝的下方有肝胃韧带与肝十二指肠韧带；②指镰状韧带与冠状韧带；③指三角韧带。

（1）镰状韧带

镰状韧带呈矢状　上腹膈下连肝上[①]
位于前正中线右　侧面观看似镰刀
下缘游离并增厚　脐与肝下连接构
肝圆韧裂肝圆韧　胚胎脐静闭锁痕[②]
由于镰韧偏右面　切口偏左免伤圆[③]

注：①是上腹前壁和膈下面连于肝上面的双层腹膜结构；②肝圆韧带裂内含肝圆韧带，后者乃胚胎时脐静脉闭锁后的痕迹；③脐上腹壁正中切口需向下延伸时，应偏左，免伤肝圆韧带和附脐静脉。

（2）冠状韧带

冠状韧带冠　膈下返折肝[①]
前层延续镰　裸区肝表面[②]
冠韧左右端　前后两层粘
增厚成韧带　左右三角现[③]

注：①冠状韧带呈冠状位，由膈下面的壁腹膜返折至肝上面所形成的双层腹膜结构；②前、后两层之间无腹膜被覆的肝表面称为肝裸区；③冠状韧带左、右两端，前、后两层彼此粘合增厚形成左、右三角韧带。

2. 脾的韧带

脾之韧带胃脾韧　胃底大弯连脾门[①]
下与大网左[②]延续　内含胃短网左淋[③]
脾肾脾门至左肾　内含胰尾管淋神[④]
膈脾韧带脾肾上[⑤]　脾上极与膈下连

注：①胃脾韧带是连于胃底和胃大弯上份与脾门之间的双层腹膜结构；②指大

网膜左侧部；③内含胃短血管和胃网膜左血管及淋巴管、淋巴结等；④脾肾韧带为脾门至左肾前面的双层腹膜结构，内含胰尾、脾血管以及淋巴、神经等；⑤膈脾韧带在脾肾韧带的上部。

3. 胃的韧带

胃之韧带四个多　肝胃胃脾结肠膈[①]
胃膈韧带贲门左　食管腹段连于膈
另有膈结肠韧带　连接膈与结肠左[②]

注：①指肝胃韧带、胃脾韧带、胃结肠韧带和胃膈韧带；②连接膈与结肠左曲之间，有固定结肠左曲和承托脾的作用。

脉管系统

第十一章　心血管系统

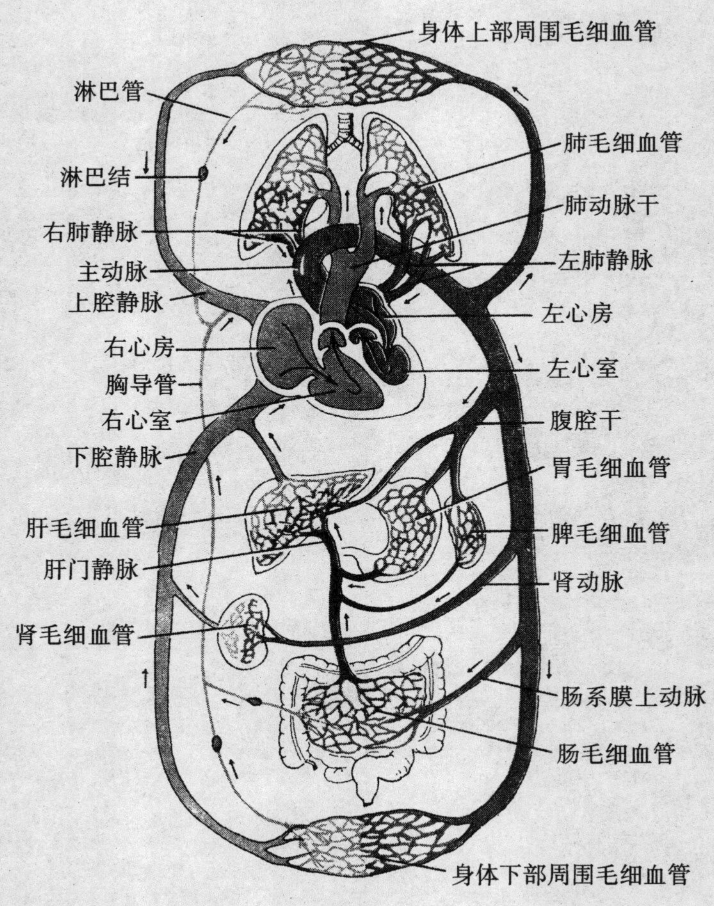

血液循环示意图

第一节　总论

一、心血管系统的组成

1. 心

心脏构成由心肌　推动血液泵动力
连接动静[1]之枢纽　且有功能内分泌
房室间隔分左右　每侧房室各有一
同侧房室口[2]相通　房接静脉室动起[3]
房室口与动脉口　均有瓣膜顺[4]开启
逆流关闭似阀门　血流定向不倒逆

注:①指动脉和静脉;②指房室口;③心房接受静脉,心室发出动脉;④指顺流。

2. 动脉

动脉运血离心管　管壁较厚可分三
内膜菲薄内皮细[1]　减少血液之阻力
中层较厚平滑肌　弹性胶原纤维及
大动[2]弹性纤维主　中小动脉平滑肌
外膜疏松结缔构　胶原纤维弹性依
可防血管过度张[3]　结构功能关系密
大动中膜弹性丰[4]　心室射血扩管壁
心室舒张弹回缩[5]　推动血液流继续
中小动脉平滑肌　神经体液调节其
收缩舒张管腔变　影响血流量阻力
动脉行程不断分　最后移行为毛细

注:①腔面为一层内皮细胞;②指大动脉;③指过度扩张;④大动脉中膜弹性纤维丰富;⑤指管壁弹性回缩。

3. 毛细血管

毛细血管管径小　连接动静脉末梢
管壁内皮细胞膜[1]　形成网状互吻合
软骨角膜晶状体　毛发牙釉被上皮[2]
除此之外遍全身　量多壁薄通透渗[3]
管内血液流缓慢　血液管外物交换

注:①管壁主要由一层内皮细胞和基膜构成;②指被覆上皮;③通透性大。

4. 静脉

引导血液回心静[1]　毛细血管汇合成
回流过程接属支　逐渐汇合中大静[2]
最后注入心房内　静脉管壁分三层
内膜中膜及外膜　其间界线常不清
管壁较薄管腔大　容血量大少弹性

注:①指静脉;②指中静脉、大静脉。

二、血管吻合及其功能意义

1. 动脉间吻合

动脉干之间　交通支相连
活动受压常[1]　吻合形成网
器官常变形　吻合形成弓
缩短循环时　血流量调之[2]

另有动怪网[3]　其功能不详

注：①经常活动和易受压的部位；②动脉间吻合有缩短循环时间和调节血流量的作用；③指动脉性怪网，其连接形式是：小动脉—动脉性毛细血管—小动脉。

2. 静脉间吻合

静脉吻合丰　脏周形成丛[1]
脏扩大受压[2]　血液保畅通
另有静怪网[3]　可见于肝中

注：①静脉吻合丰富，常在脏器周围或脏器壁内形成静脉丛；②当脏器扩大或腔壁受压时；③指静脉性怪网，其连接形式是：小静脉—静脉性毛细血管—小静脉。

3. 动静脉吻合

指尖趾端部位多　唇鼻外耳生殖勃[1]
小动小静[2]直接连　形成动静脉吻合
调节局部血流温[3]　循环途径亦短缩

注：①指外耳皮肤和生殖器勃起组织；②指小动脉、小静脉；③调节局部血流量和温度。

4. 侧支吻合

血管主干行程中　发出侧管[1]相平行
不同高度侧副管　彼此吻合互流通
主干阻塞侧[1]增粗　侧支吻合血相融
受阻区域得代偿　侧支循环建成功
少数器官无吻合　此种动脉称为终[2]
终动脉阻区缺血　视网膜动[3]最典型
另有动脉虽吻合　不足代偿血液供
脑肾脾内动脉支　称此动脉功能终[4]

注：①指侧副管；②指终动脉；③指视网膜中央动脉；④指功能性终动脉。

第二节　心

一、心的位置、外形和毗邻

心为中空肌性纤[1]　倒置圆锥前后扁
斜位胸腔纵隔内　心包裹于周边缘
成年女心二五八　二八四克成年男[2]
年高体重活动异　超三百五异常变[3]
三分之一正中右　三分之二左侧偏
前方对向胸骨体　二到六肋软骨缘
后方平时五八胸[4]　两侧胸膜肺相连
下与膈肌相邻毗　上连出心大血管
长轴右肩左肋下　四十五角正中线[5]
固定心底血管根　以及心包折返缘[6]
胚胎发育右位心　镜中影像位倒转
另有心脏位右移　肺及胸膜膈病变

心脏可分一尖底　两面四沟三个缘

注：①心是一个中空的肌性纤维性器官；②成年女性正常心重258±49克，男性284±50克；③心重可因年龄、身高、体重、活动等因素不同而有差异，超过350克者多属异常；④指第5～8胸椎；⑤心的长轴自右肩斜向左肋下区，与身体正中线构成约45°角；⑥心底部被出入心的大血管根部和心包折返缘所固定。

1. 心尖

圆钝游离心尖　由左心室构建
朝向左前下方　接近左侧胸前①
左锁中线内一　五肋扪及心尖②

注：①指左胸前壁；②于左侧第5肋间隙锁骨中线内侧1～2cm处可扪及心尖搏动。

2. 心底

心底朝向后上　左房小部右房①
上腔下腔静脉　上下注入右房
左右肺之静脉　两侧注入左房
底后隔包食管　迷走胸主相傍②

注：①主要由左心房和小部分的右心房构成；②心底后面隔心包后壁与食管、迷走神经和胸主动脉等相邻。

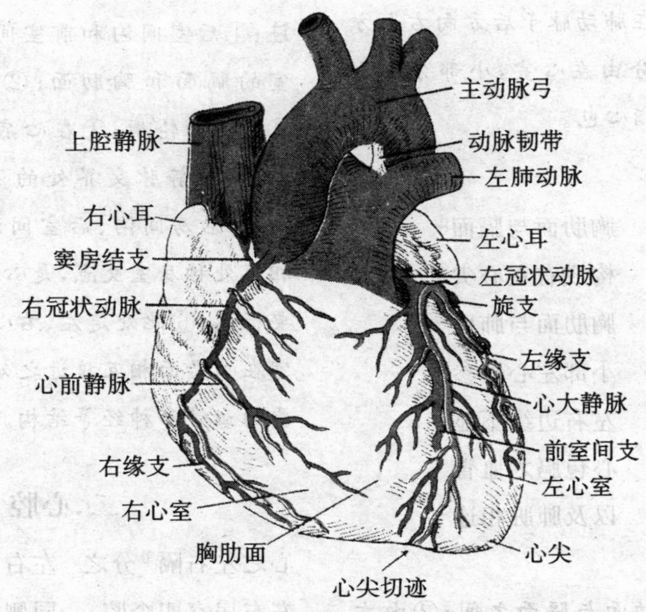

心的外形和血管（前面）

3. 心的两面

胸肋面朝前上方　构成右室右心房[1]
小部左耳左心室[2]　胸膜与肺遮盖上[3]
部分隔包近胸体　左侧四六肋软傍[4]
故在左四肋间隙　胸骨左缘穿心腔[5]
上部肺动左上行　升主动脉向右上[6]
膈面几乎水平位　向下略朝向后方
左室大部右小构[7]　隔包[8]与膈相邻壤

注：①大部分由右心房和右心室构成；②一小部分由左心耳和左心室构成；③该面大部分隔心包被胸膜与肺遮盖；④小部分隔心包与胸骨体下部和左侧第4～6肋软骨邻近；⑤指心内注射；⑥胸肋面上部可见肺动脉干行向左上方，升主动脉在肺动脉干后方向右上方走行；⑦大部分由左心室，小部分由右心室构成；⑧指心包。

4. 心的三缘

下缘又称锐缘　胸肋面与膈面[1]
接近水平位置　构成右室心尖[2]
左缘又称钝缘　胸肋面与肺面[3]
大部左室构成　小部左心耳参
右房构成右缘　左右边缘不显[4]
左右膈之神经　心包膈之血管
左右纵隔胸膜　以及肺脏相连[5]

注：①介于胸肋面与膈面之间；②由右心室和心尖构成；③居胸肋面与肺面之间；④心左、右缘形态圆钝，无明确的边缘线；⑤心左、右缘隔心包分别与左、右膈神经和心包膈血管以及左、右纵隔胸膜和肺相邻。

5. 心的四沟

心脏表面四沟现　四个心腔分界线
冠状沟呈额状位　心房心室沟分开
后室间沟前室间　分居膈面胸肋面[1]
冠状沟向心尖右　左右心室分界沟
二沟心尖右汇合　心尖切迹凹陷窝
沟内冠状[2]脂肪充　心表轮廓[3]不甚清
心底浅沟后房间[4]　左右心房分界线
后房后室冠状交　房室交点重要标[5]
左右房室互接近　深面重要血管神[6]

注：①后室间沟和前室间沟，分别在心室的膈面和胸肋面；②指冠状血管；③指沟的轮廓；④在心底，右心房与右上、下肺静脉交界处的浅沟称后房间沟；⑤后房间沟、后室间沟与冠状沟的相交处称房室交点，是心表面的一个重要标志；⑥此处是左、右心房和左、右心室在心后面相互接近之处，其深面有重要的血管和神经等结构。

二、心腔

心之左右隔[1]分之　左右又分房与室
左右房室四个腔　同侧房室间通畅[2]
右室居心最前方　心之右缘右心房

左室最左之心腔　左房位于最后方

注:①指心间隔;②同侧心房和心室借房室口相通。

(一)右心房

右心位于心上右　壁薄腔大分前后
前部称之固有房　右心耳为锥形囊[1]
腔静脉窦为其后　两部之间有界沟
心房表面上下行　腔面界嵴相对应
界嵴横部起自间　垂直部与瓣相延[2]

注:①前部称固有心房,其前上部呈锥体形突出的盲囊部分,称右心耳;②界嵴横部起自上腔静脉口前内方的房间隔,垂直部与下腔静脉瓣相延续。

1. 固有心房

固有心房右心[1]前　梳状肌束排内面
起自界嵴止房室[2]　肌间壁薄慎插管[3]
心耳肌束交错网　似海绵状易成栓[4]
下腔瓣前后心耳　插心导管易曲蟠[5]

注:①指右心房;②指右房室口;③梳状肌之间房壁较薄,右心导管插管时,应谨慎;④在心耳处,肌束交错呈网,似海绵状,当心功能障碍时,此处血流缓慢,易形成血栓;⑤下腔静脉瓣的前下方常有一袋状突出,称后心耳,插心导管时,导管易蟠曲于此处。

2. 腔静脉窦

腔静脉窦右心后　内壁光滑无肌皱
上腔静脉口开上　上腔右耳变界沟
界沟之上三分一　心外膜下藏有窦[1]
下腔静脉口开下　腔静脉瓣口前守[2]
该口右房室口间　房室交点冠窦口[3]
窦口后缘冠窦瓣[4]　最小静口分布有[5]

注:①上腔静脉口开口于腔静脉窦的上部,在上腔静脉与右心耳交界处,即界沟上1/3的心外膜下有窦房结;②下腔静脉口开口于腔静脉窦的下部,其前缘为下腔静脉瓣;③冠状窦口位于下腔静脉口与右房室口之间,相当于房室交点区的深面;④指冠状窦瓣;⑤在右心房的许多部位还可见一些直径小于0.5mm的小孔,为心最小静脉的开口。

3. 卵圆窝

房室隔右侧　中下卵圆窝[1]
胚胎孔闭合[2]　此处最薄弱
缺损好发位　导管穿刺过[3]
窝上有窝缘　上下缘支着[4]
上缘支显著　导管标志获
下支瓣瓣连　心内探查佐[5]
房间隔前上　右房壁内侧
主动脉隆凸　导管标志者[6]

注:①房室隔右侧面中下部有一卵圆窝;②为胚胎时期卵圆孔闭合后的遗

迹；③是从右心房进入左心房心导管穿刺的理想部位；④卵圆窝前上缘明显隆起，称卵圆窝缘，分为上、下缘支；⑤下缘支与下腔静脉瓣和冠状窦瓣相连，是心内探查的重要标志；⑥主动脉隆凸也是心导管术中的一个标志。

4. Koch 三角

Koch 三角三条边　冠状窦口前内缘
三尖瓣隔侧尖附[1]　以及 Todaro 腱之间
该腱向前附中心　向后下腔瓣相延[2]
三角前深房室结[3]　心内直视手术参[4]
导管检查勿刺激　否则引起律紊乱

注：①指附着缘；②Todaro 腱向前附着于中心纤维体，向后与下腔静脉瓣相延续；③Koch 三角的前部心内膜深面为房室结；④此三角为心内直视手术时的重要标志。

（二）右心室

右房前下右心室　前壁与胸相邻直
胸左四五肋软后[1]　心内注射多入右[2]
冠状沟与前室间　肺动平面心右缘[3]
构成大部胸肋面　右室手术切口选
腔内弓形室上嵴　流入流出两道离[4]

注：①位于胸骨左缘第 4、5 肋软骨的后方；②在胸骨旁第 4 肋间隙作心内注射多注入右心室；③介于右冠状沟、前室间沟、心右缘以及肺动脉口平面之间；④室上嵴将其分为后下方的右心室流入道（窦部）和前上方的右心室流出道（漏斗部）。

1. 右心室流入道

右室流入道　固有心腔叫
右房室口延　右心室尖到[1]
腔面不平坦　肉柱纵横交
基部附室壁　尖端入腔[2]里
锥形肌隆起　称为乳头肌
分为前后侧[3]　前群一五个
尖端发腱索　五至十条多
连于三尖瓣　前尖后尖着[4]
后乳头肌小　二到三个少
位于下壁沿　腱索连后尖
隔侧乳头肌　隔右中上居[5]
其中圆锥肌　紧挨室上嵴
后下传导系　右束支过其[6]
前根肌束横[7]　隔缘肉柱称
又称节制索　下界防止扩[8]
柱内右束支　血管通过之[9]
手术勿损伤　右支阻滞防[10]

注：①从右房室口延伸到右心室尖；②指心室腔；③分为前、后、隔侧 3 群；④连于三尖瓣前、后尖；⑤位于室间隔右侧面中上部；⑥其后下方有心传导系房室束的右束支通过；⑦前乳头肌根部有一条肌束横过室腔至室间隔的下部；⑧形成右心室流出道的下界，有防止心

室过度扩张的功能；⑨隔缘肉柱内有房室束的右束支和供应前乳头肌的血管通过；⑩在右心室手术时，勿损伤隔缘肉柱，以免发生右束支传导阻滞。

2. 右房室口

右房室口为入口[①] 三尖瓣环围绕周
三尖瓣底附环上 瓣游离缘入室腔
切迹分成三角瓣[②] 前尖后尖隔侧尖
两个相邻瓣膜间 瓣膜组织称为连[③]
前内侧连后内连[④] 外侧连合共有三
连合处有腱附着 瓣膜粘连在连合
三尖瓣缘之游离[⑤] 腱索连于乳头肌
心室收缩瓣环缩 血液推动瓣闭锁
乳头肌缩腱索牵 瓣膜不至心房翻[⑥]
瓣环瓣尖索乳头 瓣复合体单向流[⑦]

注：①指右心室流入道的入口；②瓣膜被3个切迹分成3片近似三角形的瓣叶；③指连合；④前内侧连合、后内侧连合；⑤指三尖瓣的游离缘；⑥使瓣膜不至翻向心房；⑦三尖瓣环、瓣尖、腱索和乳头肌共同称为三尖瓣复合体，保证血液单向流动。

3. 右心室流出道

右室流出道 动脉圆锥叫
或称漏斗部 右室前上找
内壁光无柱 椎体上尖小[①]
肺动口接干 口周三个环[②]
环上肺脉瓣 半月形有三
瓣膜游离缘 小结节中点[③]
瓣壁袋状构 称之肺脉窦[④]
心室收缩时 血液离心室
冲开肺脉瓣 进入肺脉干
心室舒张后 防止血反流
充盈肺脉窦 瓣膜靠拢收[⑤]

注：①内壁光滑无肉柱，呈椎体状；②其上端借肺动脉口通肺动脉干，肺动脉口周缘有3个半月形的肺动脉环；③瓣膜游离缘朝向肺动脉干方向，其中点的增厚部分称为半月状小结节；④肺动脉瓣与肺动脉壁之间的袋状间隙称肺动脉窦；⑤肺动脉窦被倒流的血液充盈，使3个瓣膜相互靠拢，肺动脉口关闭。

（三）左心房

心底大部左心房[①] 右心房之左后方
四腔之中最靠后 升主肺动[②]前接壤
后与食管相毗邻 钡餐可诊扩左房[③]
可分前部左心耳 左心房窦居后方

注：①左心房构成心底的大部；②指升主动脉和肺动脉；③X线钡餐造影可依据食管是否受压来诊断左心房有无扩大。

1. 左心耳

左耳狭长厚壁 边缘有深切迹
突向左侧前方 与二尖瓣邻毗
心脏外科常用 手术入路之一

内壁凹凸不平　似海绵状梳肌①
心功障碍之时　血栓形成容易
左耳手术入路　防止血栓入体②

注:①其内壁因有梳状肌而凹凸不平，似海绵状;②采用左心耳手术入路时，应防止血栓脱落进入体循环。

2. 左心房窦

左心房窦固有房　固有心房腔面光
后壁两侧静开口①　无静脉瓣肌延长②
具有扩约肌作用　左房室口下通畅③

注:①其后壁两侧左、右各有一对肺静脉开口;②开口处无静脉瓣，但心房肌可围绕肺静脉延伸 10～20mm;③其下部借左房室口通左心室。

(四)左心室

左心室呈圆锥样　右心室之左后方
锥底两口所占据　左房室口主脉及①
室壁九到十二毫②　相当三倍右室壁
左室前壁血管少　外科手术入室道
左室条索假腱索　浦氏纤维内含着
左束分支可传导　机械性张引室早③
心尖壁薄插引流④　此处好发室壁瘤
室腔以瓣⑤为界标　分为流入流出道

注:①指主动脉口;②指毫米;③机械性伸张可使其自律性加强，是引起室性早搏的原因之一;④心尖处的心壁肌最薄，临床外科手术可在此插入引流管或器械;⑤指二尖瓣前尖。

1. 左心室流入道

左室流入道　前尖左后找①
又称左室窦　复合体主构
瓣环瓣叶及　腱索乳头肌②
左房室口入　口周结缔组
称二尖瓣环　瓣基附其间③
游离缘垂入④　前后尖分出
前尖半卵圆　位于内侧前
后尖长条形　位于后外方
二切迹相对　前后尖融汇
前外侧连合　后内侧连合
尖借助腱索　乳头肌附着
乳头肌粗大　前后两组辖
前乳一五个　尖外前连合⑤
后乳尖内半　以及后内连⑥
左心室收缩　二尖瓣闭合
心射血时限　瓣尖心房翻⑦

注:①位于二尖瓣前尖的左后方;②又称为左心室窦部，其主要结构为二尖瓣复合体，包括二尖瓣环、瓣叶、腱索和乳头肌;③其入口为左房室口，口周围的结缔组织环为二尖瓣环，二尖瓣基底附于二尖瓣环;④垂入室腔;⑤前乳头肌 1～5 个，发出腱索连于二尖瓣前、后尖的外侧，和前外侧连合;⑥后乳头肌以腱索连于二尖瓣的内侧，和后内侧连合;

⑦心射血时限制瓣尖翻向心房。

2. 左心室流出道

左室流出道多名　又称主动脉前庭
主脉圆锥主下窦①　左心室之前内构
室间隔构前内壁　后外侧壁前尖抵②
下界前尖③下缘平　室隔凹陷小窝形④
主动脉口上界限　口周环上三个瓣
半月形之主脉瓣　主动脉窦袋状间⑤
根据有无冠⑥开口　命名半月瓣及窦
右冠动脉半月瓣　以及右冠动脉窦
左冠动脉半月瓣　以及左冠动脉窦
无冠动脉半月瓣　以及无冠动脉窦
心室收缩或舒张　进入冠脉血足量

注：①主动脉圆锥或主动脉下窦；②二尖瓣前尖构成后外侧壁；③指二尖瓣前尖；④室间隔向右方凹陷形成半月瓣下小窝；⑤半月瓣与主动脉壁之间的袋状间隙称主动脉窦；⑥指冠状动脉。

三、心的构造

（一）心纤维性支架

纤维支架又称骨　位于房室肺与主①
致密结缔组构成　质地坚韧富弹性
心肌瓣膜附着处　心肌运动支持固
随着年龄增长大　不同程度钙骨化
包括左右纤维三②　四个瓣膜纤维环
肺动主动二尖三③　圆锥室间瓣膜间④

注：①心纤维性支架又称心纤维骨骼，位于房室口、肺动脉口与主动脉口周围；②指纤维三角；③肺动脉瓣环、主动脉瓣环、二尖瓣环和三尖瓣环；④圆锥韧带、室间隔膜部和瓣膜间隔等。

1. 右纤维三角

右纤三角中心①　二尖瓣环三尖
主动脉之后瓣　瓣环之间呈三②
下附室隔肌部　向前移行膜部③
后面有时发出　Todaro 腱结束
房室结束与其④　关系十分紧密

注：①右纤维三角又称中心纤维体；②位于二尖瓣环、三尖瓣环和主动脉后瓣环之间，略呈三角形；③向下附着于室间隔肌部，向前移行为室间隔膜部；④房室结、房室束与中心纤维体。

2. 左纤维三角

左纤维之三角　呈三角形体小
主动脉左瓣环　二尖瓣环之间
前与左环①相连　后方组成二环②
前外连合之前　邻近左冠之旋③
二瓣④手术标志　易伤冠脉慎之

注：①指主动脉左瓣环；②向后方发出纤维带，与右纤维三角发出的纤维带共同组成二尖瓣环；③指左冠状动脉的旋支；④指二尖瓣。

3. 瓣纤维环、圆锥韧带和瓣膜间隔

二尖瓣环及三尖　主动脉环彼此连[①]
肺动脉环位较高　借圆锥韧连主环[②]
主脉瓣环肺瓣环　三个弧形瓣环连[③]
主脉[④]左后瓣环间　三角致密结缔板
称为瓣膜之间隔　下与二尖前瓣延[⑤]
同时向左及向右　左右纤维三角连[⑥]

注:①二尖瓣环、三尖瓣环和主动脉瓣环彼此靠近;②借圆锥韧带(又称漏斗腱)与主动脉瓣环相连;③主动脉瓣环和肺动脉瓣环,各由3个弧形瓣环首尾相互连接而成;④指主动脉;⑤向下与二尖瓣前瓣相延续;⑥同时向左延伸连接左纤维三角,向右与右纤维三角连接。

(二)心壁

1. 心内膜

被覆腔内心内膜　内皮及下[①]两层合
内皮管皮[②]相延续　内皮下层挨基膜[③]
结缔组织来构成　外层较厚肌[④]靠着
又称心内膜下层　疏松结缔组织多
内含管淋神传导[⑤]　瓣膜是由内膜折

注:①指内皮下层;②指大血管内皮;③内皮下层位于基膜外;④指心肌层;⑤指小血管、淋巴管、神经及心传导系统的分支。

2. 心肌层

心肌构成壁主体　心房肌与心室肌
二肌附着心骨骼[①]　彼此分开不同缩
纤维间质共组成[②]　心肌束状或分层
心肌间质内容多　胶原[③]弹性纤维着
血管淋巴神经纤[④]　非肌细胞充肌间

注:①指心纤维骨骼;②心肌层由心肌纤维和心肌间质组成;③指胶原纤维;④指神经纤维。

(1)心房肌

心房肌薄呈网格　浅深两层共组合
浅层横行绕左右[①]　深层左右房固有
形似袢状或环状　环绕心耳口窝周[②]
心房收缩肌扩约　阻止血液逆倒流
房肌分泌心钠素　利尿降压作用有

注:①指左、右心房;②一部分环形纤维环绕心耳、腔静脉口和肺静脉口以及卵圆窝周围。

(2)心室肌

室肌较厚左室尤　浅层中层深层构
浅层起自纤维环　左下斜行尖捻转[①]
移行深层纵行走　上行续于柱乳头[②]
中层环行起纤环[③]　位于浅深两层间
分别环绕左右室　“S”左右联系之[④]
隔处心肌构成三[⑤]　浅深收缩室缩短
中层收缩室腔缩[⑥]　三层合力射血多
室肌收缩向心底　能将血液血管挤

心尖前顶肌合力　心搏⑦体表可扪及

注：①向左下方斜行，在心尖捻转形成心窝；②指肉柱和乳头肌；③指纤维环；④有联系左、右心室的“S”形肌纤维；⑤室间隔处由浅、中、深3层心肌纤维构成；⑥中层肌收缩时则缩小心室腔；⑦指心尖搏动。

3. 心外膜

心肌表面包外膜　脏层心包属浆膜
一层间皮表面被　扁平上皮细胞合①
间皮深面薄结缔　大血管处连管膜②

注：①表面被覆一层间皮，由扁平上皮细胞组成；②间皮深面为薄层结缔组织，在大血管与心通连处，结缔组织与血管外膜相连。

(三)心间隔

间隔将心左右分　动脉血充左半心
右半心容静脉血　左右之间不通液
房间隔与室间隔　房室之间房室隔

1. 房间隔

心房间隔房中隔　左右心房之间着
间隔向左前方倾　组成两层心内膜
中间夹有心房肌　另有结缔组织多①
前缘稍向后弯曲　与升②后面相适合
后缘邻近心表面　后房间沟房壁隔
隔右中下卵圆窝　房间隔之最薄弱

注：①由两层心内膜中间夹心房肌纤维和结缔组织构成；②指升主动脉。

2. 室间隔

心室间隔称中隔　左右心室之间着
隔之上方呈斜位　向下至尖顺时螺①
前部较弯后平直　隔之中部有凸窝
凸向右室凹向左　肌部膜部两组合

注：①向下至心尖呈顺时针方向做螺旋状扭转。

(1)肌部

肌占大部室间隔　覆肌组合心内膜
厚约一到二厘米　左侧左束支通过①
右侧通过右束支　表面覆盖心肌薄

注：①左侧心内膜深面有左束支及其分支通过。

(2)膜部

室间隔膜部　房室交界处
上界主脉瓣　右瓣后下缘①
前缘下缘肌②　后缘右房壁
膜部右侧面　三尖瓣侧尖③
将膜分两部　后上前下部
后上房室部　前下室间部
室间部甚小　室上嵴下找
室间隔缺损　多于此部存

注：①其上界为主动脉右瓣和后瓣下缘；②前缘和下缘为室间隔肌部；③三

尖瓣隔侧尖附着。

3. 房室隔

房隔室隔之间过[①]　重叠区域房室隔
上界隔上二瓣环　下界三瓣隔侧尖[②]
前界右侧室上嵴　左侧主脉[③]右瓣环
后界冠窦口前缘　至隔侧尖之垂线
右侧全属右心房　左侧入后与出前[④]
大致可呈三角形　前面较窄后面宽
前部膜部房室束　房室结于前后端[⑤]
后左二尖瓣环肌[⑥]　薄右房肌右侧连
较大疏松组间隙　位于左右肌肉间
内有神经纤维束　房室结之动静管[⑦]
少量过渡肌纤维　房室副束过隔间

注:①指过渡;②其上界是间隔上的二尖瓣环,下界为三尖瓣隔侧尖附着缘;③指主动脉;④左侧面属左心室流入道后部和流出道前部;⑤房室隔前部的膜部后下缘处有房室束,在前部后端,中心纤维体的右侧有房室结;⑥在室间隔后部,左侧有二尖瓣环和室间隔肌肉;⑦指房室结动、静脉。

四、心传导系

心肌细胞分两种　特殊心肌与普通
普通构成房室壁　收缩是其主功能
特殊自律传导性　功能产生传导冲[①]
控制心脏节律性　特殊心肌细[②]组成
窦房结及结间束　房室结区房室束
左束支及右束支　Purkinje 氏纤维终

注:①指冲动;②指细胞。

(一)窦房结

窦房结形如长梭　正常心脏之起搏
上腔静脉与房交　界沟之上心外膜[①]
结之长轴与沟[②]平　结内动脉[③]穿其过
内有胶原纤维网　过渡细胞与起搏[④]
中心向外依次为　动脉"P""T"房肌着[⑤]

注:①位于上腔静脉与右心房交界处的界沟上 1/3 的心外膜下;②指界沟;③指窦房结动脉;④过渡细胞(T 细胞)与起搏细胞(P 细胞);⑤由结的中心向边缘依次为:窦房结中央动脉—P 细胞层—T 细胞层—普通心房肌细胞。

(二)结间束

起搏冲动产于窦[①]　传房室结房左右[②]
心结间束有三条　前结间束及中后

注:①指窦房结;②指左、右心房。

1. 前结间束

前束发自窦头端[①]　弓绕[②]上腔静脉前
绕右心房之前壁　向左行至隔[③]上缘
分成两束之一左　左房前壁上房间[④]
另束行经卵圆窝　下降房室结上缘

注:①指窦房结头端;②弓形绕过;③指房间隔;④分布于左房前壁,称上房间束。

2. 中结间束

中结发自窦右上① 向右向后绕上腔②
入房间隔经窝③前 下降房室结上缘

注:①中结间束发自窦房结右上缘;②指上腔静脉;③指卵圆窝。

3. 后结间束

自窦房结尾部 后结间束发出
界嵴内下行走 经瓣越冠窦口①
至房室结后缘 分出纤维至右②

注:①经下腔静脉瓣,越冠状窦口上方;②指右心房壁。

(三) 房室结区

房室结区交界① 房室隔内存在
组成部分有三 房室结及扩展
房室束之近部 穿部未分叉部②
结呈矢状扁薄③ Koch 三角尖着
左下邻右三角 右侧房肌内膜④
结之后上右侧 纤维伸至房隔
以及冠状窦口 即为结之房扩⑤
结之前端变细 穿入中心纤体⑥
即为房室束纤⑦ 行于室隔上缘
经过室隔膜部 左右束支分出

注:①房室结区又称房室交界区;②由3部分组成:房室结、房室结的心房扩展部以及房室束的近侧部(穿部和未分叉部);③房室结是一个矢状位的扁薄结构;④房室结的左下面邻右纤维三角,右侧有薄层心房肌及心内膜覆盖;⑤指房室结的心房扩展部;⑥指中心纤维体;⑦指房室束。

(四)房室束

房室束称 His 束 起自房室结前部
穿过中心纤维体 行于肌体之间隙①
前下行于隔膜下② 分为左右束支达
此束行程重要邻③ 外科手术宜谨慎
避免损伤房室束 否则引起房室阻④

注:①行于室间隔肌性部和中心纤维体之间;②向前下行于室间隔膜部的后下缘;③房室束行程中有重要的毗邻关系;④指房室传导阻滞或束支传导阻滞。

(五)左束支

左束支呈瀑布状 发自房室分叉旁
隔左心内膜下行 隔上中交三分成①
前组到达乳中下 分布前乳室壁达
后组分支后下走 到达乳肌②下部周
分支分布后乳③上 以及附近心壁网④
间隔组之变化大 分布室间隔中下
并绕心尖布于室⑤ 三组方向分散之
游离壁上互吻合 Purkinje 氏纤维多

注:①在室间隔左侧心内膜下走行,于肌性室间隔上、中1/3交界水平,分为3组分支;②前组到达前乳头肌中下部,分支分布于前乳头肌和附近游离心

室壁；③指乳头肌；④以及附近游离心壁并交织成网；⑤指左室游离壁。

（六）右束支

右束支呈细长索　起于房室分叉末①
隔膜下缘中前下　上有薄层肌盖压②
经过右室圆乳③后　向下进入隔缘肉④
到达右室前乳肌⑤　分支分布右室壁
分支较晚圆索长⑥　易受局部病影响

注：①指房室束分叉部的末端；②从室间隔膜部下缘的中部向前下弯行，表面有室间隔右侧面的薄层心肌覆盖；③指圆锥乳头肌；④指隔缘肉柱；⑤指前乳头肌根部；⑥主干为圆索状且较长。

（七）Purkinje 纤维网

左右束支之分支　心内膜下互交织
Purkinje纤维网　心室心内膜下藏
隔①中下部之心尖　乳肌下部壁下边②
室间隔上动脉口　房室口周少没有
发出纤维分支细　直角钝角入室壁
构成心肌内纤网③　最后与肌④相连上

注：①指室间隔；②指乳头肌的下部和游离室壁的下部；③指 Purkinje 纤维网；④指收缩心肌。

五、心的血管

心血供应来左右①　静脉血回经冠窦②
部分直接流右房　极少左房双室流③
心之循环冠循环　百分四五冠血流④

注：①指左、右冠状动脉；②指冠状窦；③一部分直接流入右心房，极少部分流入左心房和左、右心室；④心本身的循环称为冠状循环，冠脉血流量占心输出量的4%～5%。

（一）冠状动脉

1. 左冠状动脉

左冠动脉起于窦　主动脉之左冠窦①
五至十毫干很短②　左耳肺脉干之间③
前室间支与旋支　主干分叉对角支
左下斜行室前壁④　也可直达前乳肌⑤

注：①左冠状动脉起于主动脉的左冠状动脉窦；②主干很短，约5～10mm；③在左心耳与肺动脉干之间行走；④指左心室前壁；⑤指前乳头肌。

(1)前室间支

前室间支前降支①　沿室间沟下行之
始段位于肺左后　末梢绕尖止于后
后室间沟下三一　部分止于尖切迹②
分布左室前壁乳③　心尖右前一小部
室间隔之前大半　右束支及左前半④
主要分支左室前⑤　右室前支左右圆⑥
室间前支起深面　穿入室隔布前边⑦

注：①指前降支；②其始段位于肺动脉始部的左后方，其末梢绕过心尖切迹止

于后室间沟下 1/3，部分止于心尖切迹；③指前乳头肌；④指左束支的前半；⑤指左室前支；⑥指左圆锥支和右圆锥支；⑦室间隔前支起自前室间支的深面，穿入室间隔内，分布于室间隔的前 2/3。

(2)旋支

旋支也称左旋[①]　发自左冠[②]主干
行于左冠沟内　绕左至室膈面[③]
左缘与沟之间　中点分支终端[④]
分布左房左室　前小后大侧面[⑤]
甚至可达乳头[⑥]　以及窦房结间
主要分支左缘[⑦]　左室后支独见[⑧]
窦房结支入结　左房旋支近段[⑨]

注：①指左旋支；②指左冠状动脉；③绕心左缘至左心室膈面；④多在心左缘与后室间沟之间的中点附近分支而终；⑤分布于左房、左室前壁一小部分，左室侧、后壁的一部分或大部分；⑥指乳头肌；⑦指左缘支；⑧多数为 1 支；⑨左房旋支起于旋支近侧段。

2. 右冠状动脉

右冠动脉起于主　右冠动脉窦发出
行于右耳肺干间[①]　再顺冠状沟右延
绕心锐缘膈面沟[②]　房室交点分支走[③]
分布右房室前壁[④]　右室侧壁与后壁
左室后壁之一部　室间隔之后三一[⑤]
包括左束支后半　房室窦房两结参
分支右缘后室间　室间隔之后支穿[⑥]
右旋支及右房支　房室结支"U"形弯

注：①行于右心耳与肺动脉干之间；②指冠状沟；③一般在房室交点附近或右侧，分为后室间支和右旋支；④指右室前壁大部分；⑤指 1/3；⑥分支有：右缘支、后室间支和室间隔后支，后者穿入室间隔。

3. 冠心病

冠状动脉粥样硬　分布区域坏死形
范围分布相一致　此病谓之心肌梗
阻塞冠脉左旋支　左室侧壁后壁梗
冠脉前室间支阻　前壁隔前[①]心肌梗
冠脉阻塞累传导[②]　心律失常心绞痛

注：①指室间隔前部；②冠状动脉任何一支阻塞，还可引起心传导系统的血供障碍。

4. 冠状动脉的分布类型

左右冠状动　心胸肋面同[①]
心膈面分布　有较大变动
室间沟[②]为准　分为三类型
越过室间沟　右左优势型[③]
不越房室交[④]　称为均衡型
左优势型少　临床不可轻
一旦左干累　症状相当重
广泛左肌梗　律失常发生

注：①在心胸肋面的分布变异不大；②指后室间沟；③右、左冠状动脉越过房室交点和后室间沟，分别称为右、左优势型；④指房室交点。

5. 壁冠状动脉

冠状主干及分支　大部外膜下走之
有时冠脉之一段　心肌桥所掩盖之
称该动脉为壁冠[1]　好发前后室间支
可有一处或多处　长度二毫到五十[2]
冠状动脉行手术　注意壁冠误伤之

注：①指壁冠状动脉；②2～50mm。

6. 心室壁内血管构筑

冠脉行于表面心　心外膜下反复分
深面分支心肌入　心内膜下成网布
左室右室构不同　左室壁动[1]分四型
直支主干直角发　心外膜支短小丛
乳头肌支直支特[2]　树枝状支达全层[3]
并有分支达肉柱　可参膜下血管丛[4]
右室构筑基本似　树枝多数少直行

注：①指左心室壁内的动脉；②乳头肌支为直支的特殊类型；③心肌层外1/3或全层；④可参加心内膜下血管丛。

（二）心的静脉

浅深静脉分出　浅起心肌各部
膜下汇合网干　大部冠窦回收[1]
窦属大中小静　有些小静直流[2]
深静起于心肌　心腔直接汇入

注：①在心外膜下汇合成网、干，最后大部分静脉血由冠状窦收集回入右心房；②冠状窦的主要属支有大、中、小静脉，有些小静脉可直接注入心腔。

1. 冠状窦及其属支

（1）冠状窦

心隔面有冠状窦　左房室间冠状沟
左心房之斜静脉　心大静脉汇合处
该处作为窦起点　注入右房冠窦口
冠口[1]有一半月瓣　窦壁远较静脉厚
表面心房薄肌盖　心房收缩肌束收[2]
阻止血液反流窦　心房舒张血入流[3]

注：①指冠状窦口；②指收缩；④血液流入右心房。

（2）冠状窦的主要属支

冠状窦之属支有　心大静脉前室沟
斜向左上进入冠[1]　绕心左缘膈面走
斜静注处移行窦[2]　收纳左心小部右[3]
汇入冠窦开口处　可有瓣膜防倒流
心中静脉起心尖　注入末端之冠窦[4]
收纳左右室后壁　心尖以及室间后[5]
心小静脉起锐缘　接受锐缘右前后[6]
伴右冠动冠状沟[7]　注入右端冠状窦

注：①指冠状沟；②于左心房斜静脉注入处移行为冠状窦；③收纳左心室前面，右心室前壁小部等处的静脉血；

④注入冠状窦的末端；⑤指室间隔后部；⑥接受锐缘及部分右室前、后壁的静脉血；⑦在冠状沟内，伴右冠状动脉。

2. 心前静脉

心前静脉右室前　一到四支越过冠
直接注入右心房　部分与小静脉吻

注：心前静脉起于右室前壁，可有1～4支，向上越过冠状沟直接注入右心房，部分与心小静脉吻合。

3. 心最小静脉

心最小静壁内居　始于肌层之毛细[1]
直接开口房室腔　直径约为一毫米
冠状动脉阻塞时　心小静脉供心肌

注：①心最小静脉位于心壁内，起始于心壁肌层的毛细血管丛。

（三）冠状血管的侧支循环

1. 壁内侧副血管

壁内侧之副血管　特殊血管心腔间[1]
包括心最小静脉　动脉心脏血管[2]连
内有心肌窦状隙　不规[3]网状薄壁管
小冠窦隙与腔通[4]　隙间吻合管互连

注：①是心壁内特殊血管与心腔之间的交通；②动脉心腔血管是冠状动脉与心腔之间的交通；③不规则；④心壁中的小冠状动脉可以通过心肌窦状隙与心腔相通。

2. 冠状动脉分支间的吻合

冠状动脉分支间　吻合心之各部见[1]
肌性室隔与房隔　沟近室壁房交点[2]

注：①冠状动脉分支间的吻合在心脏各部均可见到；②在室间沟附近的室壁和房室交点等处也存在这种吻合。

3. 冠状动脉与心外动脉的吻合

冠状动脉心外动[1]　直接吻合三途径
升主动脉壁脉网　肺动脉壁与心房[2]
间接吻合一途径　过心包网[3]吻外动

注：①指心外动脉；②指冠状动脉与升主动脉壁动脉网、肺动脉壁动脉网和心房动脉网的直接吻合；③指心包动脉网。

六、心的神经

心的神经包括感[1]　交感神经副交感
另有降钙相关肽　神经降压P多肽
肽能神经纤维布[2]　参与心功能调控

注：①指感觉神经；②另有降钙素基因相关肽、神经降压素和P物质等多种肽能神经纤维分布。

七、心包

心包包裹心　大血管之根

纤维浆膜囊　内外两层张

纤维心包外　浆心包内在①

注：①内层是浆膜心包。

(1)纤维心包

外层坚韧纤维包　纤维结缔组织构

上方包裹出入心　升主上腔肺脉根①

与其②外膜相延续　下与膈中腱③相愈

注：①指出入心的升主动脉、肺动脉干、上腔静脉和肺静脉的根部；②指上述血管；③指膈中心腱。

(2)浆膜心包

浆膜心包囊内层　又分脏层与壁层

壁层衬贴心包①内　与纤心包①紧贴偎

脏层心肌表面着　又称之为心外膜

出入心之血管根　脏壁移行互延伸

两层之间潜在腔　称心包腔内含浆②

注：①指纤维性心包；②内含少量浆液起润滑作用。

(3)心包窦

心包腔间心包窦　脏壁两层折返构

心包横窦前主肺　后左心房上腔对①

上右肺动下凹槽　左右入口两指交②

心直手术断血流　钳夹二动③过横窦

心包斜窦 Haller 窦　左心房之后壁后

左右肺静脉下腔　心包后壁之间腔④

形似口下之盲端　上端闭锁下口连⑤

左界左侧心包壁　右心包壁右界依

上界心包连合裂　阻断下腔可过斜⑥

包前下窦前下找⑦　包前壁与膈夹角

心包前壁移下壁⑧　人体直立位最低

心包积液存窦内　心包穿刺安全位

左侧剑肋角进行　恰可进入该窦中

注：①心包横窦前为主动脉、肺动脉，后为左心房前壁和上腔静脉；②下为房室间的凹槽，上为右肺动脉，从横窦左、右侧入口可伸入2个横指；③指主动脉和肺动脉；④为位于左心房后壁，左、右肺静脉，下腔静脉与心包后壁之间的心包腔；⑤下端为连于心包腔本部的开口；⑥手术需要阻断下腔静脉血流时，可经过斜窦下部进行；⑦心包前下窦位于心包腔的前下部；⑧由心包前壁移行至下壁所形成。

八、心的体表投影

1. 心外形体表投影

体表投影心外形　四点连线来确定

左上二软肋下缘　十二毫米胸侧缘①

右上三肋软骨上　十毫米距胸侧边②

右下右七胸肋关③　左下左侧五肋间

距中七十九十毫④　上界左右上连线⑤

左右下点连下界　右上右下右界连

左上左下为左界　略向左凸孤形弯

注：①左上点，在左侧第2肋软骨的下

缘,距胸骨侧缘约 12mm 处;②右上点,在右侧第 3 肋软骨的上缘,距胸骨侧缘约 10mm 处;③指胸肋关节处;④左下点距前正中线约 70～90mm;⑤指左、右上点连线。

2. 心瓣膜的体表投影

体表投影心瓣膜　肺瓣第三胸肋左[①]
主瓣胸左三肋间[②]　部分位于胸后边
二瓣左侧四胸肋　胸骨左半后方汇[③]
三瓣胸骨正中后[④]　平对第四肋间沟

注:①肺动脉瓣在左侧第 3 胸肋关节的稍上方;②主动脉瓣在胸骨左缘第 3 肋间隙;③二尖瓣在左侧第 4 胸肋关节处及胸骨左半的后方;④三尖瓣在胸骨正中线后方。

第三节　动脉

出心之血管　称为动脉干
分支运送血　到达各器官
左室发出动[①]　动脉血运送
右室肺动[①]出　静脉血液输
离干[②]器官外　器官外动脉
进入器官中　器官之内动
内动脉分布　器官结构殊[③]
器官实质性　放射集中纵[④]
分叶状结构　入门放射走[⑤]
肌内动脉行　沿肌纤吻横[⑥]
中空或管状　纵行横行放[⑦]

注:①指动脉;②指动脉主干;③器官内动脉分布与器官的结构形式有关;④实质性器官有放射型、纵走型和集中型分布;⑤分叶状结构的器官,动脉自门进入后,分支呈放射状分布;⑥肌内动脉常沿肌纤维束走行,其间以横支构成吻合;⑦中空或管状器官,其动脉呈纵行型、横行型或放射状分布。

一、肺循环的动脉

肺动脉干粗而短　　起自右室主脉[①]前
左后上方斜行走　　主脉[①]弓下分左右
左肺动脉管前横[②]　分为二支进肺中
右肺动脉长粗径　　升主上腔后方横[③]
右肺门处分三支　　进入右肺上下中
肺动脉干分叉处　　动脉韧带连主弓[④]
动脉导管闭后遗　　若不闭锁先心病[⑤]

注:①指主动脉;②在左主支气管前方横行;③经升主动脉和上腔静脉后方向右横行;④连于主动脉弓的下缘;⑤是胚胎时期动脉导管闭锁后的遗迹,若出生后6个月尚未闭锁,则称动脉导管未闭,属先天性心脏病之一。

二、体循环的动脉

左室发出主动脉　　体循环之主干脉
起始段为升主动　　右前上方斜行中
达右第二胸肋关[①]　移行为弓左后弯
第四胸椎下水平　　胸主动脉之移行
沿脊柱左转其前　　十二胸椎膈孔[②]穿
移行为腹柱左前[③]　第四腰椎体下缘
分为左右髂总动　　沿腰大肌内下行[④]
行至骶髂关节处　　髂内髂外各分出
升主发出左右冠[⑤]　弓壁下有压力感[⑥]
弓下靠韧有粟粒　　主动小球化感器[⑦]
弓凹发出数小支　　支气管支气管支
三大分支凸侧弓　　头臂干及左颈总[⑧]
左侧锁骨下动脉　　头臂干短又分开
分为右颈总动脉　　以及右锁下动脉[⑨]

注:①指关节;②指膈的主动脉裂孔;③移行为腹主动脉,沿脊柱左前方下降;④髂总动脉沿腰大肌内侧下行;⑤升主动脉发出左、右冠状动脉;⑥指压力感受器;⑦主动脉弓下,靠近动脉韧带处有2～3个粟粒样小体,称主动脉小球,为化学感受器;⑧指左颈总动脉;⑨指右锁骨下动脉。

(一)颈总动脉

颈总动脉干　　头颈部血管
左侧发自弓[①]　右起头臂干
胸锁关节后　　沿气管食管
喉之外侧行　　至甲软[②]上缘
分为颈内外　　上段位表浅
分叉处有窦[③]　颈动脉小球

注:①指主动脉弓;②指甲状软骨;③指颈动脉窦。

1. 颈动脉窦

颈总动脉末处　　颈内动脉始部
颈动脉窦膨大　　神经末梢丰富
称为压力感受　　窦壁外膜较厚
血压增高壁扩[①]　刺激压力感受
引起心跳减慢　　血管扩张压收[②]

注:①窦壁扩张;②末稍血管扩张,血压

下降。

2. 颈动脉小球

颈动小球扁椭圆[①] 颈动杈后结缔[②]连
化学感受碳分压[③] 氧分压及氢离变[④]
血中氧低碳增高 呼吸深快反射缘[⑤]

注：①颈动脉小球是一个扁椭圆形小体；②指结缔组织；③指二氧化碳分压；④指氢离子浓度变化；⑤当血中氧分压降低或二氧化碳分压增高时，反射性地促使呼吸加深加快。

3. 颈外动脉

初经颈内[①]前内过 后经其前转外侧
上行穿腮[②]下颌颈 分为颞浅上颌终[③]
主要分支甲状腺[④] 舌面上颌与颞浅[⑤]
耳后动脉与枕动 咽升动脉脑膜中[⑥]

注：①指颈内动脉；②指腮腺；③分为颞浅动脉和上颌动脉2个终支；④指甲状腺上动脉；⑤指舌动脉、面动脉、上颌动脉及颞浅动脉；⑥指脑膜中动脉。

(1)面动脉

面动脉起下角[①]平 下颌下腺深面行
于咬肌前绕下颌 至面口角鼻外应[②]
迂曲上行到内眦 内眦动脉易其名
分支分布颌下腺 腭扁桃体面部停
下颌下缘位表浅 面部出血止血用[③]

注：①面动脉约平下颌角起始；②沿口角及鼻翼外侧上行；③当面部出血时，可在该处压迫止血。

(2)颞浅动脉

外耳门前方 颞浅动脉上
越过颧弓根 颞部皮下分
分布于腮腺 额颞顶部软[①]
可摸脉搏动 压迫止血用

注：①指软组织。

(3)上颌动脉

上颌动脉经下颌 下颌颈深入颞窝[①]
翼内外肌之间行 前内行[②]至翼腭窝
沿途分支外耳鼓[③] 牙及牙龈鼻腔腭
咀嚼肌及硬脑膜 脑膜中动出下颌[④]
向上穿棘[⑤]入颅腔 分支分布颅硬膜[⑥]
前支过颅翼点内 膜外血肿颞骨折[⑦]

注：①经下颌颈深面入颞下窝；②向前内走行；③指外耳道、鼓室；④脑膜中动脉在下颌颈深面发出；⑤指棘孔；⑥指颅骨和硬脑膜；⑦前支经过颅骨翼点内面，颞部骨折时易受损伤，引起硬膜外血肿。

4. 颈内动脉

颈内动脉总[①]发起 垂直上升至颅底
经颈动管[②]入颅腔 分布于脑和视器

注：①指颈总动脉；②指颈动脉管。

(二)锁骨下动脉

锁下动脉右起干　主动脉弓于左边①
胸肋关节后至颈　弓状经过胸顶前②
穿过斜角肌间隙　一肋外缘腋动延③
锁骨上窝向后下　压迫一肋止血验④

注:①锁骨下动脉右侧起自头臂干,左侧起自主动脉弓;②指胸膜顶前方;③至第1肋外缘延续为腋动脉;④于锁骨中点上方的锁骨上窝处向后下压向第1肋,可止上肢出血。

1. 腋动脉

腋动脉行腋窝中　大圆肌下移为肱①
主要分支胸肩峰　起胸小上穿锁胸②
分支分布三角肌　胸大小肌肩关③去
胸外侧动胸小下④　胸大小肌锯乳⑤辖
肩胛下动肌下缘⑥　分为胸背动与旋⑦
前至背阔与前锯　后至冈下窝近肌⑧
旋肱后动穿四边　绕肱外颈三角肩⑨
另有胸上至肋间　旋肱前动至肩关⑩

注:①指肱动脉;②胸肩峰动脉在胸小肌上缘处起于腋动脉,穿出锁胸筋膜;③指肩关节;④胸外侧动脉沿胸小肌下缘走行;⑤指前锯肌和乳房;⑥肩胛下动脉在肩胛下肌下缘附近发出;⑦分为胸背动脉和旋肩胛动脉;⑧前者至背阔肌和前锯肌,后者至冈下窝附近肌;⑨旋肱后动脉穿四边孔,绕肱骨外科颈至三角肌和肩关节等处;⑩另外,腋动脉还发出胸上动脉至第1、2肋间隙,旋肱前动脉至肩关节及邻近肌。

2. 肱动脉

沿肱二内肘窝至　平桡颈高分桡尺①
位置表浅可触之　手臂出血压血止
伴桡神经沟下行　肱三②肱骨营养之
终支参与肘关网③　尺侧上下肱肌支④

注:①肱动脉沿肱二头肌内侧下行至肘窝,平桡骨颈高度分为桡动脉和尺动脉;②指肱三头肌;③指肘关节网;④肱动脉还发出尺侧上副动脉、尺侧下副动脉、肱骨滋养动脉和肌支。

3. 桡动脉

肱桡肌与旋前圆　肱桡肌腱屈腱间①
绕桡茎突②至手背　第一掌骨间隙穿
与尺③吻合掌深弓　临床触摸桡④下段
主要分支掌浅支　穿鱼际肌吻尺端⑤
拇主要动手掌深　分三拇示桡侧缘⑥

注:①桡动脉经肱桡肌与旋前圆肌之间,在肱桡肌腱与桡侧腕屈肌腱之间下行;②指桡骨茎突;③指尺动脉掌深支;④指桡动脉;⑤与尺动脉末端吻合成掌浅弓;⑥拇主要动脉在手掌深部发出,分为3支,分布于拇指两侧缘和示指桡侧缘。

4. 尺动脉

尺侧腕屈指浅屈[①] 经豌[②]桡侧手掌去
与桡[③]合成掌浅弓 行程发支前尺肌[④]
主要分支骨间总 窝起指深拇长屈[⑤]
前臂骨间膜近端 骨间前后沿前臂[⑥]
掌深支起豌[②]远侧 至掌深部穿鱼际[⑦]

注:①尺动脉在尺侧腕屈肌与指浅屈肌之间下行;②指豌豆骨;③指桡动脉掌浅支;④在行程中发支至前臂尺侧诸肌;⑤骨间总动脉在肘窝处起自尺动脉,行于指深屈肌与拇长屈肌之间;⑥分为骨间前动脉和骨间后动脉,分别沿前臂骨间膜前、后面下降;⑦穿小鱼际至掌深部。

5. 掌深弓和掌浅弓

(1)掌浅弓

浅弓尺桡吻合成[①] 位于掌腱膜深层
弓的凸缘平掌中[②] 发出三支指掌总[③]
一支小指尺掌侧 分布小指掌尺中[④]
指掌总动行掌指 每支分二固有动[⑤]

注:①掌浅弓由尺动脉末端和桡动脉掌浅支吻合而成;②指掌骨中部;③指指掌侧总动脉;④发出1支小指尺掌侧动脉,分布于小指掌面尺侧缘;⑤指掌侧总动脉行至掌指关节附近,每支再分出2支指掌侧固有动脉,分布到2～5指相对缘。

(2)掌深弓

桡动脉末尺掌深 掌深弓由两支吻[①]
位于屈指肌腱深 弓的凸缘浅弓近[②]
约平腕掌关节高 由弓发出三掌心[③]
行至掌指关节近 指掌侧总分别进[④]

注:①掌深弓由桡动脉末端和尺动脉的掌深支吻合而成;②指掌浅弓近侧;③3支掌心动脉;④分别注入相应的指掌侧总动脉。

(三)胸主动脉

胸动脉干胸主脉[①] 壁支脏支两分开
壁支肋后肋下膈 胸壁腹上背脊多[②]
脏支气管食管包 分布相应器官小[③]

注:①指胸主动脉;②壁支有肋间后动脉、肋下动脉和膈上动脉分布于胸壁、腹壁上部、背部和脊髓等处;③脏支有支气管支、食管支和心包支,为一些分布于相应器官的细小分支。

(四)腹主动脉

1. 壁支

腹主动脉壁支细 腰动脉及膈下骶[①]
分布腹后壁脊髓 膈之下面盆后壁

肾上腺之上动脉　膈下动脉发出细[2]

注:①指膈下动脉与骶正中动脉;②细小的分支。

2. 脏支

脏支分自腹主动[1]　成对不成对两种
成对肾上腺中动　肾动睾丸卵巢动
不成对有腹腔干　肠系膜之上下动

注:①指动脉,下同。

(1)肾上腺中动脉

肾上腺中动[1]　第一腰椎平
腹主动起点　分布肾上腺

注:①指动脉,下同。

(2)肾动脉

一二腰间盘高度　腹主动脉肾[1]分出
肾门附近分前后　前后两干肾门走
肾内再分段动脉　营养各段肾结构
入门之前发出下　至肾上腺上中逅[2]
肾副动脉部分有　不经门入上下[3]走

注:①指肾动脉;②肾动脉在入肾门之前发出肾上腺下动脉至肾上腺,在肾上腺内与肾上腺上、中动脉相遇、吻合;③指肾的上、下端。

(3)睾丸动脉

睾丸动脉细而长　肾动脉起[1]稍下方
腹主动脉前壁出　腰大肌前外走向
穿腹沟管参精索[2]　分布睾丸附睾上
又称精索内动脉　卵巢动脉女性当
经卵悬韧[3]下入盆　卵巢壶腹[4]分布网

注:①起始处;②穿入腹股沟管,参与精索组成;③指卵巢悬韧带;④指输卵管壶腹部。

(4)腹腔干

腹干孔下起　腹主动前壁[1]
粗短迅即分　胃左肝总脾[2]

注:①腹腔干在主动脉裂孔下方起自腹主动脉前壁;②胃左动脉、肝总动脉和脾动脉。

·胃左动脉

向左上方贲门近　右行沿着胃小弯
小网[1]两层之间行　沿途分支至食管
食管腹段与贲门　小弯[2]附近胃壁参

注:①指小网膜;②指胃小弯。

·肝总动脉

肝总动脉行向右　十二指肠上部走
进入肝指肠韧带[1]　分为胃肠肝固有[2]
固有动脉至肝门　分支进入肝左右[3]

右支发出胆囊动[4]　肝固有动分胃右[5]
小网膜内行至幽[6]　沿胃小弯向左走
胃左动脉相吻合　沿途分支肠胃周[7]
另支胃指肠动脉[8]　经幽下分胃网右
以及胰肠上动脉[9]　前沿大弯向左走[10]
沿途分支胃网膜[11]　与左吻合终末收[12]
后者分为前后支　分布指肠[13]与胰头

注:①指肝十二指肠韧带;②分为胃十二指肠动脉和肝固有动脉;③肝固有动脉上行至肝门,分为左、右支,分别进入肝左、右叶;④指胆囊动脉;⑤肝固有动脉还分出胃右动脉;⑥指幽门上缘;⑦沿途分支至十二指肠上部和胃小弯附近的胃壁;⑧指胃十二指肠动脉;⑨经胃幽门下缘分为胃网膜右动脉和胰十二指肠上动脉;⑩前者沿胃大弯向左;⑪指胃网膜右动脉;⑫其终末支与胃网膜左动脉吻合;⑬指十二指肠。

· 脾动脉

脾动脉沿胰上走　蜿蜒行至脾门口
分为数条脾支入[1]　沿途发出胰支有
到达胰体和胰尾　发出一二支胃后[2]
网膜囊后腹膜后　经韧布于胃体周[3]
脾门附近发胃短[4]　经胃脾韧胃底走[5]
发出胃网膜左动[6]　胃支网膜终末收[7]

注:①入脾;②指胃后动脉;③经胃膈韧带上行,分布于胃体后壁上部;④指胃短动脉;⑤经胃脾韧带至胃底;⑥指胃网膜左动脉;⑦发出胃支和网膜支营养胃和大网膜,其终末支与胃网膜右动脉吻合成动脉弓。

(5)肠系膜上动脉

第一腰椎齐　腹动[1]前壁起
头体[2]交界处　越肠[3]水平部
进入小肠根[4]　向右髂窝伸
分支胰肠下[5]　空肠回肠[6]达
回结肠动脉　右结中结[7]在

注:①指腹主动脉;②指胰头与胰体;③指十二指肠;④指小肠系膜根;⑤指胰十二指肠下动脉;⑥指空肠动脉和回肠动脉;⑦指右结肠动脉和中结肠动脉。

· 胰十二指肠下动脉

胰十二肠下动脉　胰头指肠[1]之间载
分为前支与后支　与上前后[2]吻合脉

注:①指十二指肠;②指胰十二指肠上动脉的前后支。

· 空肠动脉与回肠动脉

系膜上动[1]左侧壁　分支十三十八细[2]
空肠动脉回肠动[3]　发出行于小肠系[4]

反复分支吻成弓　后弓直支入肠壁[5]

注：①指肠系膜上动脉；②13～18细支；③指回肠动脉；④指小肠系膜内；⑤由最后一级动脉弓发出直行小支进入肠壁，分布于空肠和回肠。

·回结肠动脉

肠系膜上动脉旁[1]　最下一支回结肠[2]
斜向右下至盲肠　分支营养末回肠[3]
盲肠阑尾升结肠　阑尾动脉支营养[4]

注：①指肠系膜上动脉右侧壁；②指回结肠动脉；③指回肠末端；④阑尾动脉进入阑尾系膜，分支营养阑尾。

·右结肠动脉

回肠末端之上方　右行分为升和降
中结回结相吻合[1]　分支至达升结肠

注：①升支、降支与中结肠动脉和回结肠动脉吻合。

·中结肠动脉

胰下膜上动脉起[1]　向前偏右入横系[2]
分左右支分别吻[3]　横结肠支营养其

注：①在胰下缘附近起于肠系膜上动脉；②指横结肠系膜；③分别与左、右结肠动脉吻合。

(6)肠系膜下动脉

约平第三腰[1]高度　腹主动脉前发出
沿腹后壁左下走　降乙直肠上分布[2]

注：①指腰椎；②分支分布于降结肠、乙状结肠和直肠上部。

·左结肠动脉

左结肠动横左向　降结肠近分升降
中乙结肠动吻合[1]　分支分布降结肠

注：①升支、降支分别与中结肠动脉和乙状结肠动脉吻合。

·乙状结肠动脉

乙状结肠动脉　二支三支分开
进入系膜[1]之中　各支吻合成弓
分支营养乙状[2]　吻合左结直上[3]

注：①指乙状结肠系膜；②指乙状结肠；③与左结肠动脉和直肠上动脉均有吻合。

·直肠上动脉

系膜下动直接延[1]　乙状系膜内下边
第三骶椎分二支　两侧分布直上面[2]
直肠表面和壁内　与直肠下[3]分支吻

注：①直肠上动脉为肠系膜下动脉的直接延续；②沿直肠两侧分布于直肠上部；③指直肠下动脉。

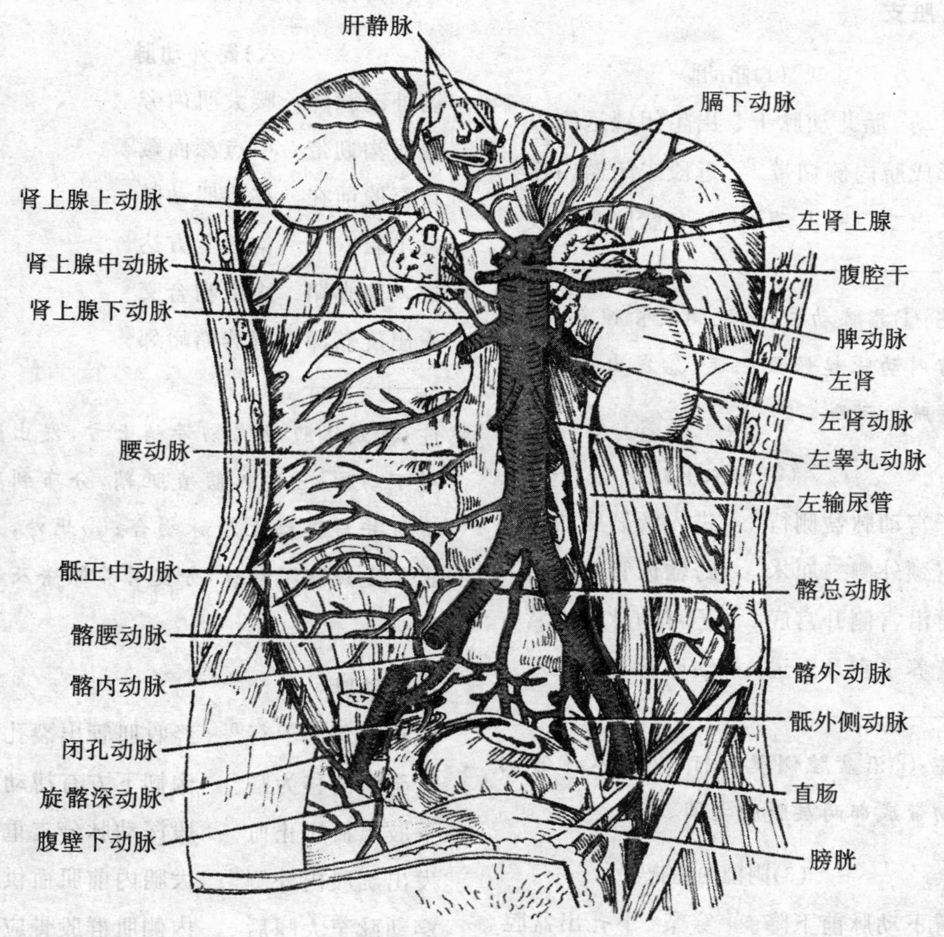

腹主动脉及其分布

(五)髂内动脉

1. 壁支

(1)闭孔动脉

沿盆①侧壁向前下　穿闭膜管腿内②达
分支分布到髋关③　以及大腿内肌群

注:①指骨盆;②指大腿内侧;③指髋关节。

(2)臀上动脉和臀下动脉

臀上臀下动①　梨肌②上下孔
孔穿出至臀　营养臀肌髋③

注:①指臀上动脉和臀下动脉;②指梨状肌;③指髋关节。

2. 脏支

(1)脐动脉

脐动[1]胎儿动脉干　出生闭锁远侧段
形成脐内侧韧带　近段未闭髂内连[2]
发出二三膀上动[3]　分布膀胱中上段

注:①指脐动脉;②近侧段管腔未闭,与髂内动脉起始段相连;③发出 2～3 支膀胱上动脉。

(2)子宫动脉

子宫动脉盆侧行[1]　进入阔韧底两层[2]
宫颈外侧二厘米　跨输尿管前上行
再沿宫侧升宫底　子宫动脉分支营
营养子宫及阴道　输卵管和卵巢应

注:①沿盆腔侧壁下行;②进入子宫阔韧带底部两层腹膜之间。

(3)阴部内动脉

臀下动脉前下降　穿梨[1]下孔出盆腔
经坐小孔至肛窝　发出肛动会阴茎[2]
分布肛门会阴部　以及外生殖器营
另有膀胱下动脉　分布膀底前列精[3]
直肠下动直肠下　前列腺男阴女性[4]

注:①指梨状肌;②经坐骨小孔至坐骨肛门窝,发出肛动脉、会阴动脉、阴茎(蒂)动脉等支;③分布于膀胱底,前列腺和精囊;④直肠下动脉分布于直肠下部、前列腺(男)或阴道(女)等处。

(六)髂外动脉

髂外动脉降　腰大肌内旁
腹股沟韧带　中点深面藏
行至股前在　移行股动脉
发出腹壁下　沟韧上方达[1]
进入腹直鞘　腹上吻合交[2]
发出旋髂深　营养髂嵴邻[3]

注:①到达腹股沟韧带稍上方,发出腹壁下动脉;②进入腹直肌鞘,分布到腹直肌并与腹壁上动脉吻合;③此外,发出 1 支旋髂深动脉,分支营养髂嵴及邻近肌。

1. 股动脉

股动三角内下行[1]　经收肌管出裂孔[2]
行至腘窝移为腘[3]　沟韧下方有搏动[4]
下肢出血压止血　股深动脉分支重[5]
发出旋股内外侧[6]　大腿内前肌血供
穿动脉至大腿后　内侧肌群股骨应
腹壁浅动旋髂浅　腹前壁下髂前中[7]

注:①股动脉在股三角内下行;②指收肌腱裂孔;③指腘动脉;④在腹股沟韧带稍下方可摸到股动脉搏动;⑤股动脉的主要分支为股深动脉;⑥指旋股内侧动脉和旋股外侧动脉;⑦此外,由股动脉发出的腹壁浅动脉和旋髂浅动脉,分别至腹前壁下部和髂前上棘附近的皮

肤及浅筋膜。

2. 腘动脉

腘动[1]腘窝深下行　腘肌下缘分二胫[2]
腘窝分支膝近肌[3]　参与膝关网[4]形成

注：①指腘动脉；②指胫前动脉和胫后动脉；③分布于膝关节及邻近肌；④指膝关节网。

3. 胫后动脉

胫后动脉肌间行　小腿后面深浅层[1]
经内踝后至足底　分为足底内外动[2]
主要分支腓动脉　起上沿腓内下行[3]
分支营养邻近肌　胫骨腓骨血供应
足底内动足底内　足底外动外斜行[4]
第五跖底转一跖　与背吻合成足弓[5]
由弓发出四跖底[6]　又分二支固有动[7]

注：①胫后动脉沿小腿后面浅、深屈肌之间下行；②分为足底内侧动脉和足底外侧动脉2终支；③起于胫后动脉上部，沿腓骨内侧下行；④足底内侧动脉分布于足底内侧，足底外侧动脉在足底向外侧斜行；⑤从第5跖骨底转向内侧至第1跖骨间隙，与足背动脉的足底深支吻合，形成足底弓；⑥4支跖足底总动脉；⑦向前又分为2支趾足底固有动脉，分布于足趾。

4. 胫前动脉

腘动发出胫前[1]　穿过小腿骨间[2]
小腿前肌下行　移行足背踝前[3]
沿途分支腿前[4]　膝关节网共参[5]

注：①腘动脉发出胫前动脉；②指小腿骨间膜；③在小腿前群肌之间下行，至踝关节前方移行为足背动脉；④指小腿前群肌；⑤分支参与膝关节网。

5. 足背动脉

胫前动脉直接延[1]　踇趾长伸肌腱间[2]
第1跖骨间隙近　分为两个终支端
第一跖背足底深[3]　足背动脉位表浅
踇长伸肌腱外侧　踝前两踝连中点
此处可触知搏动　足部出血压迫验

注：①足背动脉是胫前动脉的直接延续；②经踇长伸肌腱和趾长伸肌腱之间前行；③指第1跖背动脉和足底深支。

(1)足底深支

足底深支穿　第一跖骨间[1]
吻合动脉弓　足底外动端[2]

注：①足底深支穿第1跖骨间隙至足底；②与足底外侧动脉末端吻合成动脉弓。

(2)第1跖背动脉

第一跖背动　一跖骨间行
分支踇趾背　第二趾背内[1]

注：①分支至踇趾背面侧缘和第2趾背内侧缘。

(3)弓状动脉

沿跖骨底弓向外　凸缘发出三跖脉[①]
前分二支细趾背[②]　布于二五趾相对[③]

注:①由弓的凸侧缘发出3支跖趾背动脉;②细小的趾背动脉;③指2～5趾相对缘。

第四节　静脉

送血回心静脉管[①]　毛细血管起始端
止于心房数量多　管腔较大径粗宽
多与动脉相伴行　壁薄弹[②]小且柔软
特点成对静脉瓣　半月向心游离缘
防止血液倒逆流　重力四肢静多瓣[③]
体循环静[④]分浅深　皮下静脉又称浅[⑤]
静脉注射输血液　取血以及插导管
深静[④]深筋膜深面　动脉伴行又称伴[⑥]
名称行程与动[⑦]同　引流范围也一般[⑧]
静脉吻合较丰富　吻合成网手足浅[⑨]
深静[④]形成静脉丛　环绕脏器容积变[⑩]
器官扩张或受压　保证血流通畅还
浅静深静浅深间[⑪]　交通丰富侧循环
结构特殊硬膜窦　位于颅内无肌瓣[⑫]
板障静脉薄无瓣　头皮膜窦血管连[⑬]

注:①静脉是运送血液回心的血管;②指弹性;③受重力影响较大的四肢静脉瓣膜多;④指静脉;⑤指浅静脉;⑥指伴行静脉;⑦指动脉;⑧引流范围与伴行动脉的分布范围大体一致;⑨浅静脉在手和足等部位吻合成静脉网;⑩环绕容积经常变动的脏器(如膀胱、子宫和直肠等);⑪浅静脉之间、深静脉之间和浅、深静脉之间;⑫无平滑肌和瓣膜;⑬板障静脉壁薄无瓣膜,借导血管连接头皮静脉和硬脑膜窦。

一、肺循环的静脉

每侧两条肺静脉　分称左右上下脉[1]
起自肺门穿纤包[2]　注入左房含氧高[3]
左肺上静下静脉　上下叶血收集来[4]
右肺上静收上中　右肺下静下叶融[5]

注：①指左上、左下肺静脉和右上、右下肺静脉；②指纤维心包；③将含氧量高的血液输送到左心房；④左肺上、下静脉分别收集左肺上、下叶的血液；⑤右肺上静脉收集右肺上、中叶的血液，右肺下静脉收集右肺下叶的血液。

二、体循环的静脉

(一)上腔静脉系

1. 头颈部静脉

头颈部静脉　浅静面静脉[1]
下颌后颞浅[2]　颈前与颈外[3]
深静脉颅内　颈内锁下在[4]

注：①浅静脉包括面静脉；②由颞浅静脉和上颌静脉汇合而成下颌后静脉；③指颈前静脉和颈外静脉；④深静脉包括颅内静脉、颈内静脉和锁骨下静脉。

(1) 面静脉

面静脉浅表　内眦静脉走[1]
面动脉后下　下颌角下跨
跨过内外动[2]　舌角处入颈[3]
眼上眼下走　颅内海绵窦[4]
通过面深静　翼静丛交通[5]
静脉瓣缺少　颅内感染导[6]
鼻根两口角[7]　称危险三角

注：①起自内眦静脉；②在下颌角下方跨过颈内、外动脉的表面；③下行至舌骨大角附近注入颈内静脉；④经眼上静脉、眼下静脉与颅内的海绵窦交通；⑤经面深静脉与翼静脉丛交通；⑥面部的化脓性感染，若处理不当，可导致颅内感染；⑦指鼻根至两侧口角的三角区。

(2)下颌后静脉

颞浅上颌汇合成[1]　下颌后颈脉下行
腮下[2]前后支分开　前支注入面静脉
后支耳后枕静脉　三支汇合成颈外[3]

注：①下颌后静脉由颞浅静脉和上颌静脉在腮腺内汇合而成；②指腮腺下端处；③后支与耳后静脉和枕静脉汇合而成颈外静脉。

(3)颈外静脉

颈外三支汇合成[1]　胸锁乳突肌表行
锁骨上方筋膜[2]穿　注入锁骨下静间[3]
主要收集头部面　静脉末端一对瓣[4]
不能阻止血逆流　正常此脉不显露
心脏疾病阻上腔[5]　静脉充盈称怒张[6]

注：①颈外静脉由下颌后静脉的后支、

耳后静脉和枕静脉汇合而成；②指深筋膜；③指锁骨下静脉；④指瓣膜；⑤指上腔静脉阻塞；⑥称颈静脉怒张。

(4)颈前静脉

颈前起自颏下浅[①]　沿着颈前正中线
注入锁骨下静脉　或注颈外静脉端
胸骨柄上左右吻　颈静脉弓常出现[②]

注：①颈前静脉起自颏下方的浅静脉；②左、右颈前静脉在胸骨柄上方常吻合成颈静脉弓。

(5)颈内静脉

颈内续窦于颈孔　鞘内沿着动外行[①]
锁骨下静汇头臂　胸锁关节后方应[②]
颅内属支乙状岩[③]　收集颅脑泪前庭[④]
颅外属支面总舌　咽甲状腺上中静[⑤]
管腔开放[⑥]利血流　空气栓塞可发生[⑦]

注：①颈内静脉于颈静脉孔处续于乙状窦，在颈动脉鞘内沿颈内动脉和颈总动脉外侧下行；②至胸锁关节后方与锁骨下静脉汇合成头臂静脉；③指乙状窦和岩下窦；④收集颅骨、脑膜、脑、泪器和前庭蜗器等处的静脉血；⑤指面总静脉、舌静脉、咽静脉、甲状腺上静脉和甲状腺中静脉；⑥管腔经常处于开放状态；⑦当颈内静脉外伤时，可导致空气栓塞。

(6)锁骨下静脉

锁下续腋一肋外[①]　内行伴于腋动脉
胸锁关后遇颈内　头臂静脉两静汇[②]
汇合部称静脉角　此处注入淋巴导[③]
主要属支腋颈外　导管插入该静脉[④]

注：①锁骨下静脉在第1肋外侧续于腋静脉；②在胸锁关节后与颈内静脉汇合成头臂静脉；③指淋巴导管；④主要属支是腋静脉和颈外静脉，临床上常作锁骨下静脉导管插入。

2. 上肢静脉

(1)上肢浅静脉

上肢浅静头贵要　肘正中静前臂找[①]
临床常用手背肘[②]　取血输液注射药

注：①上肢浅静脉包括头静脉、贵要静脉、肘正中静脉和前臂正中静脉；②指手背静脉网和肘前的浅静脉。

(2)上肢深静脉

上肢深静[①]较细　同名动脉伴依
两条肱静成腋　大圆肌下汇集[②]
腋静位于动[③]内　第一肋外续接
续为锁下静脉　上肢全部血液[④]

注：①指静脉，下同；②2条肱静脉在大圆肌下缘处汇合成腋静脉；③指腋动脉；④腋静脉收集上肢全部血液。

3. 胸部静脉

(1)头臂静脉

颈内静脉锁下静　胸锁后方汇合成[①]

左头臂静较右长　向右斜越左锁动[②]
左颈总和头臂[③]前　至右第一胸肋平[④]
与右头臂合上腔[⑤]　接受甲下肋椎胸[⑥]

注:①由颈内静脉和锁骨下静脉在胸锁关节后方汇合成头臂静脉;②指左锁骨下动脉;③指左颈总动脉和头臂干;④指第1胸肋结合处后方;⑤与右头臂静脉汇合成上腔静脉;⑥接受甲状腺下静脉、肋间最上静脉、椎静脉和胸廓内静脉。

(2)上腔静脉

左右头臂汇合成[①]　升主动脉右下行
至右第二胸肋[②]后　穿纤心包[③]平三胸
在此注入右心房　穿包之前参奇静[④]

注:①上腔静脉由左、右头臂静脉汇合而成;②指胸肋关节;③指纤维心包;④在穿纤维心包之前,有奇静脉注入。

(3)奇静脉

右隔脚起右腰升　食后胸主右上行[①]
四胸前绕右肺根[②]　注入上腔静脉中
收集右侧肋间后　食管气管半奇静[③]
奇静脉连上腔静　连下腔借右腰升[④]
上下腔系通道一　侧副循环之途径

注:①奇静脉在右膈脚处起自右腰升静脉,沿食管后方和胸主动脉右侧上行;②至第4胸椎体高度向前勾绕右肺根上方;③沿途收集右侧肋间后静脉、食管静脉,支气管静脉和半奇静脉的血液;④下借右腰升静脉连于下腔静脉。

(4)半奇静脉

左膈脚起左腰升[①]　沿胸椎体左上行
八胸高度经胸主　食管后方跨脊柱[②]
注入奇静收肋后　食管副半奇静收[③]

注:①在左膈脚处起自左腰升静脉;②在第8胸椎体高度经胸主动脉和食管后方向右跨越脊柱;③收集左侧下部肋间后静脉、食管静脉和副半奇静脉的血液。

(5)副半奇静脉

沿胸椎体左下行　注入半奇静脉中
或向右跨注入奇[①]　收集左上肋后静[②]

注:①或向右跨过脊柱前面注入奇静脉;③指左上部的肋间后静脉。

(6)脊柱静脉

椎管内外富有丛[①]　分为椎外椎内丛[②]
椎内位于两膜间　收集椎骨膜髓静[③]
椎外[④]位于椎体前　椎弓突起后方容
收集椎体附近肌　缺少瓣膜内外丛
互相吻合注入椎[⑤]　肋间后腰骶外静[⑥]
向上经枕通硬窦[⑦]　向下与盆丛[⑧]通融
沟通上下腔静脉　颅内外静重要通[⑨]

注:①指静脉丛;②分为椎外静脉丛和椎内静脉丛;③椎内静脉丛位于椎骨骨膜和硬脊膜之间,收集椎骨、脊膜和脊

髓的静脉血；④指椎外静脉丛；⑤指椎静脉；⑥肋间后静脉、腰静脉和骶外侧静脉等；⑦经枕骨大孔与硬脑膜窦相通；⑧指盆腔静脉丛；⑨重要通道。

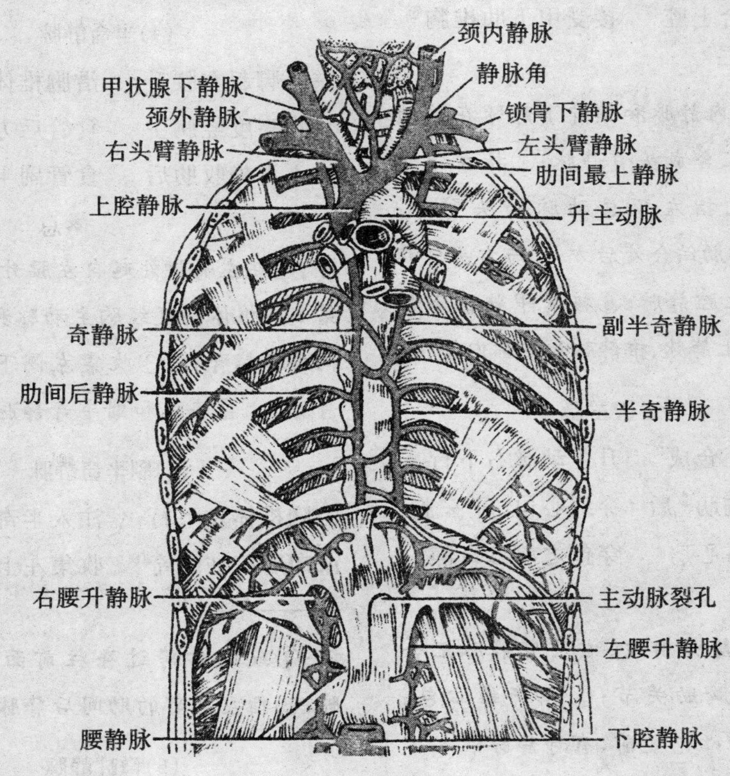

上腔静脉及其属支

(二)下腔静脉系

1. 下肢静脉

(1)下肢浅静脉

·小隐静脉

足外起自足背弓[①] 踝后小腿后上行

至腘下角穿筋膜[②] 腓肠[③]两头之间经

小隐注入腘静脉 收集足外后浅层[④]

注：①指足背静脉弓；②至腘窝下角处穿深筋膜；③指腓肠肌；④收集足外侧部和小腿后部浅层结构的静脉血。

·大隐静脉

大隐全身最长静[①] 足内起自足背弓[②]

踝前腿内膝内后 耻骨结节外下容

穿隐裂孔注入股[③] 注前接受股浅静[④]

股外侧浅阴部外 腹壁浅静旋髂静[⑤]

收足小腿大腿内 以及大腿前浅层[⑥]

内踝前方浅恒定　输液注射经常用
大隐小隐深交通[7]　穿静脉瓣[8]向深静
深静受阻瓣膜漏　血液返流曲张病[9]

注：①指静脉，下同；②指足背静脉弓；④穿阔筋膜的隐静脉裂孔，注入股静脉；④指股内侧浅静脉；⑤指股外侧浅静脉，阴部外静脉、腹壁浅静脉和旋髂浅静脉；⑥指大腿前部浅层结构的静脉血；⑦与深静脉交通；⑧指瓣膜；⑨当深静脉回流受阻时，穿静脉瓣膜关闭不全，血液返流入浅静脉，导致下肢浅静脉曲张。

(2)下肢深静脉

足与小腿伴同名　胫前胫后汇腘静[1]
穿过收肌腱裂孔　腘静移行为股静
股静脉伴股动[2]上　韧[3]后续为髂外静
股静接受大隐静　股动分支伴行静[4]
沟韧[3]稍下股动[2]内　穿刺插管此股静[5]

注：①足和小腿的深静脉与同名动脉伴行，胫前静脉和胫后静脉汇合成腘静脉；②指股动脉；③指腹股沟韧带；④股静脉接受大隐静脉及股动脉分支的伴行静脉；⑤临床上常于此处经股静脉作穿刺插管。

2. 腹盆部静脉

腹盆部静脉　髂内与髂外[1]
下腔与肝门[2]　及其属支在

注：①指髂内静脉、髂外静脉；②指下腔静脉、肝门静脉。

(1)髂外静脉

髂外静脉股静延[1]左沿髂外动内面[2]
右髂外静先动内[3]后沿动后向上边
行至骶髂关节前汇成髂总[4]内外连
接受腹壁下静脉旋髂深静也相参

注：①髂外静脉是股静脉的直接延续；②左髂外静脉沿髂外动脉的内侧上行；③先沿髂外动脉的内侧；④指髂总静脉。

(2)髂内静脉

髂内动脉后内行与髂外静合髂总[1]
属支同名动脉伴盆内静脉形成丛
膀胱直肠静脉丛[2]女性特有阴道宫[3]

注：①与髂外静脉汇合成髂总静脉；②指膀胱静脉丛和直肠静脉丛；③指阴道静脉丛和子宫静脉丛。

(3)髂总静脉

髂内髂外汇髂总双侧髂总伴动[1]行
上行第五腰椎右下腔静脉汇合成
左髂总静长而斜右髂总静短垂形
接受髂腰和骶外[2]左髂接受骶正中[3]

注：①指髂总动脉；②指髂腰静脉和骶外侧静脉；③指骶正中静脉。

(4)下腔静脉

四五腰椎右侧　左右髂总汇合
腹右脊柱右前①　经肝静沟穿膈
腔静孔入胸腔②　穿包③注入右房
下腔静脉属支　分为壁支与脏④

注:①沿腹主动脉右侧和脊柱右前方上行;②经肝的腔静脉沟,穿膈的腔静脉裂孔进入胸腔;③指纤维心包;④指脏支。

· 壁支

壁支包括膈腰静①　腰静之间连腰升②
左右腰升半奇奇③　髂总髂腰下交通④

注:①指膈下静脉和腰静脉;②各腰静脉之间的纵支连成腰升静脉;③左、右腰升静脉分别续为半奇静脉和奇静脉;④向下与髂总静脉和髂腰静脉交通。

· 脏支

脏支卵巢或睾丸　肾上腺静肾与肝

(5)肝门静脉系

肝门静脉系　肝门属支及①
收腹盆消化②　胆囊脾与胰
起始端末端　毛细管③连系

注:①由肝门静脉及其属支组成;②收集腹盆部消化道(包括食管腹段,但齿状线以下的肛管除外)的静脉血;④指毛细血管。

· 肝门静脉

肠系膜静与脾静①　胰颈后面汇合成
胰腔之间入肠韧　固有胆总后上行②
分为两支入左右　反复分支入窦终③
肝窦含有动静血　经肝静入下腔静④

注:①指肠系膜上静脉和脾静脉;②经胰颈和下腔静脉之间上行进入肝十二指肠韧带,在肝固有动脉和胆总管的后方上行;③在肝门处分为两支,分别进入肝左、右叶,在肝内反复分支,最终注入肝血窦;④肝血窦含有来自肝门静脉和肝固有动脉的血液,经肝静脉注入下腔静脉。

· 肝门静脉的属支

肠系膜之上下静　胃左胃右与脾静
胆囊静脉附脐静①　多与同名动②伴行
另有幽门前静脉　脐周静起附脐静③

注:①肝门静脉的属支包括肠系膜上静脉、脾静脉、肠系膜下静脉、胃左静脉、胃右静脉、胆囊静脉和附脐静脉等;②指动脉;③附脐静脉起自脐周静脉网。

· 肝门静脉系与上、下腔静脉系之间的交通途径

重要途经共有三　一过食管之腹段
膜①下食管静脉丛　胃左与奇静脉连②
二过直肠静脉丛　直肠上下肛静间③
三过脐周静脉网　附脐胸腹壁静连④

或与下腔腹壁浅　腹壁下静脉之间[5]
正常交通支细小　血流量少不显现
肝硬肝肿门淋巴　胰头肿瘤压迫肝[6]
肝门静脉回流阻　交通形成侧循环
肝血过环[7]流量多　交通支变粗大弯
食管直肠和脐周　静脉曲张丛[8]出现
如果食肠丛[9]破裂　引起呕血和血便
侧支循环失代偿　瘀血[10]脾大腹水见

注：①指黏膜；②肝门静脉系的胃左静脉与上腔静脉系的奇静脉和半奇静脉相连；③肝门静脉系的直肠上静脉与下腔静脉系的直肠下静脉和肛静脉之间的交通；④肝门静脉系的附脐静脉与上腔静脉系的胸腹壁静脉和腹壁上静脉相连；⑤或与下腔静脉系的腹壁浅静脉和腹壁下静脉之间的交通；⑥肝硬化、肝肿瘤、肝门处淋巴结肿大或胰头肿瘤等可压迫肝门静脉；⑦指侧支循环；⑧指静脉丛；⑨指食管静脉丛和直肠静脉丛；⑩指器官瘀血。

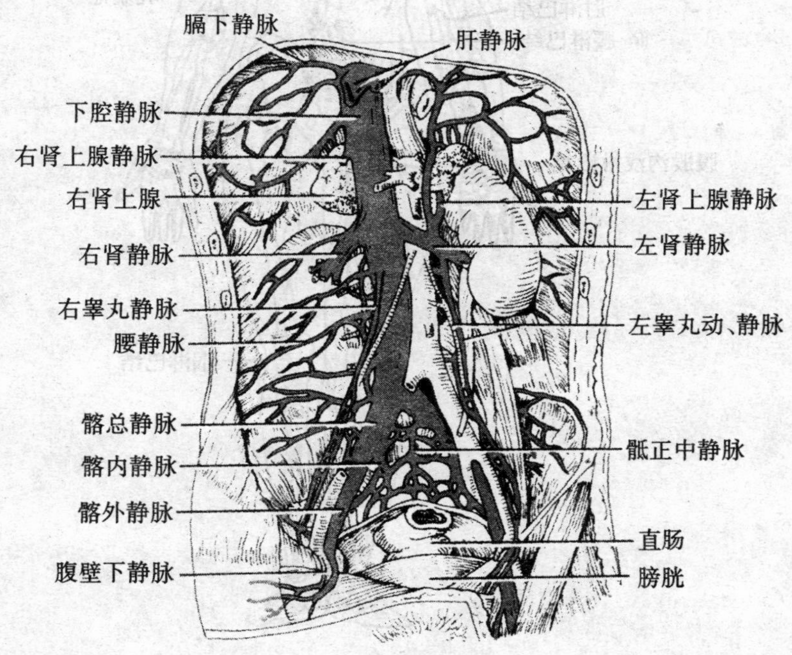

下腔静脉及其属支

第十二章　淋巴系统

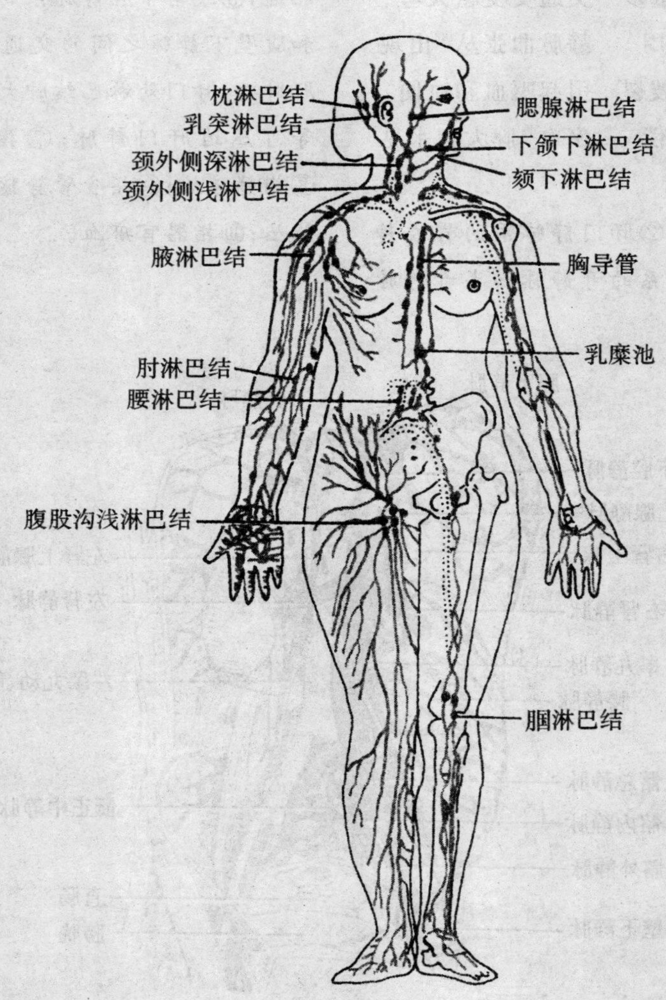

全身的淋巴管和淋巴结示意图

第一节 总论

淋巴系统淋巴管　淋巴组织与器官[①]
淋巴管道淋巴结　淋巴特指窦内液[②]
中央乳糜至胸导　白色淋巴充管道
乳摩微粒内含有[③]　其他淋巴无色透[④]
组织间隙组织液　大部进入静脉血
小部水分大分物[⑤]　毛细淋巴管吸入
淋巴沿窦[⑥]向心流　最后汇入静脉走
心血管系之辅助　协助静脉引流组[⑦]
另有功能产淋巴[⑧]　滤淋巴液免应答[⑨]

注:①淋巴系统由淋巴管道、淋巴组织和淋巴器官组成;②淋巴管道和淋巴结的淋巴窦内含有淋巴液,简称淋巴;③自小肠绒毛中的中央乳糜池至胸导管的淋巴管道中的淋巴因含乳糜微粒而呈白色;④透明;⑤指大分子物质;⑥指淋巴窦;⑦指组织液;⑧指淋巴细胞;⑨指免疫应答。

一、淋巴系统的组成和结构特点

(一)淋巴管道

1. 毛细淋巴管

毛细淋巴膨大盲[①]　互相吻合成管网[②]
内皮细胞间隙大　外有纤维细丝拉
细胞碎片及异物　蛋白细菌肿瘤[③]入
上皮角膜晶状体　软骨脑脊无毛细[④]

注:①毛细淋巴管以膨大的盲端起始;②指毛细淋巴管网;③指肿瘤细胞;④指毛细淋巴管。

2. 淋巴管

毛细淋巴管吻合　淋巴管内有瓣膜
相邻瓣膜管扩张　外观串珠藕节状
淋巴管分浅与深　浅伴浅静位浅筋[①]
深位深筋管神经[②]　浅深管间交通丰[③]

注:①浅淋巴管位于浅筋膜内,与浅静

脉伴行;②深淋巴管位于深筋膜深面,多与血管神经伴行;③浅、深淋巴管之间存在丰富的交通。

3. 淋巴干

淋巴结连淋巴管　膈下颈根汇成干[①]
腰干气管纵隔干　锁下颈干肠干单[②]

注:①淋巴管注入淋巴结,由淋巴结发出的淋巴管在膈下和颈根部汇合成淋巴干;②淋巴干包括腰干、支气管纵隔干、锁骨下干、颈干各2条和1条肠干,共9条。

4. 淋巴导管

两条淋巴导管　汇合各淋巴干
胸导右淋巴导　注入左右静角[①]
少数注入盆腔　肾静上腺下腔[②]

注:①胸导管和右淋巴导管分别注入左、右静脉角;②少数淋巴管注入盆腔静脉、肾静脉、肾上腺静脉和下腔静脉。

(二)淋巴组织

淋巴组织两类别　弥散淋巴与小结[①]
消化呼吸及泌尿　皮肤以及生殖道
淋巴组织含丰富　防御屏障作用殊
弥散[②]消化呼吸道　黏膜固有层中找
小结[③]阑尾壁内多　小肠孤立与集合[④]

注:①弥散淋巴组织和淋巴小结;②指弥散淋巴组织;③指淋巴小结;④包括小肠黏膜固有层内的孤立淋巴滤泡和集合淋巴滤泡。

(三)淋巴器官

淋巴结属淋巴器[①]　脾与胸腺扁桃体

注:①指淋巴器官。

1. 淋巴结

淋巴结圆或椭圆　大小不一灰红颜
一侧隆凸另凹陷　凹陷中央称结门[①]
凸侧相连输入管[②]　出结门称输出管[③]
神经血管门出入　数目不定群分布
青年有结四百五[④]　浅结深结须分出[⑤]
浅淋巴结位浅筋[⑥]　深淋巴结深膜深[⑦]
多沿血管排列陈　关节屈侧体腔隐[⑧]
肘窝腋窝腘窝沟[⑨]　脏门体腔血管周[⑩]
主要功能滤淋巴　产淋细胞免应答[⑪]

注:①指淋巴结门;②指输入淋巴管;③指输出淋巴管;④青年人有淋巴结400～450个;⑤按位置不同分为浅淋巴结和深淋巴结;⑥指浅筋膜内;⑦指深筋膜深面;⑧指体腔的隐藏部位;⑨指腹股沟;⑩脏器门和体腔大血管附近;⑪产生淋巴细胞和进行免疫应答。

2. 淋巴结的临床意义

引流某一器官部[①]　一级淋巴哨局部[②]
当某器官部位病　细菌毒素寄生虫
肿瘤细胞沿管[③]入　进入相应淋局部[④]
该结[⑤]阻截清除祸[⑥]　从而阻止病变扩
结内发生细胞增[⑦]　致使淋巴结肿胀

若结不能阻病变 病变可沿管蔓延
了解结位应引流 病变诊治意义有
肝和食管甲状腺 其中部分淋巴管
不经淋结直注胸[8] 迅速远处转移肿[9]

注:①指部位;②第一级淋巴结称哨位淋巴结或局部淋巴结;③指淋巴管,下同;④指局部淋巴结;⑤指淋巴结,下同;⑥指上述细菌、毒素等致病因子;⑦指细胞增殖等病理变化;⑧指胸导管;⑨指肿瘤细胞。

二、淋巴回流的因素

安静状态淋巴流[1] 每时百二毫升有[2]
淋巴回流之相关[3] 平滑机缩开关瓣[4]
动脉搏动肌收缩 胸腔负压动[5]按摩
如果淋巴回流阻 可致淋巴水肿出

注:①指淋巴回流;②每小时约有120ml淋巴流入血液;③指相关因素;④指淋巴管瓣膜;⑤指运动。

三、淋巴侧支循环

淋巴管间交通支 侧支循环构成之
淋巴管阻或切断 交通回流新生管[1]
侧支循环保回流 病变扩散转肿瘤[2]

注:①淋巴经交通支回流,形成淋巴侧支循环,或淋巴管新生,形成新的淋巴侧支通路;②淋巴侧支循环保证淋巴回流,同时也成为病变扩散和肿瘤转移的途径。

第二节 淋巴导管

一、胸导管

全身最大淋巴管 平第十二胸下缘
胸导起自乳糜池 经孔[1]进入胸腔间
脊右胸奇间上行[2] 五胸高度经食管
向左斜行沿柱[3]左 经胸廓口至颈间
左颈总内[4]后转前 注入左颈角[5]终点
末端有一对瓣膜 阻血逆流入胸管
乳糜池位一腰前 接受腰干和肠干
胸导末端受左颈 左锁下干左隔干[6]
胸引下肢盆腹部 左上胸头四分三[7]
胸与肋间纵隔后 气管左锁上结间[8]
存在广泛侧支路 肿瘤细胞移转沿
侧支注奇肋间后 结扎末端肿不严[9]

注:①指主动脉裂孔;②沿脊柱右前方和胸主动脉与奇静脉之间上行;③指脊柱;④指左颈总动脉和左颈内静脉;⑤指左静脉角;⑥胸导管末端接受左颈干、左锁骨下干和左支气管纵隔干;⑦胸导管引流下肢、盆部、腹部、左上肢、左胸部和左头颈部的淋巴,即全身

3/4部位的淋巴；⑧胸导管与肋间、纵隔后、气管支气管和左锁骨下淋巴结之间；⑨胸导管常发出侧支注入奇静脉和肋间左静脉，故手术损伤后结扎胸导管末端时，一般不会引起严重淋巴水肿。

二、右淋巴导管

一点五厘右导管[①]　右颈右锁右隔干[②]
三干汇合注右角[③]　引导右上右胸间[④]
右侧头颈部淋巴　存在交通胸导管

注：①指右淋巴导管；②指右颈干、右锁骨下干和右支气管纵隔干；③指右静脉角；④指右上肢和右胸部。

第三节　淋巴结的位置和淋巴引流范围

一、头颈部的淋巴管和淋巴结

头部颈部之交界　头颈淋巴[①]环排列
颈部沿静[②]纵向排　二道[③]周围少数在
输出淋巴管下行　直接间接注入颈[④]

注：①指淋巴结；②指静脉；③指消化道和呼吸道；④指颈外侧下深淋巴结。

(一)头部淋巴结

头部淋巴枕耳后　腮腺下颌颏下周

注：头部淋巴结包括枕淋巴结、耳后淋巴结(又称乳突淋巴结)、腮腺淋巴结、下颌下淋巴结和颏下淋巴结。

(二)颈部淋巴结

1. 颈前淋巴结

颈前淋巴分深浅　颈前深淋有喉前[①]
甲状腺淋腺峡部[②]　气管旁及气管前[③]
气管旁结两管[④]间　管间沟内沿喉返[⑤]
引流喉管[④]甲状腺　输出注入颈外淋[⑥]
感染肿瘤结[⑦]肿大　压迫喉返声嘶哑

注：①颈前深淋巴结包括喉前淋巴结；②位于甲状腺峡部的前面；③气管旁淋巴结和气管前淋巴结；④指气管和食管；⑤指喉返神经；⑥输出淋巴管注入颈外侧下深淋巴结；⑦指淋巴结。

2. 颈外侧淋巴结

颈外侧淋[①]分浅深　颈外深淋上下分
上深包括颈内二　鼻咽癌肿及舌根[②]
颈内静脉肩胛舌　舌尖癌转另副神[③]
颈外下深锁上淋　斜角肌淋 Virchow 淋[④]
胸腹盆瘤食管胃　癌栓经胸转该淋[⑤]
咽后淋巴咽后壁　引流鼻后窦咽淋[⑥]

注：①指淋巴结，下同；②颈外侧上深淋

巴结包括颈内静脉二腹肌淋巴结，鼻咽癌和舌根癌常首先转移至此；③颈内静脉肩胛舌骨肌淋巴结，舌尖癌常转移至此，另有副神经淋巴结；④颈外侧下深淋巴结包括锁骨上淋巴结、斜角肌淋巴结，左侧斜角肌淋巴结又称 Virchow 淋巴结；⑤胸、腹、盆部的肿瘤，尤其是食管腹段癌和胃癌的癌细胞栓子可经胸导管转移至该淋巴结；⑥引流鼻腔后部、鼻旁窦、鼻咽部和喉咽部的淋巴。

二、上肢淋巴管和淋巴结

(一)肘淋巴结

肘淋巴结分浅深　肱骨内上肘窝深①
深淋引流尺侧半②　浅群又称滑上淋③

注：①分别位于肱骨内上髁上方和肘窝深血管周围；②深淋巴管引流手及前臂尺侧半的淋巴；③指滑车上淋巴结。

(二)锁骨下淋巴结

锁骨下淋锁骨下　三角肌肉与胸大①
沿着头静脉排列　头静上行浅收纳②
输出少数注锁上③　多数注入腋淋巴

注：①锁骨下淋巴结位于锁骨下，三角肌与胸大肌肌间沟内；②收纳沿头静脉上行的浅淋巴结；③指锁骨上淋巴结。

(三) 腋淋巴结

腋淋巴结分五群　胸肌淋巴①外侧淋
肩胛下淋中央淋　尖淋巴结沿腋近②
引流乳腺上淋巴　收纳上四锁下淋③
输出淋管合锁干④　左注胸导右注淋⑤

注：①指淋巴结，下同；②沿腋静脉近侧端排列；③收纳上述 4 群淋巴结和锁骨下淋巴结的输出淋巴管；④其输出淋巴管合成锁骨下干；⑤左侧注入胸导管，右侧注入右淋巴导管。

三、胸部淋巴管和淋巴结

(一) 胸壁淋巴结

胸后壁及前大部　浅淋巴管腋淋注①
胸前壁之上部分　浅淋注颈外下深②
胸壁深部淋巴液　注入胸壁淋巴结
胸壁淋巴共有三　胸骨旁淋与肋间③
膈上淋巴胸腔面　引流膈膜心包肝④

注：①胸后壁和胸前壁大部分浅淋巴管注入腋淋巴结；②浅淋巴管注入颈外侧下深淋巴结；③胸骨旁淋巴结与肋间淋巴结；④膈上淋巴结位于膈的胸腔面，引流膈、壁胸膜、心包和肝上面的淋巴。

(二)胸腔器官淋巴结

胸腔淋巴结　纵隔前后别①
气管支气管　和肺淋巴结
上纵②前纵隔　纵隔前淋结
纵隔后淋巴　胸主③食管列
肺叶肺段角④　居肺淋巴结

支气管肺淋　又称肺门结⑤
气管支气管　管杈上下别⑥
气管旁淋结　沿气管排列

注：①指纵隔前淋巴结和纵隔后淋巴结；②指上纵隔前部；③指胸主动脉；④肺叶支气管和肺段支气管分支夹角处；⑤支气管肺淋巴结，又称肺门淋巴结；⑥气管支气管淋巴结，分为上、下两群，分别位于气管杈的上、下方。

四、下肢淋巴管和淋巴结

下肢浅深淋巴管　分别伴行浅静深①
直接间接注股沟②　臀深注入髂内淋③

注：①指浅静脉和深血管；②指腹股沟淋巴结；③臀部的深淋巴管沿深血管注入髂内淋巴结。

(一) 腘淋巴结

腘淋巴结深浅群　沿腘血管及小隐
引流足及小腿外①　输出注入股沟深②

注：①引流足及小腿外侧部的浅淋巴管和深淋巴管；②指腹股沟深淋巴结。

(二)腹股沟淋巴结

腹股沟淋分浅深　浅淋位于股沟韧①
上群与沟②韧带平　引腹前外臀会阴③
下群分布沿大隐④　收纳下肢内浅淋
深淋股管股静周⑤　引流会阴大腿深
收纳腘淋股沟浅⑥　输出注入髂外淋

注：①指腹股沟韧带下方；②指腹股沟；③引流腹前外侧壁下部、臀部、会阴和子宫底的淋巴；④指大隐静脉末端；⑤腹股沟深淋巴结位于股管内和股静脉周围；⑥收纳腘淋巴结深群和腹股沟浅淋巴结的输出淋巴管。

五、盆部淋巴管和淋巴结

(一)髂内淋巴结

髂内淋巴内动脉　髂内静脉属支排①
引流盆壁盆腔脏②　会阴深部臀大腿
大腿后部深淋巴　输出淋巴髂总汇③

注：①髂内淋巴结沿髂内动、静脉及其分支、属支排列；②指脏器；③其输出淋巴管注入髂总淋巴结。

(二)骶淋巴结

骶淋巴结骶正中①　骶外血管排列拢
引流盆后壁直肠　男前列腺女子宫
输出淋巴管注入　髂内淋巴或髂总②

注：①指骶正中血管；②指髂总淋巴结。

(三) 髂外淋巴结

髂外淋巴沿血管①　引流膀胱与腹前②
前列腺及宫颈阴③　收纳腹沟浅与深④

注：①沿髂外血管排列；②指腹前壁下

部；③指阴道上部的淋巴；④指腹股沟浅、深淋巴结的输出管。

(四)髂总淋巴结

髂总淋巴结　沿髂总[1]排列
收纳上三群[2]　输出注腰淋[3]

注：①指髂总血管；②指上述三群淋巴结的输出淋巴管；③其输出淋巴管注入腰淋巴结。

六、腹部淋巴管和淋巴结

(一)腹壁淋巴结

脐上腹前外浅深[1]　注入腋淋胸旁淋[2]
脐下腹壁之浅深　注入腹沟浅深淋[3]
腰淋[4]位于腹后壁　沿腹主动下静分[5]
引流腹后壁深层　腹腔成对器官淋[6]
收纳髂总[7]输出管　输出汇合双腰干[8]

注：①指浅、深淋巴管，下同；②指腋淋巴结和胸骨旁淋巴结；③指腹股沟浅、深淋巴结；④指腰淋巴结；⑤沿腹主动脉和下腔静脉分布；⑥指淋巴；⑦指髂总淋巴；⑧指左、右腰干。

(二)腹腔器官淋巴结

成对器官注腰淋[1]　不成对者注入三
沿腹腔干膜上动　肠系膜下排列淋[2]
沿腹腔干胃左右　网膜左右及幽门[3]
肝淋胰淋与脾淋　输出管注腹腔淋[4]
沿系膜上系膜淋　回结肠淋右中淋[5]
沿着同名动脉排　注入肠系膜上淋
沿系膜下左结淋　乙状结肠直上淋[6]
引流相应动脉布　注入肠系膜下淋[7]
腹腔膜上膜下淋　输出汇合成肠干[8]

注：①指淋巴结，下同；②注入沿腹腔干、肠系膜上动脉、肠系膜下动脉及其分支排列的淋巴结；③沿腹腔干及分支排列的淋巴结，包括胃左、右淋巴结，胃网膜左、右淋巴结和幽门左、右淋巴结等；④肝淋巴结、胰淋巴结与脾淋巴结，其输出淋巴管注入腹腔淋巴结；⑤指肠系膜上动脉及其分支排列的淋巴结，包括肠系膜淋巴结、回结肠淋巴结、右结肠淋巴结和中结肠淋巴结；⑥沿肠系膜下动脉分布的淋巴结，包括左结肠淋巴结、乙状结肠淋巴结和直肠上淋巴结；⑦指肠系膜淋巴结；⑧腹腔淋巴结、肠系膜上淋巴结和肠系膜下淋巴结的输出管合成肠干。

第四节　胸腺

胸腺中枢淋巴器[①]　培育选择输送"T"[②]
送至周围器官组[③]　另有功能内分泌

注:①指器官;②指 T 淋巴细胞;③周围淋巴器官(淋巴结、脾和扁桃体)和淋巴组织(淋巴小结)。

第五节　脾

一、脾的功能和位置

人体最大淋巴器[①]　储血造血及免疫[②]
清除衰老红细胞　位左季肋膈胃底[③]
九到十一肋深面　长轴与十肋骨一[④]
位随呼吸体位变　左肋弓下不可及
站立降低二点五[⑤]　暗红柔软脆质地
胃脾脾肾膈脾韧　脾结肠韧固定脾[⑥]

注:①指淋巴器官;②指免疫应答;③膈与胃底之间;④一致;⑤站立比平卧时低 2.5cm;⑥脾由胃脾韧带、脾肾韧带、膈脾韧带和脾结肠韧带支持固定。

二、脾的形态和毗邻

脾分膈面及脏面　前后两端上下缘
膈面光凸脏面凹　中有脾门出入管[①]
脏邻胃底胰结肠[②]　左肾以及肾上腺
前向前外达腋中[③]　后端钝圆朝中线[④]
上缘较锐朝前上　有脾切迹二到三
脾大触诊之标志　下缘朝向后下边
附近有时存副脾　居大网膜胃脾韧[⑤]

注:①有血管、神经和淋巴管出入;②指胰尾和结肠左曲;③指腋中线;④距正中线 4～5cm;⑤在大网膜或胃脾韧带中有时存有副脾。

第十三章　感觉器官概论

1. 感觉器的结构

感觉器感受　及其附属构[①]
感受刺[②]装置　人体各部有
结构功能异　复杂简单秀
痛觉最简单　感觉神末梢[③]
触压较复杂　触觉环层小[④]
视听味皮肤　特殊感觉构
称感觉器官　辅助装置有[⑤]

注:①感觉器是感受器及其附属结构的总称;②指刺激;③感觉神经的游离末梢形成;④指触觉小体和环层小体;⑤是由感受器及其辅助装置共同构成的器官。

2. 感受器的分类

可分三类感受器　外感内感与本体[①]
皮肤黏膜视听器　感受来自外刺激
切割温度触与压　光声化学与物理
内感分布内脏心[②]　接受物理化学激[③]
温度压力渗透压　浓度化合物与离[④]
嗅感受器及味蕾　内脏相关内感器[⑤]
本体感受肌肌腱　关节内耳位觉器
感受机体之运动　平衡变化之刺激

注:①外感受器、内感受器与本体感受器;②指心血管等处;③指刺激;④化合物与离子的浓度;⑤这两种感受器与内脏活动有关,故列入内感受器。

第十四章　视　器

眼称为视器　眼球眼副器
大部位眶内　球①受光刺激
光波变冲动②　传至大脑去③
中枢④产视觉　分辨外物体
眼副器周围⑤　睑结膜泪器
眶脂体筋膜⑥　以及球外肌
支持保眼球　运动作用起

注：①指眼球；②将感受的光波刺激变为神经冲动；③经视觉传导通路传至大脑视觉中枢；④指视觉中枢；⑤指眼球的周围和附近；⑥指眶筋膜。

第一节　眼球

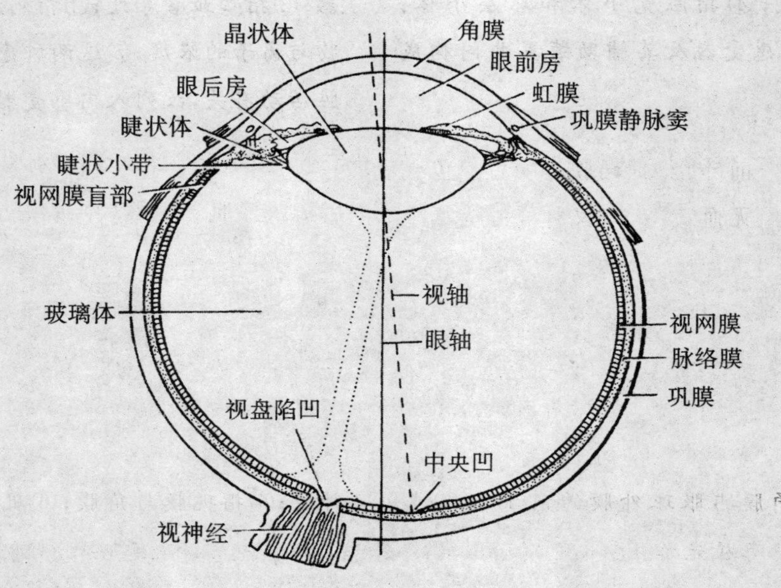

眼球的水平切面(右侧)

眼球近似球形体 后借视神经连系
连于间脑视交叉 前后正中前后极①
两极连线称眼轴 另有中纬赤道及②
表面极连称经线③ 视轴视线方向一
瞳孔中央黄斑中④ 四棱锥形眼眶依
眶内侧壁几⑤平行 九十度角外侧壁⑥
内外⑦夹角四十五 两眼视轴平行去

注:①眼球前面角膜正中点称前极,后面巩膜正中点称后极;②距前、后极相等的各点连线称眼球的中纬线或赤道;③经眼球表面前、后极的连线称经线;④视轴指瞳孔中央至视网膜黄斑中央凹的连线,与视线方向一致;⑤几乎;⑥外侧壁在视交叉处相交成 90°角;⑦眼眶内侧壁与外侧壁。

一、眼球壁

(一)纤维膜或外膜

1. 角膜

六分之一前外膜① 角膜透明且无色
富有神经无血管 三叉神经眼支括②
外凸内凹富弹性 曲度较大屈光作③
实质炎症或溃疡 可致角膜变浑浊
痊愈之后成瘢痕 失去透明视力弱
周围毛细泪房水④ 三个来源营⑤角膜

注:①角膜占眼球外膜的前 1/6;②支配;③具有屈光作用;④角膜周围的毛细血管、泪液和前房水;⑤营养。

2. 巩膜

六分之五后纤膜① 质地厚韧乳白色
前接角膜后连鞘② 表面有孔管神过③
后极内侧有筛板 穿其视神④纤维多
二膜⑤交界巩膜沟 巩静脉窦房水过⑥
后极最厚肌着处⑦ 中纬线近最薄膜
巩膜前部露眼裂 黄色黄疸脂肪着⑧

注:①巩膜占纤维膜的后 5/6;②后方与视神经的硬膜鞘相延续;③表面有许多的小孔,为血管,神经的通路;④指视神经;⑤指巩膜与角膜;⑥巩膜静脉窦是房水流出的通道;⑦眼外肌附着处较厚;⑧巩膜前部露于眼裂的部分,正常呈乳白色,黄色常是黄疸的重要体征,

老年人可因脂肪沉着略呈黄色。

(二)血管膜或中膜

外膜内面血管膜　富有血管棕黑色
又称葡萄[①]色素膜　虹膜睫状[②]脉络膜

注:①指葡萄膜;②指睫状体。

1. 虹膜

中膜最前部虹膜　呈冠状位圆盘薄
圆形瞳孔中央居　另一缘接睫状体
角膜晶状体之间　虹膜分隔后房前[①]
前房周边前房角　又称虹膜角膜角
角外侧壁小梁网　巩虹之间滤过房[②]
瞳孔括约肌周缘　缩小瞳孔副交感[③]
瞳孔开大放射排[④]　交感神经来支配
弱光远物瞳开大　强光近物瞳孔狭[⑤]

注:①指前房;②连于巩膜与虹膜之间,是房水循环的必经之路,具有滤帘作用;③由副交感神经支配;④瞳孔开大肌呈放射状排列;⑤瞳孔缩小。

2. 睫状体

睫状体中肥[①]　位于巩膜内
其后较平坦　称为睫状环
前部向内突　辐射睫状突[②]
眼球矢状断[③]　三角形状现
睫内平滑肌　称为睫状肌
支配副交感　环纵斜行纤[④]
调节晶状体　主要环形肌
环纤维收缩　牵拉力减弱
晶状体变厚　产房水另有[⑤]

注:①睫状体是中膜的肥厚部分;②呈辐射状排列的皱襞称睫状突;③指断面;④睫状肌分为环形纤维、纵行纤维和斜行纤维;⑤睫状体另有产生房水的作用。

3. 脉络膜

后三分二占中膜[①]　前薄后厚称脉络
柔软光滑含血管　具有弹性薄棕色
外邻巩膜淋巴隙[②]　内贴色素视网膜[③]
调压营养吸收光[④]　后有视神经穿过

注:①脉络膜占中膜的后 2/3;②巩膜与脉络膜之间为淋巴间隙;③内贴视网膜色素层;④有调节眼内压、营养视网膜和吸收眼内分散光线等功能。

(三)视网膜或内膜

中膜内面视网膜　视杯发生两层多[①]
色素上皮与内层　间隙造成视网脱[②]
从后向前分三部　脉络睫状及虹膜[③]
后二无光称盲部[④]　视部大厚附脉络[⑤]
接受光波变冲动[⑥]　后部最厚前渐薄
视神经起称视盘[⑦]　视盘陷凹中央坐
生理盲点不感光[⑧]　中央动静穿其过[⑨]
盘颞稍下有黄斑[⑩]　中央凹呈红褐色
此区无管最敏锐[⑪]　视锥细胞构成多

注:①由神经外胚层的视杯发生而来,

分为两层；②两层之间有一潜在间隙，是造成视网膜脱落的解剖学基础；③指视网膜脉络膜部、视网膜睫状体部和视网膜虹膜部；④睫状体部和虹膜部无感光作用，称视网膜盲部；⑤视网膜视部大而厚，附于脉络膜的内面；⑥指神经冲动；⑦视神经起始处称视神经盘；⑧盘处无感光细胞，称生理性盲点；⑨视盘陷凹中央有视网膜中央动、静脉穿过；⑩盘的颞侧约 3.5mm 稍偏下方有一黄色小区，称黄斑；⑪此区无血管，是感光最敏锐处。

二、眼球的内容物

眼球内容物　透明血管无
房水晶状玻[1]　结构似角膜
合称屈光装[2]　物象投视网[3]

注：①晶状体和玻璃体；②屈光装置；③视网膜。

(一)眼房和房水

1. 眼房

晶状睫状体　角膜之间隙
虹膜分隔成　前房后房及
前房后房间　借瞳孔联系
前房前角膜　虹膜前后壁[1]
后房前虹后　后为晶睫体[2]

注：①眼前房的后界为虹膜的前面；②后房的前界为虹膜后面的色素上皮，后界为晶状体、睫状体和睫状小带。

2. 房水

无色透明液体　充满眼房内里
维持眼压折光　角晶[1]提供营养
房水睫状体产　后房经瞳至前[2]
经角进入巩静　借睫汇入眼静[3]
瞳孔闭锁粘连　房水过瞳困难
导致增高眼压　青光眼属继发[4]

注：①指角膜和晶状体；②经瞳孔至眼前房；③房水经虹膜角膜角隙进入巩膜静脉窦，借睫前静脉汇入眼静脉；④临床上称继发性青光眼。

(二)晶状体

无色透明富弹性　不含血管和神经
虹膜玻璃体之间　呈现双凸之透镜
前曲较小后曲大　晶状体囊高弹性
平行排列晶纤维[1]　皮质较软居周围
晶状体核位中央　晶体浑浊白内障[2]
晶状体连睫状体　睫状小带悬韧[3]系
睫状小带透明坚　没有弹性交错纤[4]
晶体屈度随改变　所视物体之近远[5]
视近物时环肌收[6]　牵引睫突[7]使变厚
睫带松弛晶变凸[8]　聚焦增加屈光度[9]
晶改变曲渐减弱　核大变硬睫萎缩[10]

注：①晶状体实质由平行排列的晶状体纤维组成；②晶状体若因疾病或创伤而

变浑浊，称为白内障；③又称晶状体悬韧带；④纤维交错构成；⑤晶状体的曲度随所视物体的远近不同而改变；⑥睫状体内的环形肌收缩；⑦指睫状突；⑧睫状小带松弛，晶状体变凸；⑨屈光力度加强，使进入眼球的光线聚焦于视网膜上；⑩晶状体改变曲度的能力随年龄增长而逐渐减弱，是因为其核部逐渐变大、变硬及睫状肌逐渐萎缩之故。

(三)玻璃体

无色透明胶状①玻　表面覆被玻体膜②
填充晶体网膜③间　占球内腔大空间④
前面晶体及悬韧⑤　玻璃体凹呈凹面
他部邻膜③睫状体　支撑网膜③防剥离

注：①指胶状物质；②指玻璃体膜；②指视网膜；④约占眼球内腔的4/5；⑤指悬韧带。

第二节　眼副器

一、眼睑

眼睑分下上　位于球前方
间隙①称眼裂　保护眼屏障
上下睑结合　内外侧连合②
两端成锐角　内眦外眦找
游离缘睑缘　睫毛布前缘
睫毛弯向前　防止尘入眼
睫毛长向角　称为倒睫毛③
严重角④溃疡　瘢痕失明常
内眦较圆钝　泪湖居附近
泪湖之底部　隆起称泪阜
睑缘内侧有　隆起泪乳头⑤
顶部有泪点　泪小管开口
开口朝向后　便于泪入流

注：①指上、下睑之间的裂隙；②睑裂两侧上、下睑结合处分别称为睑内侧连合、睑外侧连合；③如果睫毛长向角膜，则为倒睫；④指角膜；⑤在上、下睑缘近内侧端各有一小隆起称泪乳头。

二、结膜

结膜薄而光滑透①　覆盖球前与睑后
富含血管分三部　睑结球结穹隆部②
睑结膜衬睑内面　球结膜盖眼球前
角膜缘处移上皮③　并与巩膜结合密
睑结球结互移行　返折处构上下穹④
下穹较浅上⑤深藏　闭合形成结膜囊
囊过睑裂与外通　各部结构不相同
沙眼好发穹与睑⑥　疱疹多见球结缘⑦

注：①透明；②睑结膜、球结膜和结膜穹隆；③移行为角膜上皮；④指结膜上穹

和结膜下穹；⑤指结膜上穹；⑥指结膜穹和睑结膜；⑦指球结膜和角膜缘部的结膜。

三、泪器

(一)泪腺

泪腺位于泪腺窝　眶上壁之前外侧
十到二十排泄管　开口上穹[①]外侧多
泪借眨眼涂球表[②]　冲洗微尘润角膜
含溶菌酶可杀菌　流向泪湖余泪多
经点小管[③]入泪囊　经鼻泪管到鼻腔

注：①指结膜上穹；②指眼球表面；③指泪点及泪小管。

(二)泪小管

连接泪点与泪囊　泪小管分下和上
分别垂直上下行　直角转内汇合成
合一[①]开口于泪囊　泪点变位泪溢症

注：①汇合一起。

(三)泪囊

眶内壁前泪囊窝　泪囊为一盲囊膜
高于内眦上盲端　下部移行鼻泪管
泪囊前过睑内韧[①]　眼轮匝肌睑部纤[②]
少量肌束跨囊[③]深　匝肌[④]收缩牵内韧[①]
扩大泪囊负压长　促使泪液流泪囊

注：①指睑内侧韧带；②指纤维；③指泪囊；④指眼轮匝肌。

(四)鼻泪管

鼻泪管为膜性管　上包骨性鼻泪管
下部鼻腔外壁深[①]　开口下鼻[②]外壁前
开口处有静脉丛　感冒黏膜肿胀充[③]
鼻泪管口下闭塞　泪液鼻腔引[④]不通

注：①指黏膜的深面；②指下鼻道；③充血；④引流。

四、眼球外肌

眼球外肌运眼肌　四块直肌二斜肌
上睑提肌属骨骼[①]　视器运动装置多
直肌共起视孔边[②]　眶上裂内总腱环
中纬线前止巩膜　上下内外各面着

注：①以上都是骨骼肌；②指视神经孔周围。

1. 上睑提肌

起自视管前上壁[①]　上直肌上向前移
前为腱膜止上睑　上睑皮肤上睑板
此肌收缩提上睑　开大眼裂由动眼[②]

注：①起自视神经管前上方眶壁；②由动眼神经支配。

2. Muller 肌

Muller 很薄小平滑[①]　起于上睑提肌下
上直穹隆间向前[②]　止于睑板之上缘
有助提睑维常位[③]　受颈交感神[④]支配
Horner 征时瞳缩小　上睑下垂眼球凹[⑤]

注：①很小的平滑肌；②在上睑提肌与上直肌、结膜穹隆之间向前下方走行；③维持上睑正常位置；④指神经；⑤指眼球内陷。

3. 上直肌

上直上睑提肌下　二十三度眼轴夹①
止于球上赤道前　瞳孔上内支动眼②

注：①与眼轴夹角约呈 23°；②收缩使瞳孔转向上内方，动眼神经支配。

4. 内直肌

内直眼球内侧边　止于球内赤道前
该肌收缩瞳转内　动眼神经来支配

5. 下直肌

下直眼球下方占　止于球下赤道前
肌收瞳孔转下内　动眼神经来支配

6. 外直肌

外直眼球外侧边　止于球外赤道前
肌收瞳孔转外侧　由展神经支配妥

7. 上斜肌

上直内直肌之间　上斜肌起总腱环
纤细肌腱过滑车①　转向后外止巩膜②
肌收瞳孔转下外　滑车神经来支配

注：①附于眶内壁前上方的滑车；②眼球赤道后方的巩膜。

8. 下斜肌

眶下内近前缘走　止于球下中纬后①
肌收瞳孔转上外　动眼神经来支配

注：①下斜肌起自眶下壁的内侧份近前缘处，向后外止于眼球下面中纬线后方的巩膜。

第三节　眼的血管和神经

一、动脉

颈内动脉穿海绵①　前床突内发出眼②
视神经下经管③入　先居神④外再上边
达眶内侧两肌⑤间　终支出眶鼻背沿
主要分支网膜中⑥　脉络虹膜与睫前⑦

注：①指海绵窦；②指眼动脉；③指视神经管；④指视神经；⑤指上斜肌和上直肌；⑥指视网膜中央动脉；⑦脉络膜动脉、虹膜动脉和睫前动脉。

1. 视网膜中央动脉

自眼动脉发出后　视神经之下方走
距球十到十五毫　视神下方穿入鞘①
视盘②穿出分上下　再分鼻颞上下小③
分布视网膜周边　分别营养鼻颞周④
用眼底镜可观察　黄斑中央无管⑤构

同名静脉相伴行　支间没有吻合口[⑥]
中央动脉阻塞时　造成全盲不可救

注：①在距眼球10～15mm处，在视神经的下方穿入视神经鞘，行于神经内直至巩膜筛板后；②指视神经盘；③再分成视网膜鼻侧上、下和颞侧上、下小动脉；④分别营养视网膜鼻侧上、下和颞侧上、下扇形区；⑤指血管；⑥该动脉分支间不吻合，也不与脉络膜内的血管吻合。

2. 脉络膜动脉

脉络膜动睫后短　视神经周穿入眼

注：脉络膜动脉又称睫后短动脉，在视神经周围穿入眼球，分布于脉络膜。

3. 虹膜动脉

睫后长动虹膜动　视神内外穿入巩[①]
二支行于二膜[②]间　各分上下虹[③]后缘
睫前动脉小支吻　形成虹膜动[④]大环
此环分支辐射走　瞳孔游缘吻小环[⑤]

注：①虹膜动脉又称睫后长动脉，在视神经内、外侧穿入巩膜；②指虹膜与脉络膜；③指虹膜；④指动脉；⑤在瞳孔游离缘处吻合成虹膜动脉小环。

4. 睫前动脉

眼动发出睫前动[①]　巩膜前部穿入巩
与虹膜动相吻合　入前[②]分支球结膜

注：①由眼动脉发出睫前动脉；②入巩膜前。

二、静脉

视网膜之中央静[①]　同名动脉相伴行
收集网膜[②]回流血　涡静球中膜外层[③]
集中构成四六条　中纬附近穿出巩[④]
收纳虹膜睫状体　以及脉络膜之静
睫前球前之虹膜[⑤]　汇入眼上眼下静

注：①指静脉，下同；②指视网膜；③涡静脉位于眼球中膜的外层；④在眼球中纬线附近穿出巩膜；⑤睫前静脉收集眼球前份的虹膜等处的血液回流。

1. 眼上静脉

眼上眶内上角走[①]　向后经裂注入窦[②]
与面吻合瓣膜无　面部感染侵袭颅[③]

注：①眼上静脉起自眶内上角；②向后经眶上裂注入海绵窦；③因其与面静脉有吻合，且无瓣膜，面部感染可经此侵袭颅内。

2. 眼下静脉

眼下静脉细小　视神经下寻找
起自眶下内壁[①]　收集附近眼肌
泪囊和睑静脉　向后两支分开
一支注眼上静　另支经裂汇丛[②]

注：①起自眶下壁及内侧壁的静脉网；②经眶下裂汇入翼丛。

三、神经

（一）视神经

起于球[①]后极内侧　穿管[②]进入颅中窝
三层被膜来包裹　延续脑之三层膜
蛛网膜下球后延[③]　球后硬膜续巩膜[④]
视神经周两腔隙　硬膜下隙蛛网膜[⑤]
颅内同名腔隙延　在眼球处成盲端
颅压增高脊压[⑥]高　波及视神周[⑦]盲管
蛛网膜下压力增　压迫视神肿视盘[⑧]

注：①指眼球；②指视神经管；③蛛网膜下隙沿视神经向眼球后部延续；④眼球后部硬脑膜与巩膜相续；⑤指蛛网膜下隙；⑥指脑脊液的压力；⑦指视神经周围；⑧指视神经盘。

（二）支配辅助结构的神经

动眼支配上睑提　上内下直下斜肌[①]
滑车神经上斜肌　展神经支外直肌
瞳扩睫体动眼副[②]　瞳孔开大交感[③]及
感觉神经三叉眼[④]　面神经支泪分泌

注：①动眼神经支配上睑提肌、上直肌、内直肌、下直肌和下斜肌；②瞳孔括约肌和睫状体肌由动眼神经内的副交感纤维支配；③指交感神经；④指三叉神经的眼支。

第十五章 前庭蜗器

前庭蜗器又称耳　外耳中耳及内耳
听感位感居内耳　声波传导外中耳

第一节 外耳

一、耳廓

1. 耳廓(一)

软骨结缔[1]构耳廓　耳廓位于头两侧
外覆皮肤下耳垂[2]　垂无软骨脂肪多[3]

注:①指弹性软骨和结缔组织;②下 1/3 为耳垂;③耳垂内无软骨,仅含结缔组织和脂肪。

2. 耳廓(二)

廓外凹凸不匀　周缘卷曲耳轮
轮起门上轮脚[1]　围成上缘后缘
连于下方耳垂　前方平行对轮[2]
脚间浅窝三角[3]　耳舟轮间凹深[4]
对轮前窝耳甲　上艇下腔两分[5]
耳屏及对耳屏　甲腔[6]通外耳门
耳屏间之切迹　耳屏对间凹痕[7]

注:①耳轮前起自外耳门上方的耳轮脚;②耳轮的前方有一与其平行的隆起,称对耳轮;③对耳轮的上端分为对耳轮上脚和对耳轮下脚,两脚之间有一三角形的浅窝,称三角窝;④耳轮和对耳轮之间的凹陷称耳舟;⑤耳甲被对耳轮脚分为上部的耳甲艇和下部的耳甲腔;⑥指耳甲腔;⑦耳屏与对耳屏之间的凹陷称耳屏间切迹。

3. 耳廓(三)

耳廓后内侧　对应前外侧
舟甲窝隆起　对应舟甲窝[1]
对耳轮之后　称为耳轮窝
对耳轮横沟　耳轮下脚折
耳轮脚对应　耳轮脚沟壑
软骨韧肌皮[2]　连于头两侧
软骨续外耳[3]　神经来源多
耳大及枕小[4]　耳额面迷舌[5]

注:①耳廓前外的耳舟、耳甲和三角窝分别对应耳廓后内的耳舟隆起、耳甲隆起和三角窝隆起;②指韧带、肌和皮肤;③指外耳道软骨;④指脊神经颈丛发出

的耳大神经和枕小神经；⑤指三叉神经发出的耳颞神经及面神经、迷走神经、舌咽神经的分支。

二、外耳道

门至鼓膜外耳道[1]　成人二五三五毫[2]
弯曲略呈“S”形　鼓前下外四五角[3]
内三分二骨性部　软骨部占外三一
成人后上婴后下[4]　鼓膜可以观察到
薄层皮肤毛囊腺　丰富感觉神末梢[5]
皮肤与膜结合紧　耳道疖肿痛难熬
耵聍腺泌黏稠液　干燥凝结塞耳道
前邻颞下颌[6]腮腺　关节活动感觉到

注：①外耳道是肌外耳门至鼓膜的管道；②成人长约 25～35mm；③鼓膜向前下外方向倾斜 45°；④成人向后上方、婴儿向后下方牵拉耳廓，可使外耳道变直；⑤外耳道表面被以薄层皮肤，皮肤内含毛囊，皮脂腺、耵聍腺和丰富的感觉神经未梢；⑥指颞下颌关节。

第二节　中耳

一、鼓室

颞骨岩鳞鼓　鼓膜围成鼓
含气不规腔[1]　略呈透镜[2]状
鼓室有六壁　骨韧管神肌[3]
黏膜覆表面　与管窦连续[4]

注：①鼓室是由颞骨岩部、鳞部、鼓部及鼓膜围成的含气不规则的小腔；②指双凹透镜；③内有听小骨、韧带、肌、血管和神经等；④与咽鼓管和乳突窦的黏膜相连续。

(一)鼓室壁

1. 外侧壁(鼓膜)

鼓室外壁为鼓膜　膜上鼓室上隐窝[1]
椭圆半透明薄膜　外耳鼓室之间隔
边缘附着颞鼓鳞[2]　朝前下外倾斜多[3]
膜周大部固环沟[4]　称紧张部灰白色
前下三角反光区　称为光锥不可没[5]
鼓膜脐凹向鼓室　中心锤骨末附着[6]
两皱襞[7]间三角区　为松弛部淡红色

注：①鼓膜上方为骨性部，即鼓室上隐窝的外侧壁；②颞骨鼓部和鳞部；③与外耳道底约成 45°～50°的倾斜角；④鼓膜周缘下 3/4 固定于鼓膜环沟内；⑤中耳的一些疾患可引起光锥改变或消失；⑥鼓膜中心内面锤骨柄末端附着处；⑦在鼓膜上部，分别向前、后形成两个皱襞。

2. 上壁

上壁鼓室盖壁　颞骨岩部承起[①]
骨密形成薄板　鼓室颅中分离[②]
中耳疾患侵壁　引起耳源颅疾[③]

注：①上壁又称鼓室盖壁，由颞骨岩部的鼓室盖构成；②是由骨密质形成的一层薄骨板，分隔鼓室与颅中窝；③指耳源性颅内并发症。

3. 下壁

下壁颈静脉壁　薄层骨板单一
凸向鼓室分隔　鼓室颈静脉窝
若未骨化骨壁　仅借黏膜结缔[①]
鼓膜鼓室手术　易伤颈静[②]血出

注：①若该壁未骨化形成骨壁，则仅借黏膜和纤维结缔组织分隔鼓室和颈静脉球；②指颈静脉球。

4. 前壁

前壁颈动脉壁　颈动脉管外壁
壁薄骨板分离　其上岩鳞交际[①]
肌咽鼓管两部　咽鼓鼓膜张肌[②]

注：①颞骨岩部与鳞部交界处；②肌咽鼓管的上部为鼓膜张肌半管，下部为咽鼓管半管。

5. 内侧壁

内侧壁为迷路壁　内耳前庭外侧壁
耳蜗第一圈隆凸　成岬中部圆隆起
卵圆小孔岬后上　有前庭窗多封闭
岬后下方有蜗窗　第二鼓膜声波及[①]
面神经管凸面神[②]　前庭窗后弓隆起
面神经门入内耳　入面神管内耳底[③]
此管甚薄或缺如　炎症手术易伤及

注：①蜗窗或圆窗，称为第二鼓膜，在鼓膜穿孔时，此膜可以直接受到声波的振动；②内藏面神经；③面神经经内耳门入内耳道，在内耳道底前上部入面神经管。

6. 后壁

乳突壁后邻乳突　上有乳突窦口驻
鼓室借窦通小房[①]　中耳炎症易侵入
口内[②]外半规管凸　口下锥隆起骨突[③]
锥隆[④]内藏镫骨肌　腱从锥尖小孔出[⑤]
面神经管内转后[⑥]　垂直下行出茎乳[⑦]
孔上五毫鼓索出　经索后孔鼓室入[⑧]

注：①指乳突小房；②乳突窦入口的内侧；③乳突窦入口的下方有一骨性隆起，称为锥隆起；④指锥隆起；⑤镫骨肌腱从锥隆起尖端的小孔伸出；⑥由鼓室内侧壁转至后壁；⑦指茎乳孔；⑨在茎乳孔上约 5mm 有鼓索自面神经管穿出，经鼓索后小孔进入鼓室。

(二)鼓室内的结构

室内三块听[①]　锤骨砧骨镫

二肌一神经　　空气压相等[2]

注：①指听骨；②与大气压相等的空气。

1. 听小骨

(1)锤骨

形如鼓槌锤骨　　头柄外突前突
头与砧体成关[1]　　位于鼓室上隐[2]
借韧[3]连于上壁　　柄附鼓膜脐区
张肌附着上端[4]　　前突连于鼓前[5]
鼓膜紧张松弛　　外突分界标志[6]

注：①锤骨头与砧骨体形成砧锤关节；②指上隐窝；③指韧带；④柄的上端有鼓膜张肌附着；⑤指鼓室前壁；⑥外侧突为鼓膜紧张部与松弛部分界标志。

(2)砧骨

砧骨形如砧　　有体脚长短
体头成砧锤[1]　　长脚砧镫关[2]
短脚以韧带　　鼓室后壁连

注：①砧骨体与锤骨头形成砧锤关节；②长脚与镫骨头形成砧镫关节。

(3)镫骨

镫骨分头颈　　两脚一底成
底窗韧连上[1]　　封闭前庭窗

注：①底借韧带连于前庭窗的周围。

(4)听骨链

锤柄连于鼓膜上　　镫底封闭前庭窗
鼓膜前庭窗之间　　关节韧带连成链[1]
锤骨前突砧骨短[2]　　杠杆系统固定点
鼓膜接受声波冲　　链动底窗内外动[3]
炎症引起听骨粘　　韧带硬化活受限[4]
声波振动不能转[5]　　不传内耳听力减

注：①即听骨链；②指砧骨短脚；③听骨链相继运动，使镫骨底在前庭窗作内外运动；④指听骨链活动受限；⑤不能转换成机械能下传。

2. 运动听小骨的肌

鼓膜张肌起咽管[1]　　止于锤骨柄上端
三叉下颌神支配[2]　　收缩可使鼓膜陷
镫骨肌位锥隆起　　腱经小孔入室里[3]
止于镫颈拉镫头　　镫底前庭窗分离[4]
解除鼓膜紧张态　　减低迷路内压力
接受面神经支配　　鼓膜张肌拮抗肌

注：①起自咽鼓管软骨上壁部、蝶骨大翼；②受三叉神经的下颌神经支配；③腱经锥隆起尖端的小孔进入鼓室；④收缩时将镫骨头拉向后方，使镫骨底前部离开前庭窗。

二、咽鼓管

保持气压[1]咽鼓管　　鼻咽鼓室两部连
前内软骨后外骨　　软骨约占长大半[2]
外下开放半管槽　　结缔组膜封闭管[3]
后外开口室前壁　　骨性约占三分一

两部交界腔最窄　仅一二毫管峡在[④]
咽口[⑤]平时关闭状　吞咽张口暂开放
小儿咽管短而宽　咽部感染室[⑥]蔓延

注：①保持鼓膜内、外两面的压力平衡；②咽鼓管软骨约占其长度的2/3；③由结缔组织膜封闭形成管；④仅1～2mm，称咽鼓管峡；⑤指咽鼓管咽口；⑥指鼓室。

三、乳突窦和乳突小房

乳突窦室上　隐窝之后方[①]
前开口后上[②]　后下连小房[③]
鼓室小房间　交通要道当
小房乳突内　含气小隙腔
相互间连通　大小形异样
腔内覆黏膜　延续窦室腔[④]
中耳炎经窦　侵犯乳小房[⑤]

注：①乳突窦位于鼓室上隐窝的后方；②向前开口于鼓室后壁上部；③指乳突小房，下同；④与乳突窦和鼓室的黏膜相延续；⑤中耳炎症可经乳突窦侵犯乳突小房而引起乳突炎。

第三节　内耳

内耳又称迷路　位于颞骨岩部
鼓室内耳之间[①]　听觉位觉之感[②]
构造复杂不规[③]　膜迷骨迷之内[④]
骨迷骨密围成　耳蜗半规前庭[⑤]
膜迷管腔密闭　前庭半规蜗迷[⑥]
膜迷膜骨间充　内外淋巴不通[⑦]

注：①位于鼓室内侧壁和内耳道底之间；②为听觉和位置觉感受器的主要部分；③形状不规则；④膜迷路套在骨迷路内；⑤骨迷路由骨密质围成，包括耳蜗、前庭、骨半规管；⑥膜迷路是密闭的膜性管腔或囊，可分为前庭迷路、膜半规管和蜗迷路；⑦膜迷路内充满内淋巴，膜迷路与骨迷路之间充满外淋巴，内、外淋巴互不相通。

一、骨迷路

(一)前庭

骨迷中间为前庭　不规则腔椭圆形
前部较窄通耳蜗　后部较宽五个孔
相通三个半规管　前后内外四壁庭
外壁鼓室内侧壁　前庭窗及蜗窗屏
镫底[1]封闭前庭窗　蜗窗第二鼓膜封
内壁内耳道底后　穿壁前庭蜗神经
内面倒"Y"前庭嵴　椭圆囊隐[2]椭圆形
球囊隐窝蜗管隐[3]　前庭水管内外通[4]
外口外下囊小窝　内淋巴囊其间容[5]
前壁较窄有入口[6]　通螺旋管之前庭[7]
后壁略比前壁宽　五个开口半规管[8]

注:①指镫骨的底;②指椭圆囊隐窝;③指蜗管隐窝;④前庭水管内口经前庭水管通前庭水管外口;⑤前庭水管外口的外下方有一容纳内淋巴囊的硬脑膜部内淋巴囊小窝;⑥指蜗螺旋管入口;⑦通入蜗螺旋管的前庭阶;⑧有半规管的5个开口。

(二)骨半规管

骨半规管三半环[1]　分别位于三个面
彼此互成直角排　前骨外骨后骨半[2]
前骨半规弓向上　外骨弓向外侧方
后骨半规弓后外　三个半规中最长
每规两脚连前庭　一脚膨大壶腹称[3]
另脚细小单骨脚　总脚前后单合成[4]

注:①3个半环形骨管;②分别为前骨半规管、外骨半规管和后骨半规管;③每个骨半规管皆有2个骨脚连于前庭,1个骨脚膨大称壶腹骨脚,脚上膨大部称骨壶腹;④前、后2个单骨脚合成1个总骨角。

(三)耳蜗

似蜗牛壳前庭前　蜗轴以及蜗螺旋[1]
蜗底朝向内耳底[2]　尖[3]称蜗顶朝外前
顶底之间骨松质　称为蜗轴管神穿[4]
蜗螺旋管中空密[5]　绕轴旋转两圈半
蜗底管大[6]通前庭　蜗顶管小终盲端
管内轴伸一骨板　骨螺旋板呈螺旋[7]
到达蜗顶离螺轴　螺旋板钩形似镰
螺旋板根有细管　围绕蜗轴作旋转
称此蜗轴螺旋管　蜗神经节其内含
骨螺[8]将管分上下　前庭上半鼓下半[9]
另有蜗孔共围成　二阶相通经蜗孔

注:①指蜗螺旋管;②指内耳道底;③指耳蜗尖;④蜗神经和血管穿行;⑤中空的螺旋状骨密质骨管;⑥管腔较大;⑦螺旋形骨板;⑧指骨螺旋板的游离缘;⑨上半为前庭阶,下半为鼓阶。

二、膜迷路

膜性管囊膜迷路　骨迷路内纤维固[1]
椭圆球囊膜半规[2]　以及蜗管共四部

内充内淋[3]互连通　椭圆球囊骨迷路[4]
膜半规管骨半规[5]　蜗螺旋管蜗管位[6]

注:①借纤维束固定于骨迷路的壁上;②椭圆囊、球囊、膜半规管;③指内淋巴液;④椭圆囊、球囊位于骨迷路的前庭内;⑤骨半规管内;⑥蜗管位于耳蜗的蜗螺旋管内。

(一)椭圆囊和球囊

1. 椭圆囊

前庭后上椭圆囊　椭圆囊之隐窝藏
囊之后壁五个孔　三膜半规管相通
前以椭圆球囊管[1]　连接球囊内导管[2]
内淋巴管通向囊[3]　颞骨岩部后面藏
囊上底前感上皮　椭圆囊斑位感器[4]
感头静位直线变　前庭神经囊支传[5]

注:①指椭圆囊球囊管;②指内淋巴导管;③内淋巴导管通向内淋巴囊;④椭圆囊上端的底部和前壁上有感觉上皮,称椭圆囊斑,是位觉感受器;⑤感受头部静止的位置和直线变速运动引起的刺激,其神经冲动沿前庭神经的椭圆囊支传入。

2. 球囊

球囊较小球囊隐[1]　前连合管蜗管连[2]
后借椭圆球囊管　以及内淋连椭圆[3]
球囊前上球囊斑　与椭圆囊直角面[4]
感头静位直线变　前庭神经囊支传[5]

注:①位于椭圆囊前下方的球囊隐窝内;②向前下以连合管与蜗管相连;③向后借椭圆囊球囊管及内淋巴导管连接椭圆囊和内淋巴囊;④在球囊的前上壁,有感觉上皮,称球囊斑,与椭圆囊位于互成直角的平面上;⑤感受头部静止的位置和直线变速运动引起的刺激,其神经冲动沿前庭神经的球囊支传入。

(二)膜半规管

形态似于骨半规[1]　套于同名半规[1]内
管经四一三一骨[2]　球形膨大膜壶腹
壶腹壁上壶腹嵴　是为位觉感受器
感受头部旋转变[3]　相互垂直三嵴[4]间
三维空间运动转　前庭神经壶腹传[5]

注:①指骨半规管;②其管径为骨半规管的1/4～1/3;③指旋转变速运动的刺激;④指3个膜半规管内的壶腹嵴;⑤将人体在三维空间中的运动变化转变为神经冲动,经前庭神经的壶腹支传入。

(三)蜗管

蜗螺旋管内蜗管　一端蜗顶小盲端[1]
一端前庭球囊通[2]　水平断面三角形
螺旋膜上螺旋器　又称"Corti"听感器[3]

注:①一端在蜗顶,顶端为细小的盲端;②一端在前庭,借连合管与球囊相通;

③又称 Corti 器，是听觉感受器。

1. 空气传导

耳廓收集声波　经外[1]传至鼓膜
引起鼓膜振动　三听小骨随动[2]
声转机能放大　镫底传至前庭[3]
前庭阶内外淋[4]　波动传向蜗孔
鼓阶第二鼓膜　外凸消失波动
也可直振基膜　刺螺产生冲动[5]
经蜗神经传入　中枢听觉产生
如若鼓膜穿孔　直传空气振动
波及第二鼓膜　鼓阶外淋[4]波动
基膜振动刺螺[6]　产生听觉途径

注：①指外耳道；②中耳内 3 个听小骨构成的听骨链随之运动；③声波转换成机械能并放大，经镫骨底板传至前庭窗；④指外淋巴；⑤也可直接使基底膜振动，刺激螺旋器并产生神经冲动；⑥使基底膜振动以兴奋螺旋器。

2. 骨传导

声波冲击鼓膜振[1]　可经颅骨迷路[2]传
内耳内淋巴流动　刺激螺旋产冲动[3]

注：①指振动；②指骨迷路；③刺激基底膜上的螺旋器产生神经兴奋冲动。

3. 传导性耳聋和神经性耳聋

外耳中耳疾病　引起传导耳聋
空气传导阻断　骨导[1]代偿功能
听觉传导通路　内耳及蜗神经
听觉中枢疾患　引起神经耳聋
气导骨导[2]正常　但为完全耳聋

注：①指骨传导；②指空气传导和骨传导。

三、内耳的血管、淋巴和神经

（一）内耳的血管

1. 动脉

内耳动脉来自迷　发自小脑或基底[1]
内听动脉穿内门[2]　前庭支及蜗支分
前庭布于椭球半[3]　蜗支分布螺旋管[4]
耳后发出茎乳动[5]　三支动脉均为终[6]
颈椎肥大椎脉阻[7]　基底动脉供不足
影响内耳血供应　从而产生眩晕症

注：①内耳的动脉来自迷路动脉（内听动脉），多发自小脑前下动脉或基底动脉；②指内耳门；③前庭支分布于椭圆囊、球囊和半规管；④指蜗螺旋管；⑤由耳后动脉发出的茎乳动脉分布到部分半规管；⑥均为终动脉，不能相互代偿；⑦椎动脉血供受阻。

2. 静脉

静脉合成迷路静[1]　汇入岩上下窦横[2]

注：①指迷路静脉；②或横窦。

（二）内耳的淋巴

外淋巴液似脑脊[1]　含钠丰富含钾低

前庭迷路后通半[2] 向前通于耳窝前[3]
继经蜗孔进入鼓[4] 过导水管引流蛛[5]
蜗导水管位颞岩 内口蜗窗膜内面[6]
内耳膜迷内淋巴 类似胞液富含钾[7]
所含电解质钠泵[8] 引流至囊再入静[9]
前庭导水管起前[10] 开于外口颞骨岩
距内耳门十一厘 呈裂缝状骨嵴庇[11]

注:①成分与脑脊液相似;②指半规管;③指耳蜗的前庭阶;④指鼓阶;⑤通过耳蜗导水管向蛛网膜下隙引流;⑥耳蜗水管内口位于蜗窗膜的内侧;⑦类似细胞内液,富含 K^+,Na^+ 很少;⑧内淋巴所含电解质分子大小、浓度受钠泵调节;⑨引流至内淋巴囊,再进入周围的静脉丛内;⑩指前庭内侧壁;⑪常有骨嵴庇护。

(三)内耳的神经

内耳前庭蜗神经 前庭神经三组成
上支椭圆囊壶腹 下支球囊穿前庭[1]
后支半规壶腹嵴[2] 称为后壶腹神经
蜗螺旋之神经节 与突[3]组成蜗神经
周突[4]布于螺旋器 中突[3]经内入颅中

注:①下支穿前庭下区的小孔分布至球囊斑,为球囊神经;②后支分布至后膜半规管的壶腹嵴;③指中枢突;④指周围突。

四、内耳道

内耳门到耳道底[1] 内耳道长十厘米
位于颞岩后中部 内有前庭蜗面迷[2]
内耳道底有横嵴 上下两部分隔齐
上前有孔面神[3]过 上部后份庭上区[4]
椭圆壶腹神经[5]过 下前蜗神[6]过蜗区
下后球囊神经通 壶腹神经过孔一

注:①指内耳道底;②内有前庭蜗神经、面神经和迷路动脉穿行;③指面神经;④指前庭上区;⑤指椭圆囊壶腹神经;⑥指蜗神经。

附:其他感受器

一、嗅器

鼻腔上部有嗅器 上鼻甲及相对鼻[1]
膜[2]内双极嗅细胞 细胞远端有纤毛
嗅中枢突嗅丝构[3] 穿过筛板入嗅球

注:①指鼻中隔部分;②指黏膜;③嗅细胞的中枢突集成嗅丝(约 20 条)。

二、味器

味器即味蕾 菌轮叶乳内[1]
软腭会厌处 有味蕾分布
味蕾呈卵圆 底部达基板
神经从此进 顶端味孔连[2]
酸甜苦与咸 面神经舌咽[3]

注:①嵌于舌的菌状乳头、轮廓乳头和叶状乳头的上皮内;②顶端借味孔通连口腔;③指舌咽神经。

三、皮肤

皮肤身体表层　柔软而有弹性
手掌侧面足跖　缺囊有嵴抗磨[1]
身体背侧伸侧　厚于腹侧屈侧
皮含表皮真皮　深面疏松结缔
皮下组织浅筋　淋巴管结血管[2]
附属结构毛发　脂汗[3]乳腺指甲

注:①手掌侧面和足跖侧面皮肤最厚,缺乏毛囊,具有皮嵴,以抗抵摩擦;②皮肤深面主要由疏松结缔组织构成的皮下组织,即浅筋膜构成,其内含有血管、淋巴管和浅淋巴结等;③指皮脂腺、汗腺。

1. 表皮

表皮复层鳞状　最厚足底手掌
没有血管分布　色素细胞含量[1]

注:①肤色决定于表皮内色素细胞的多少。

2. 真皮

真皮位于表皮深　胶原纤维弹性纤[1]
含有毛发和腺体　以及管神[2]淋巴管

注:①主要由胶原纤维和弹性纤维交织构成;②指血管、神经及其末梢。

3. 皮褶和分裂线

关节屈伸皮褶线[1]　真皮与深紧相连[2]
真皮胶原平行排[3]　形成纹理分裂线
沿分裂线作切口　伤口愈合小瘢痕

注:①位于关节屈侧或伸侧皮肤的褶线称皮褶;②其真皮借结缔组织与深面结构紧密相连;③真皮内的胶原纤维按一定方向平行排列。

4. 皮肤的功能

防止体内液体出　防止体外物[1]侵入
排泄废物调体温[2]　感受痛温和压触

注:①指病原微生物和化学物质等;②指汗腺分泌汗液的作用。

神经系统

第十六章　总　论

神经系统组成　脑脊[①]周围神经
亿万神经细胞　复杂结构功能
维持体外统一[②]　调控[③]其他系统
活动方式反射　反射弧之组成
感受传入[④]中枢　传出神经效应[⑤]

注:①指脊髓;②维持机体与外环境间的统一;③调节和控制;④感受器和传入神经;⑤指效应器。

一、神经系统的区分

分为中枢和周围　中枢包括脑脊髓
周围脑脊相连上　脑脊神经和内脏[①]
躯体内脏周分出[②]　传入传出交感副[③]

注:①周围神经指与脑和脊髓相连的神经,即脑神经、脊神经和内脏神经;②周围神经又分为躯体神经和内脏神经;③在周围神经中,感觉神经又称传入神经,运动神经又称传出神经,内脏运动神经又分为交感神经和副交感神经。

二、神经系统的组成

(一)神经元

1. 神经元的构造

神经元称神经细[①]　大小形态有差异
分为胞体和突起　胞体内含尼氏体
尼氏体称核蛋白[②]　合成蛋白之场地
神经元纤维支持[③]　物质运输有关系
细胞内无中心体　成熟之后不分裂
树突轴突二突起　多极神经树突棘[④]
轴突粗细长短异　长度可超过一米
传导装置少核糖[⑤]　轴浆运输细胞器[⑥]

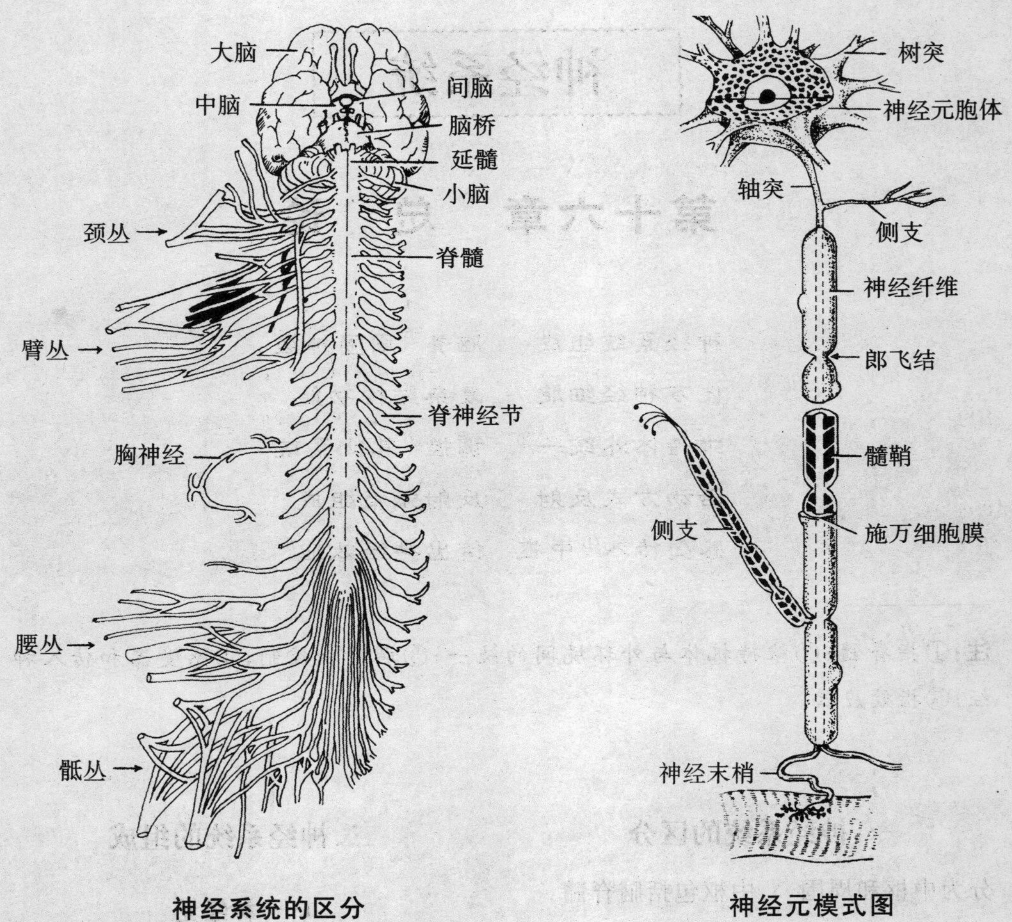

神经系统的区分　　神经元模式图

如果胞体受损伤　轴突变性死亡必

注：①指神经细胞；②指核蛋白体；③对神经细胞有支持作用；④多极神经元的树突具有小突起，称树突棘；⑤缺少核糖体；⑥新合成的大分子并组装成细胞器的过程在胞体内完成，细胞器在胞体与轴突之间进行单向或双向流动，称轴浆运输。

2. 神经元的分类

神经元之分类繁　　据突起数可分三

假单极元"T"分叉[①]　周围中枢各一边

脑脊神经节之中　　属此感觉神经元

胞体两端各突起　　称为双极神经元

视网膜之双极细[②]　内耳前庭蜗神感[③]

多极多树一轴突[④]　中枢多属此类元

依据功能传导向 可分三类神经元
感觉运动及联络 感觉双极及假单[5]
多极神经属运动[6] 联络多极感运间[7]
根据轴突之长短 分为两类中间元[8]
高尔基之Ⅰ Ⅱ型 Ⅰ型轴长Ⅱ型短
Ⅰ型称为投射性[9] Ⅱ型局部中间元[10]
根据递质之不同 可分四类神经元
胆碱能及单胺能[11] 去甲多巴茶酚胺
5—羟色胺及组胺 分布中枢周围边[12]
氨基酸能神经元 氨基丁酸[13]谷氨酸
肽类物质为递质 称为肽能神经元

注：①假单极神经元自胞体只发出一个短突起，很快呈"T"形分叉为2支；②指双极细胞；③内耳的前庭神经节和蜗神经节内的感觉神经元；④多极神经元有多个树突和一个轴突；⑤假单极和双极神经元即属感觉神经元；⑥多极神经元属运动神经元；⑦联络神经元是在中枢部内位于感觉和运动神经元之间的多极神经元；⑧指中间神经元；⑨指投射性中间神经元；⑩指局部中间神经元；⑪指胆碱能神经元及单胺能神经元；⑫指中枢和周围神经系；⑬指γ-氨基丁酸。

3. 神经纤维

神经纤维较长突[1] 髓鞘神经膜包住
髓鞘膜包髓纤维 仅为膜包称无髓[2]
施万细胞轴突绕 同心圆板周髓鞘[3]
施万细胞核质膜 位于表面神经膜
中枢神经髓鞘成 少突胶质细胞形[4]
髓鞘包轴[5]外分节 相邻节间郎飞节
冲动[6]跳跃方式传 粗厚传快否传慢[7]

注：①指突起；②被髓鞘和神经膜共同包裹称有髓纤维，仅为神经膜包裹为无髓纤维；③周围神经的髓鞘是由施万细胞环绕轴突所形成的同形圆板层；④由少突胶质细胞的突起所形成；⑤指轴突；⑥指神经冲动；⑦神经纤维越粗、髓鞘越厚，其传导速度越快。

4. 突触

神经元间元效间[1] 感受器与神经[2]间
元[3]近终末分细支 末端膨大突触前[4]
触前末鞘称终扣 终扣表面突触点[5]
轴轴树树体体突 轴树轴体最多见[6]
突触依靠化学物 神经递质冲动传
化学突触分三部 突触间隙及后前[7]
前部小泡及前膜[8] 神经递质释放间[9]
作用突触后膜变[10] 电位变化冲动传
另有少数电突触 直接引起电位变

注：①神经元与效应器之间；②指神经细胞；③指神经元；④指突触前末梢；⑤神经元通过终扣与其他神经元或效应器细胞的表面接触称突触；⑥突触有很多类型，其中以轴—树或轴—体最多见，另有轴—轴，树—树及体—体突触；

⑦指突触前部、突触后部和突触间隙；⑤指突触小泡和突触前膜；⑧释放到突触间隙；⑩使突触后膜上受体蛋白或离子通道构型发生改变。

（二）神经胶质

神经胶质细胞　传递功能缺少
数量十五十倍[①]　受体离子通道[②]
支持营养保修[③]　调节[④]作用重要
保持分裂能力　形成瘢痕必要[⑤]
可分两大类别　胶质细胞大小[⑥]
星形施万少突[⑦]　后二形成髓鞘
星形量多复杂　原浆纤维细胞[⑧]
分布灰质白质　巨噬细胞小胶[⑨]
另有衬附腔管　室管膜之细胞[⑩]

注：①其数量是神经细胞的10～50倍；②有许多神经递质的受体和离子通道；③保护和修复；④对神经系统活动的调节；⑤在病理情况下，星形胶质细胞增殖可形成瘢痕；⑥大胶质细胞和小胶质细胞；⑦大胶质细胞包括星形胶质细胞、施万细胞和少突胶质细胞；⑧星形胶质细胞数量最多，功能最复杂，又分为原浆性星形细胞和纤维性星形细胞；⑨小胶质细胞是神经系统的巨噬细胞；⑩另有室管膜细胞，是衬附于脑室腔面和脊髓中央管内面的胶质细胞。

三、神经系统的常用术语

灰质中枢部　胞体及树突[①]
大小脑表面　皮质成层布
神经核皮外　胞体聚团柱[②]
白质神[③]纤维　中枢集聚部
髓质二脑白　位深皮包住[④]
神经纤维聚　白质纤维束
起止行程功　基本相同故[⑤]
神经节周围[⑥]　胞体集聚处
感觉神经节　内脏运传出[⑦]
神经指纤维　集聚周围部
外膜束膜内　包绕结缔组[⑧]

注：①在中枢部，神经元胞体及其树突的集聚部位称灰质；②神经核是在中枢部皮质以外，形态、功能相似的神经元胞体聚集成团、柱而形成；③指神经；④位于大、小脑的白质因被皮质包绕而位于深部，称为髓质；⑤在白质中，起止、行程和功能基本相同的神经纤维集合在一起称为纤维束；⑥在周围部；⑦由传出神经元胞体集聚而成的、与支配内脏活动有关的称内脏运动神经节；⑧神经外膜、神经束膜和神经内膜，分别指包绕神经外、神经束和每根神经纤维的结缔组织。

第十七章　中枢神经系统

第一节　脊髓

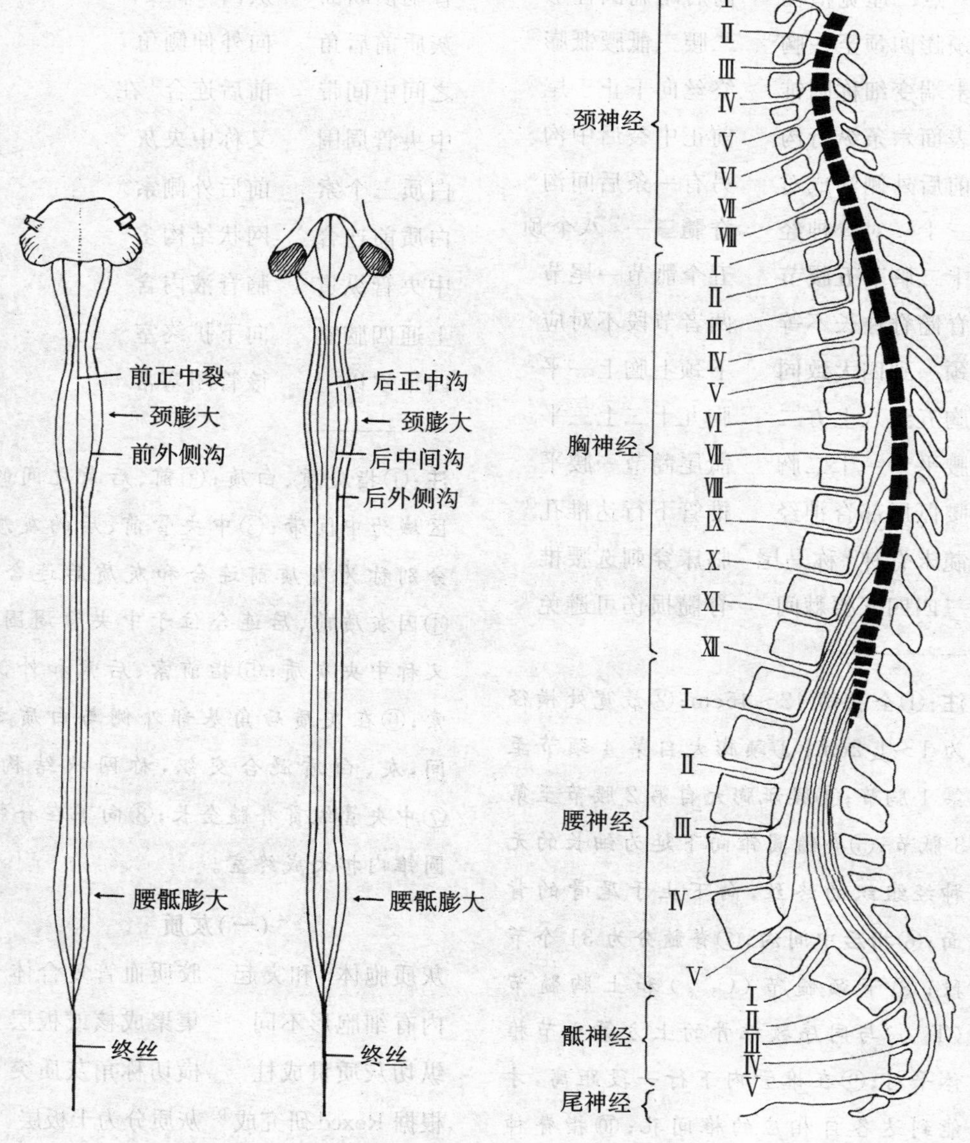

脊髓　　　　脊髓节段与椎骨序数的关系

一、位置和外形

脊髓位于椎管内　枕骨大孔连延髓
下平第一腰椎体　全长四二四五厘[①]
一点二厘宽横径[②]　前后略扁圆柱形
颈膨四颈至一胸[③]　二腰三骶腰骶膨[④]
末端变细称圆锥　终丝向下止于尾[⑤]
表面六条纵行沟　前正中裂后中沟
前后外侧沟成对　另有一条后间沟[⑥]
三十一对脊神经　脊髓三一[⑦]八个颈
十二胸节五腰节　五个骶节一尾节
脊髓脊柱长不等　两者节段不对应
颈一到四大致同　下颈上胸上一平[⑧]
胸五到八上方二　胸九十二上三平
腰平十一十二胸　骶尾髓节一腰平
腰骶尾部脊神经　椎管下行达椎孔[⑨]
髓末脊神[⑩]称马尾　临床穿刺选腰椎
三四四五腰棘间　脊髓损伤可避免[⑪]

注:①全长约42～45cm;②最宽处横径为1～1.2cm;③颈膨大自第4颈节至第1胸节;④腰骶膨大自第2腰节至第3骶节;⑤脊髓圆锥向下延为细长的无神经组织的终丝,向下止于尾骨的背面;⑥指后中间沟;⑦脊髓分为31个节段;⑧下颈髓节(C_{5-8})和上胸髓节(T_{1-4})与同序数椎骨的上方第1节椎体平对;⑨在椎管内下行一段距离,才能到达各自相应的椎间孔;⑩指脊神经;⑪选第3、4或第4、5腰椎棘突之间进行蛛网膜下隙穿刺或麻醉,以避免损伤脊髓。

二、脊髓的内部结构

脊髓横断面　灰白[①]中央管
灰质前后角　向外伸侧角
之间中间带[②]　前后连合[③]在
中央管周围　又称中央灰[④]
白质三个索　前后外侧索[⑤]
白质前连合　网状结构多[⑥]
中央管纵贯[⑦]　脑脊液内含
上通四脑室　向下扩终室[⑧]
四十岁以上　该管闭塞常

注:①指灰质、白质;②前、后角之间的区域为中间带;③中央管前、后的灰质分别称为灰质前连合和灰质后连合;④因灰质前、后连合位于中央管周围,又称中央灰质;⑤指前索、后索和外侧索;⑥在灰质后角基部外侧与白质之间,灰、白质混合交织,称网状结构;⑦中央管纵贯脊髓全长;⑧向下在脊髓圆锥内扩大成终室。

(一)灰质

灰质胞体[①]和突起　胶质血管复合体
内有细胞形不同　集聚成核或板层[②]
纵切灰质贯成柱　横切称角灰质突[③]
根据Rexed研究成[④]　灰质分为十板层
Ⅰ层后角边缘核　内有粗细纤维过

Ⅱ层分析加工痛⑤　称胶状质不着色⑥
Ⅲ、Ⅳ后角固有核　接受后根传入多
Ⅰ至Ⅳ层后角头　延续三叉脊束核⑦
皮感痛温触压觉　初级传入纤维末⑧
Ⅴ层位于后角颈　外三分一网状核⑨
Ⅵ层后角基底部　颈腰骶膨细胞多
ⅤⅥ后根本体感⑩　调节运动密相关
Ⅶ层占据中间带　胸背中间内侧外⑪
另有骶副交感核　副交节前胞体在⑫
前角底部Ⅷ层位　膨大仅限前角内⑬
Ⅸ层前角运动群　前角内外运动元⑭
另有中间运动元　前角连合终对前⑮
Ⅹ层中央管周围　灰质前后连合汇

注：①指神经元胞体；②脊髓灰质内有各种不同大小、形态和功能的神经细胞，并且聚集成群或层，称为神经核或板层；③在横切面上，这些灰质柱呈突起状称为角；④指成果；⑤指痛觉信息；⑥以髓鞘染色法不着色；⑦向上与三叉神经脊束核的尾端相延续；⑧是皮肤外感受性（痛、温、触、压觉）的初级传入纤维终末和侧支的主要接受区；⑨外侧部占1/3，形成网状结构（即网状核）；⑩板层Ⅴ～Ⅵ接受后根本体感觉性初级传入纤维等；⑪指胸核（又称背核）、中间内侧核及中间外侧核；⑫是副交感神经节前神经元胞体所在的部位；⑬在颈、腰膨大处仅限于前角内侧部；⑭指前角内侧核、前角外侧核，前角运动神经元包括α-运动神经元和γ-运动神经元；⑮前角连合核发出轴突，终于对侧前角。

（二）白质

白质上行纤维束　下行纤维短固有①
上行感信传脑中②　下行从脑下传冲③
固有起止在脊髓　段内段间反射为④
躯干四肢冲⑤入髓　后根入髓分外内⑥
内沿后角入后索⑦　降入灰质升楔薄⑧
外细无髓有髓构　上下一二入髓后
胶质背外聚成束　束发侧终后角入⑨
后根外细脏痛温⑩　内粗精细触压本⑪

注：①白质可分为长的上行纤维束、下行纤维束和短的固有束；②上行纤维束将不同的感觉信息上传到脑；③下行纤维束从脑的不同部位将神经冲动下传到脊髓；④完成脊髓节段内和节段间反射活动；⑤指传入的冲动；⑥后根进入脊髓时分内、外侧两部分；⑦内侧部纤维粗，沿后角内侧部进入后索；⑧降支进入脊髓灰质，升支组成薄束、楔束；⑨外侧部由细的无髓和有髓纤维组成，这些纤维进入脊髓上升或下降1～2节，在胶状质背外侧聚成背外侧束，从此束发出侧支或终支进入后角；⑩后根外侧部的细纤维传导痛觉、温度觉和内脏感觉信息；⑪内侧部的粗纤维传导精细触压觉和本体感觉。

1. 上行纤维(传导)束(又称感觉传导束)

(1)薄束和楔束

脊神后根内侧部　后索延续薄楔束[①]
薄五胸下楔四上　二束成自脊中突[②]
脊神周突[③]至肌腱　关节以及皮肤感[④]
五下薄束全后索　四上外楔内侧薄[⑤]
薄楔传导同侧半[⑥]　肌腱关节本体感
位置运动震动觉　皮肤精细之触觉
后索病变不能传[⑦]　闭目位置[⑧]确定难
站立身体摇倾斜　物体性状难辨别

注:①薄束、楔束是脊神经后根内侧部的粗纤维在同侧后索的直接延续;②薄束、楔束分别成自第5胸节以下和第4胸节以上的脊神经节细胞中枢突;③指脊神经周围突;④指感受器;⑤薄束在第5胸节以下占据后索的全部,在胸4以上只占后索的内侧部,楔束位于后索的外侧部;⑥指下半身和上半身;⑦本体感觉和精细触觉的信息不能上传入大脑皮质;⑧指肢体所处的位置。

(2)脊髓小脑束

脊髓小脑后束　外索[①]周边后部
起自同Ⅶ[②]背核　少许来自对侧
上行终于小脑[③]　二腰以上节高[④]
后束前方前束[⑤]　腰骶膨大起处
Ⅴ到Ⅶ层之外[⑥]　后角基底中带[⑦]
大部交叉上行　小脑皮质浅层[⑧]
下肢下部躯干　本体感觉外感[⑨]
后束协调精细[⑩]　前束整个肢体[⑪]

注:①指外侧索;②指同侧板层Ⅶ;③指小脑皮质;④此束仅见于L_2以上脊髓节段;⑤指脊髓小脑前束;⑥指板层Ⅴ～Ⅶ层的外侧部;⑦相当于后角基底部和中间带的外侧部;⑧经小脑上脚进入小脑皮质;⑨此二束传递下肢和躯干下部的本体感觉和外感觉信息至小脑;⑩后束传递的信息与肢体个别肌的精细运动和姿势的协调有关;⑪前束传递的信息与整个肢体的运动和姿势有关。

(3)脊髓丘脑束

脊髓丘脑分侧前[①]　侧束位于外索前[②]
与邻纤维有重叠　传递后根痛温觉[③]
前束前索及前根　传递粗触压痒信[④]
起自脊灰[⑤]板层Ⅰ　板层Ⅳ到板层Ⅶ
纤经白质前连合　上节对侧外前索[⑥]
上行脑干下部候　前束加入内侧丘[⑦]
侧束自成脊丘系[⑧]　二者均止丘脑一
该束脊髓有定位　骶腰胸颈外向内
一侧该束损伤时　对侧[⑨]痛温觉消失

注:①脊髓丘脑束可分为脊髓丘脑侧束和脊髓丘脑前束;②指外侧索的前半部;③传导由后根细纤维传入的痛、温觉信息;④传导由后根粗纤维传入的粗触、压、痒觉信息;⑤指脊髓灰质;⑥纤

维经白质前连合越边后在上一节对侧半的外侧索和前索上行；⑦指内侧丘系；⑧指脊髓丘系；⑨指对侧损伤平面1～2节以下的区域。

2. 下行纤维(传导)束

下行运动传导束[①]　起自脑内不同部
止于脊髓前侧角　锥体及外两分布[②]
锥体皮脊皮延髓[③]　锥外红核前庭束[④]

注：①下行纤维束又称运动传导束；②管理骨骼肌的下行纤维束分为锥体系和锥体外系；③锥体系包括皮质脊髓束和皮质延髓束；④锥体外系包括红核脊髓束和前庭脊髓束。

(1)皮质脊髓束

皮质脊髓束起源　大脑皮质中央前[①]
下行延髓锥交叉　大部交叉至对边
称为皮质脊髓侧[②]　脊髓倒索后下沿
到骶终于同侧灰[③]　直连外侧前角元[④]
支配肢体之远端　小肌运动神经元
此束排列内向外　颈胸腰骶去之纤[⑤]
少量纤维未交叉　前束[⑥]前索内下沿
多数交叉终对侧[⑦]　部分终于同侧前[⑧]
另有 Barne 前外侧[⑨]少量不交叉之纤[⑤]
侧束前外侧下降　大部终于颈髓前[⑩]
支配四肢运动元　接受对侧半球纤[⑤]
接受双侧皮脊束[⑪]　支配躯干运动元
一侧皮脊束损伤　同侧肢瘫干[⑫]不瘫

注：①指中央前回和其他一些皮质区域；②指皮质脊髓侧束；③到达骶髓，逐渐终于同侧灰质板层Ⅳ～Ⅸ；④来自额叶的纤维可以直接与外侧群的前角运动神经元相突触；⑤指纤维；⑥指皮质脊髓前束；⑦指对侧前角细胞；⑧指同侧前角细胞；⑨指 Barne 前外侧束；⑩指颈髓前角；⑪指皮质脊髓束；⑫指躯干。

(2)红核脊髓束

起自中脑红核　纤维交叉对侧
外侧索内下行　至Ⅴ到Ⅶ板层
投影上三颈段　支配屈肌运元[①]
兴奋作用较强　肢远肌运影响[②]

注：①指运动神经元；②与皮质脊髓束一起对肢体远端肌肉运动发挥重要影响。

(3)前庭脊髓束

起于前庭神外核[①]　下行前索之外侧[②]
止于灰板Ⅷ和Ⅶ　兴奋躯干肢伸肌
前庭脊髓束作用　调节身体之平衡

注：①指神经外侧核；②在同侧前索外侧部下行。

(4)网状脊髓束

网状脊髓束　脑桥延髓出
网状结构起　大部同侧去[①]
行于白[②]前索　外索前内侧

板层Ⅶ Ⅷ止　参与肌控制[③]

注：①大部分在同侧下行；②指白质；③参与对躯干和肢体近端肌肉运动的控制。

(5)顶盖脊髓束

顶盖脊髓束　中脑上丘出
向腹侧行下　盖背侧交叉[①]
终止上颈髓　板层Ⅵ和Ⅷ
兴奋对[②]颈肌　同侧颈肌抑

注：①于导水管周围灰质腹侧经被盖背侧交叉越边，在前索内下行；②指对侧。

(6)内侧纵束

内侧纵束位前索　大部来自前庭核[①]
或起中脑中介核　网状结构后连核[②]
终于板层Ⅶ与Ⅷ　来自同侧或对侧
经中继达前角运[③]　协调眼球头颈活[④]

注：①指前庭神经核；②指后连合核；③指前角运动神经元；④指活动。

三、脊髓反射和损伤

(一)脊髓反射

脊髓反射脊髓固[①]　不经过脑反射弧
完成反射髓装置　灰质二根固有束[②]
一或二节节段内[③]　二神经元单突触[④]
脊髓节间节段间[⑤]　多神经元多囊触[⑥]
可分躯体和内脏　牵张屈浅躯体骨[⑦]
后指躯内内脏内　内躯膀胱直肠竖[⑧]

注：①指脊髓固有的反射；②完成反射的结构为脊髓的固有装置，即脊髓灰质、固有束和前、后根；③局限于1或2个脊髓节内的反射称节段内反射；④反射弧只包括2个神经元(一个传入，一个传出)的反射称单突触反射；⑤脊髓节段之间的反射称节段间反射；⑥2个以上神经元组成的多突触反射；⑦躯体反射是指骨骼肌的反射活动，如牵张反射、屈曲反射、浅反射等；⑧内脏反射指一些躯体内脏反射、内脏反射和内脏躯体反射，如膀胱排尿反射、直肠排便反射和竖毛反射等。

1. 牵张反射

牵张反射单骨骼　张力反射深反射[①]
肱二头肌膝跟腱[②]　临床常查腱反射
肌长刺感产冲动　入髓反射肌收缩[③]
张力反射肌张力　维持姿势重要作[④]
人体安静状态下　部分肌纤轮[⑤]流缩
下行抑制锥前易　平衡维持肌张力[⑥]
某些疾病平衡破　牵张增强或减弱[⑦]

注：①属于单突触反射、骨骼肌反射，包括深反射和肌张力反射；②指肱二头肌反射、膝反射和跟腱反射；③当骨骼肌被拉长时，肌内的感受器受到刺激而产生神经冲动，经脊神经后根进入脊髓，

反射性地引起被牵张的肌肉收缩；④作用；⑤轮流；⑥牵张反射可以被下行纤维束（网状脊髓束）所抑制，也可以被锥体束、前庭脊髓束的冲动所易化，这种易化和抑制保持平衡，以维持正常的肌张力；⑦平衡破坏后，会出现深反射亢进、肌张力增高，或者二者减低。

2. 屈曲反射

屈曲保护多突触[①]　肢体受刺[②]速回缩
信经后根入脊髓　中间前角肌收缩[③]

注：①屈曲反射是一种保护性反射，属于多突触反射；②指伤害性刺激；③信息经后根传入脊髓后角，再经中间神经元传递给前角的运动神经元，引起骨骼肌收缩。

（二）脊髓损伤

1. 脊髓全横断

脊髓完全横断后　断面以下感觉无
运动反射均消失　脊髓休克病称之
数周以至数月后　各种反射可恢复
肌张力高反射亢[①]　感觉运动无希望[②]

注：①深反射亢进；②离断平面以下的感觉和运动不能恢复。

2. 脊髓半横断

脊髓一侧横断伤　布朗色夸综合征
伤面以下位置震[①]　精细触觉丧失尽
同侧肢体硬性瘫　对侧失去痛温感

注：①指位置觉和震动觉。

3. 脊髓前角受损

脊髓前角受损　骨骼肌瘫弛缓[①]
肌张力低萎缩　病理反射不显[②]
感觉并无异常　小儿麻痹灰炎[③]

注：①这些前角运动细胞所支配的骨骼肌呈弛缓性瘫痪；②无病理反射，腱反射消失；③脊髓灰质炎。

4. 中央灰质周围病变

病损白质连合部[①]　阻断脊髓丘脑束
本体精细触觉有　相应部位痛温无
脊髓空洞髓内肿[②]　感觉分离现象殊

注：①指白质前连合；②指肿瘤。

第二节 脑

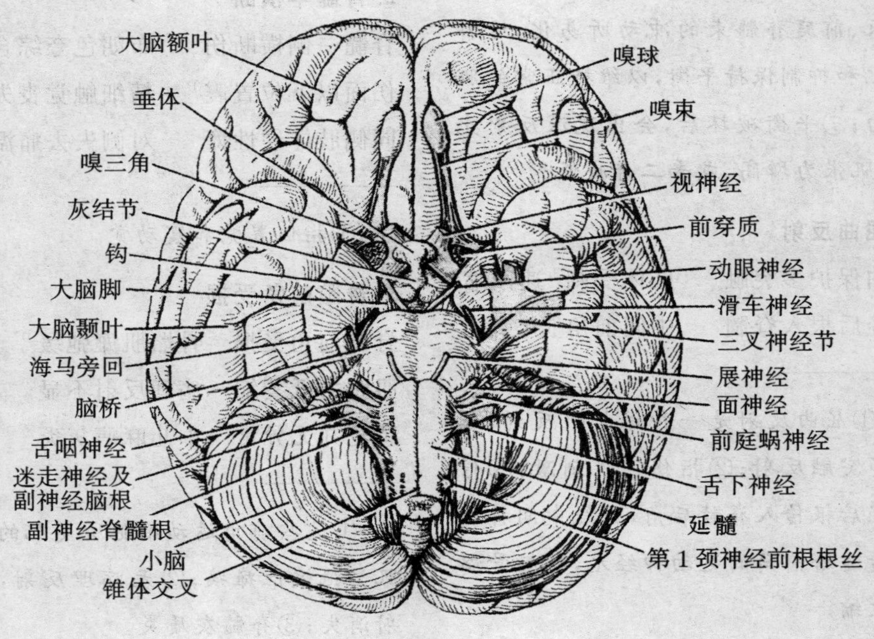

脑的底面

脑位于颅腔　一千四重量[①]
端间中桥延　小脑六部全[②]
延髓孔连髓[③]　中桥延脑干[④]

注:①成人脑平均重量约1 400克;②脑分6部分:端脑、间脑、中脑、脑桥、延髓和小脑;③经枕骨大孔连接脊髓;④中脑、脑桥和延髓合称为脑干。

一、脑干

脊髓间脑间　延桥中脑干[①]
前靠颅后窝　背与小脑连
第四脑室腔[②]　下续中央管[③]
向上通中脑　大脑水管连[④]

注:①延髓、脑桥和中脑组成脑干;②之

间的室腔为第四脑室；③向下与延髓和脊髓的中央管相续；④向上连通中脑的大脑水管。

(一)脑干的外形

1. 延髓

延髓倒置圆锥样　背侧开放内腔上[①]
形成第四脑室下　下接脊髓孔一颈[②]
与桥分界延桥沟　背以菱形窝中横[③]
中裂两侧纵锥体　锥体交叉发辫形
内有皮质脊髓束　大部交叉对侧行
橄榄内含橄榄核　锥体背外卵圆形
橄锥之间舌下神[④]　舌咽迷走副神经
脊髓薄楔束上延　二束结节扩膨隆[⑤]

注：①上部内腔向背侧开放；②下端在枕骨大孔，第一颈神经根处与脊髓相接；③上端与脑桥在腹面以延髓脑桥沟分界，背面以菱形窝中部横行的髓纹分界；④橄榄和锥体之间有舌下神经根丝；⑤分别扩展为膨隆的薄束结节和楔束结节。

2. 脑桥

脑桥腹宽膨隆　脑桥基底部称
下与延髓分界　上与脑脚[①]相接
延桥沟[②]内神经　展神面神前庭[③]
基底沟中纵行[④]　基底动脉相容
外移小脑中脚　三叉[⑤]分界处找
延桥小脑交角[⑥]　脑桥小脑三角

注：①指中脑的大脑脚；②指延髓脑桥沟；③指前庭蜗神经；④基底部正中为纵行的基底沟；⑤指三叉神经；⑥延髓、脑桥和小脑的交角处。

3. 菱形窝

菱形窝为四室底[①]　小脑上脚上边际
薄束楔束之结节　小脑下脚为下界
窝外侧角与背侧　第四脑室外隐窝[②]
上半脑桥下半延[③]　横行髓纹分界线
窝中正中沟纵行　外侧界沟分半菱[④]
外侧三角前庭区　前庭神经核深居
外角[⑤]隆起听结节　蜗背侧核内隐去
内侧部称内隆起　纹下两个三角区[⑥]
舌下三角迷走神　舌下迷走背核隐[⑦]
三角下缘分隔索　最后区位索与薄[⑧]
髓纹上内隆突圆　面神经丘含面展[⑨]
界沟上端有蓝斑　深面去甲肾上腺[⑩]

注：①第四脑室底；②窝外侧角与其背侧的小脑之间为第四脑室外侧隐窝；③窝上半由脑桥背侧面构成，下半为延髓背侧开放区；④外侧纵行的界沟将每侧半菱形窝又分成内、外侧部；⑤指前庭区的外侧角；⑥髓纹以下的延髓部可见2个小三角区；⑦舌下神经三角和迷走神经三角分别内含舌下神经核和迷走神经背核；⑧分隔索与薄束结节之间；⑨指面神经膝和展神经核；⑩指去甲肾上腺素能神经元群。

4. 第四脑室

延桥小脑之间腔　第四脑室形似帐[①]
菱形窝底顶朝小[②]　前上髓帆小脑脚[③]
帆二脚[④]间白质板　后下小脑白质连
下背小脑蚓小舌[⑤]　滑车神经根穿过

顶之后部下髓帆　第四脑室脉络连
下髓帆之腔面着　室管膜外覆软膜
大部顶后无神经[⑥]　脉络组织共形成
血管分支绕成丛　突入室腔脉络丛[⑦]
菱形窝下移行闩[⑧]　与四脑室脉络连
第四脑室借三孔　与蛛网膜下隙通
室正中孔呈单只[⑨]　通向小脑延髓池
室外侧孔成双对　外侧隐窝尖端位
脑室脉络脑脊液　经上三孔蛛隙泄[⑩]

注:①形似帐篷;②指小脑;③指小脑上脚;④指二上脚;⑤其下部的背面被小脑蚓的小舌覆盖;⑥下髓帆和菱形窝下外侧边界之间的大部分第四脑室顶后部没有神经组织;⑦成为第四脑室脉络丛;⑧菱形窝两下外侧边界之间的圆弧形移行部称闩;⑨第四脑室正中孔不成对;⑩脑室系统诸脉络丛所产生的脑脊液经以上三孔注入蛛网膜下隙。

5. 中脑

中脑上界视束间[①]　下界脑桥之上缘
腹面一对纵隆起　大脑脚底下行纤[②]
底间凹陷脚间窝　有后穿质血管穿[③]
脚底内侧动眼神[④]　双上下丘脑背面
上丘臂及下丘臂　丘膝状体之间连[⑤]
大脑水管中脑中　胚胎时期神经管

注:①视束属于间脑;②大脑脚底由大量大脑皮质发出的下行纤维构成;③脚间窝底称后穿质,有许多血管出入的小孔;④有动眼神经根出脑;⑤连接上、下丘与间脑外、内侧膝状体之间的条状隆起。

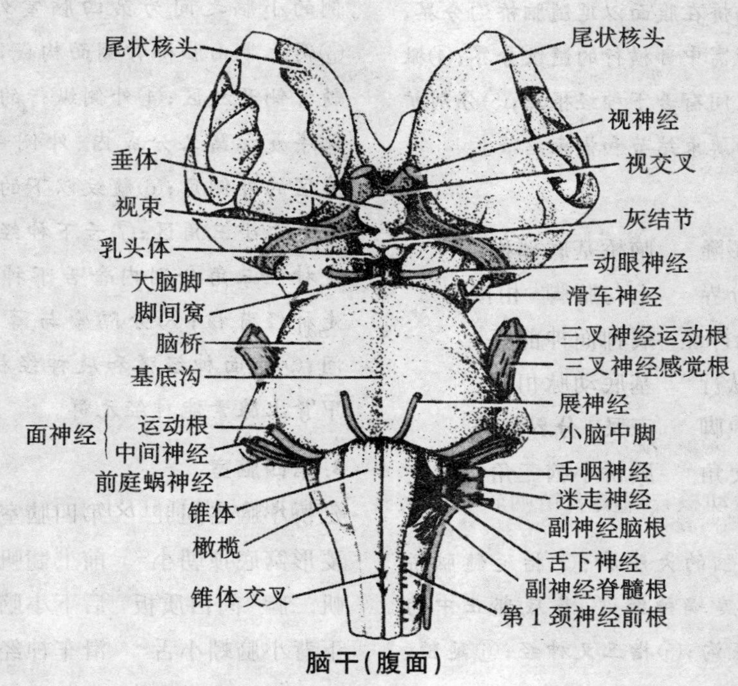

脑干(腹面)

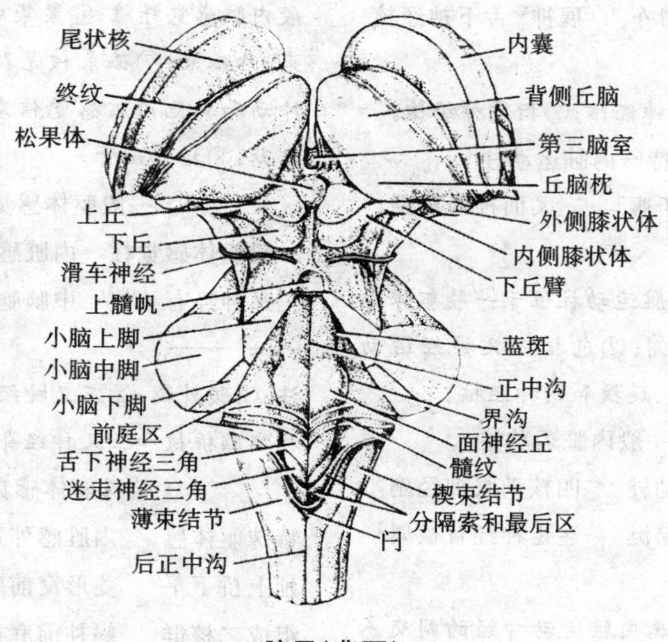

脑干(背面)

(二)脑干的内部结构

脑干内部结构多　脑与非脑神经核
长上下行纤维束　网状结构散交错

1. 脑神经核

(1)脑神经核的性质和分类

Ⅲ到Ⅻ对脑神经　脑干脑神核相应[①]
脑神经核可粗分　脑神感觉和运动[②]
一般髓干[③]共有核　特殊仅见脑干中
一般躯体运动核　支配眼球外肌舌[④]
特殊内脏运动核　咀嚼表情咽软腭
一般内脏运动核　头颈胸腹心腺各[⑤]
一般内脏感觉核　脏心血管感纤多[⑥]
特殊内脏感觉核　初级味觉纤维落
一般躯体感觉核　头面皮口鼻腔膜[⑦]
特殊躯体感觉核　内耳初听平衡着

注:①与脑干的脑神经核相对应;②接受脑神经传入纤维的脑神经感觉核和发出脑神经传出纤维的脑神经运动核;③指脊髓和脑干;④指舌肌;⑤支配头、颈、胸、腹部的平滑肌、心肌和腺体;⑥接受脏器和心血管的初级感觉纤维;⑦接受头面部皮肤及口、鼻腔黏膜的初级感觉纤维。

(2)脑神经核功能柱及所属各脑神经核的位置与功能

·一般躯体运动柱

一般躯体运动柱　四核组成邻正中

动眼神经核滑车[①]　展神[②]舌下神经核

注:①指滑车神经核;②指展神经核。

·特殊内脏运动柱

特殊内脏运于腹[①]　三叉面神疑核副[②]

注:①特殊内脏运动柱位于一般躯体运动柱的腹外侧;②包括三叉神经运动核、面神经核、疑核和副神经核。

·一般内脏运动柱

一般内脏运动柱　四核动眼神经副
上泌涎核下泌涎　迷走神经背核属[①]

注:①4核均属内脏运动神经的副交感低级中枢。

·内脏感觉柱

内脏感觉柱　单一之孤束[①]
上端脑桥下　下端丘交叉[②]
中央管之背　两核下端会
上部味觉核　下心呼吸核[③]
迷走面舌咽　初级味觉纤[④]
舌咽迷走内　内脏感纤维[⑤]
聚集纵行束　纤维称孤束[⑥]
一级中继站[⑦]　参与味分辨
消化呼吸道　心血[⑧]功能调

注:①指孤束核;②下端达内侧丘系交叉平面;③下部的心—呼吸核;④面神经、舌咽神经和迷走神经中的初级味觉纤维;⑤舌咽神经和迷走神经的初级一般内脏感觉纤维;⑥聚集成纵行的纤维束,称孤束;⑦孤束核是脑内传递味觉冲动和其他内脏感觉信息的第一级中继站;⑧指心血管。

·一般躯体感觉柱

一般躯体感觉柱　内脏感觉柱外腹[①]
三叉神经有关核　中脑脑桥和脊束[②]

注:①腹外侧;②三叉神经中脑核、三叉神经脑桥核和三叉神经脊束核。

·特殊躯体感觉核

特殊躯体感　内脏感外边[①]
延上桥下平[②]　菱形窝前庭[③]
组成二核群　蜗神前庭神[④]

注:①特殊躯体感觉柱位于内脏感觉柱外侧;②延髓上部至脑桥下部平面;③菱形窝前庭区的深面;④蜗神经核和前庭神经核。

2. 非脑神经核

非脑神核脑干低　与脑神经不相依[①]
上下通路中继站　与脑脊髓广联系

注:①非脑神经核作为脑干低级中枢与脑神经不直接相关。

(1)延髓的非脑神经核

·薄束核与楔束核

二核[①]位于延髓下　二束结节[②]深面辖
接受二束之终止　发出轴突绕灰质[③]

形成内弓状纤维　中央管腹交叉会
内丘交叉内丘系[4]　中继核团向高级[5]

注:①指薄束核与楔束核;②指薄束结节和楔束结节;③围绕中央灰质;③称内侧丘系交叉,交叉后纤维在中线两侧转折上行,形成内侧丘系;⑤二核是向高级脑部传递躯干和四肢意识性本体觉和精细触觉冲动的中继性核团。

·下橄榄核

延髓上部橄榄深　主核背内副橄榄[1]
发出橄榄小脑纤[2]　聚对侧延背外边[3]
脊髓小脑后束入　小脑下脚共同组
橄榄小脑纤攀缘　小脑皮质梨细连[4]
接受脊髓上投射　脑干感觉中继核[5]
并收皮质丘基底　红核管周灰质及[6]
构成被盖中央束　红核下传经此束
大脑皮质运感信[7]　传至对侧小脑间[8]
参与小脑运控制　学习记忆反修饰[9]

注:①由下橄榄主核和背内侧副橄榄核组成;②指纤维;③在对侧延髓背外侧边缘聚集;④橄榄小脑纤维成为攀缘纤维,与小脑皮质的梨状细胞构成突触;⑤接受脊髓全长的上行投射和脑干感觉性中继核的传入联系;⑥并接受来自大脑皮质、丘脑、基底核、红核和导水管周围灰质的下行投射纤维;⑦指运动感觉信息;⑧由下橄榄核传给对侧小脑;⑧参与修饰小脑对运动的控制,并参与小脑对运动的学习记忆和对反射的修饰。

·楔束副核(楔外侧核)

楔束副核楔外侧　背外延髓楔束核[1]
埋于楔束下脚内[2]　接受颈胸后纤维[3]
发出纤维楔小脑[4]　参与组成小脑脚[5]
止于同侧小脑皮[6]　本体触压冲传递[7]

注:①楔束副核或称楔外侧核,位于延髓背外侧部,楔束核的背外方;②埋于楔束内或小脑下脚的内侧;③接受来自同侧颈髓和上部胸髓节段后根粗纤维的终止;④组成楔小脑束;⑤指小脑下脚;⑥指小脑皮质;⑦将同侧躯干上部和上肢肌梭的本体觉及皮肤触压觉冲动向小脑传递。

(2)脑桥的非脑神经核

·上橄榄核

脑桥中下上橄榄　内侧丘系外侧边
脊髓丘脑束背侧　内外上橄斜方核[1]
双蜗腹侧前纤受[2]　发上纤入外侧丘[3]
根据声波时强差　空间定位共参加[4]

注:①该核包括内、外侧上橄榄核和斜方体核;②接受来自双侧蜗腹侧前核的纤维终止;③发出的上行纤维加入两侧外侧丘系;④根据双耳传导声波的时间差和强度差,共同参与对音响的空间定位。

· 外侧丘系核

脑桥中下中脑尾　外侧丘系核该位[1]
接受蜗腹侧前核　外侧丘系轴突侧[2]
发出上行纤[3]越边　加入对外丘系间[4]

注：①外侧丘系核位于脑桥中下部与中脑尾侧之间；②指轴突侧支的终止；③指纤维；④加入对侧外侧丘系。

· 脑桥核

脑桥基底纵横纤　大小不等神经元[1]
接受同侧大脑皮[2]　运动前区一躯体[3]
高级躯体感皮质　皮质脑桥纤维之
发出脑桥小脑纤　组成中脚入对边[4]
传递脑皮运信息[5]　脑桥核为主中继[6]

注：①脑桥核是由大量散在分布于脑桥基底部纵横纤维之间大小不等的神经元群构成；②指大脑皮质的广泛区域；③指第一躯体运动区和第一躯体感觉区；④发出的脑桥小脑纤维越过中线，组成小脑中脚进入对侧小脑；⑤指运动信息；⑥指主要中继站。

(3)中脑的非脑神经核

· 下丘

下丘中脑下部背　中央核及周边灰[1]
核接外侧之丘系　传出纤维下丘臂
到达间脑内侧膝[2]　听觉通路重中继[3]
分层结构音定位[4]　核灰上丘发纤维[5]
完成头眼转向声[6]　例如听觉惊恐应[7]

注：①由中央核及其周边的薄层灰质构成；②指内侧膝状体；③重要中继站；④对音频定位的功能；⑤中央核及周边灰质也发纤维到上丘；⑥完成头和眼球转向声刺激源的反射性调整；⑦反应。

· 上丘

上丘中脑上背找　由浅入深灰白交[1]
传入联系浅深构　浅受视网视束投[2]
并受大脑皮视区　眼球外肌运枢投[3]
深受大脑皮质听　下丘三叉脊束投[4]
传出联系丘脑纤[5]　皮质传递转眼球[6]
脊髓投射绕导水[7]　被盖背侧交左右[8]
顶盖脊髓束下行　颈中[9]前脚内侧收
脑干投射眼相关　桥旁正中网状构[10]
内侧纵束颅中介　功能整合信息候
参与皮质眼运枢　眼运控制协调周[11]

注：①指灰、白质交替排列的分层结构；②浅层结构接受视网膜，经视束上丘臂的直接投射；③运动中枢的投射；④深层结构接受大脑皮质听觉中枢、下丘、三叉神经脊束核的投射；⑤向丘脑投射纤维；⑥继而向大脑皮质传递有关眼球转动速度与方向的信息；⑦向脊髓投射的纤维，绕导水管周围灰质；⑧称被盖背侧交叉；⑨指颈髓节段中间带；⑩向脑干的投射纤维，止于与眼球垂直和水平转动眼外肌运动核有关的脑桥旁正中网状结构；⑪参与大脑皮质眼外肌运动中枢对眼球运动的控制，并参与协调眼、头对声、光等刺激的定向运动。

·顶盖前区(顶盖前核)

中间相交顶盖前　后连合至上丘端[1]
导水管周灰质背[2]　部分上丘相接连
接受视束上丘臂　来自视网视觉纤[3]
接受视皮上丘投[4]　传出纤维经水管[5]
交叉止于动眼副[6]　对光反射同时完[7]

注:①位于中脑和间脑交界,后连合至上丘头端水平;②导水管周围灰质的背外侧;③来自视网膜的视觉纤维;④并接受视觉皮质和上丘的投射;⑤经大脑水管腹侧;⑥指双侧动眼神经副核;⑦从而使两眼同时完成直接和间接对光反射。

·红核

中脑上丘间脑尾[1]　位于黑质之背内
横切卵圆浅粉红　小大细胞二部成
传入联系有两者　来自小脑核投射
再者来自大脑皮　第一躯体运感区[2]
传出联系主要有　至脊髓之下行投
尾侧大细胞部发　被盖腹侧之交叉
对侧红核脊髓束　终止颈中前角部[3]
另至下橄榄核投[4]　红核小细胞部走
参与躯体运动控[5]　大小脑联环节重[6]

注:①中脑上丘至间脑尾侧平面;②来自大脑皮质的投射,主要由第一躯体运动区和感觉区发出;③终止于颈髓节段中间带和前角的外侧部;④下行投射;⑤控制;⑥其小细胞部是大脑与小脑之间多突触联系的重要环节。

·黑质

中脑脚底被盖间　黑质间脑尾侧延
黑质网状靠脚底　端脑苍白球内拟[1]
黑质致密被盖边　多巴胺能神经元[2]
新纹状体受致密　该元变性震麻痹[3]
参与基底调随意[4]　中脑对边投射及[5]

注:①其细胞形态、纤维联系和功能与端脑的苍白球内段相似;②主要由多巴胺神经元组成;③端脑的新纹状体接受致密部多巴胺神经元的投射,该神经元变性可致震颤麻痹;④参与基底核调节随意运动;⑤黑质致密部还参与中脑对边缘系统的多巴胺能投射。

·腹侧被盖区

腹侧被盖脚间窝　中脑黑质背内侧
富含多巴胺神元[1]　投射新纹状体端[2]
参与基底调随意[3]　并且到达边缘系
前额海马杏伏隔[4]　构成中脑边投射[5]
黑致密部功能密　学习记忆情动机[6]

注:①指神经元;②此区亦投射至端脑的新纹状体;③参与基底核对随意运动的调节;④如前额叶、海马结构、杏仁核和伏隔核等;⑤参与构成中脑边缘系多巴胺能投射;⑥与黑质致密部对于边缘系统的功能,如学习、记忆、情绪和动机性行为的调节有密切关系。

3. 长上、下行纤维束

(1)长上行纤维束

·内侧丘系

起自对侧薄楔束　纤维交叉中央腹[1]

上行称为内侧丘　中线下橄间上走[②]
穿过脑桥斜方体　被盖外侧中脑移[③]
丘脑腹外核终止　传递对侧躯干肢[④]
精细触觉本体觉　下肢薄束上肢楔[⑤]

注：①指中央管腹侧；②经延髓中线和下橄榄核之间上行；④到中脑则移向被盖腹外侧；④指四肢；⑤下肢代表区的纤维由薄束核发出；上肢代表区的纤维由楔束核发出。

·脊髓丘脑束

伴行脊髓丘脑束　脊髓网状中脑束[①]
三束合称前外系[②]　位于延髓外侧区
脑桥中脑内丘背[③]　丘脑腹外核终尾[④]
该系三束共同参　对侧干肢[⑤]痛觉传
丘束网束参介导[⑥]　中脑束参反馈调[⑦]

注：①脊髓网状束和脊髓中脑束；②指前外侧系统；③在脑桥和中脑部，位于内侧丘系的背外侧；④该束的大部分纤维终止于丘脑腹后外侧核；⑤指躯干和四肢；⑥脊髓丘脑束和脊髓网状束还参与介导痛觉的情绪行为；⑦脊髓中脑束则参与介导对痛觉传递的反馈调制。

·脊髓小脑前束和脊髓小脑后束

小脑前束及后束　行于延髓外侧部
后束髓上经下脚[①]　前束桥上入小脑[②]

注：①脊髓小脑后束在延髓上部经小脑下脚进入小脑；②脊髓小脑前束在脑桥上部经小脑上脚进入小脑。

·外侧丘系

起于双侧上橄榄　对侧蜗背腹听纤
脑桥中下上橄外　外侧丘系向上边[①]
脑桥行于被盖缘[②]　止于下丘尾侧端[③]
听觉冲动传递至　下丘中央核团间
二核听纤横交叉　斜方体外内丘穿[④]

注：①起于双侧上橄榄核及对侧蜗背侧核和蜗腹侧后核的听觉纤维，在脑桥中、下部，上橄榄核的外侧，转折向上，形成外侧丘系；②该系在脑桥，行于被盖的腹外侧边缘部；③在中脑尾侧端止于下丘；④上橄榄核和蜗腹侧核的听觉纤维横行，并在中线上交叉，构成斜方体，其外侧部被上行的内侧丘系穿过。

·内侧纵束

前庭神经核发出　部分越边内纵束
第四脑室底浅层　中线两侧上下行
上纤诸眼外肌动[①]　下行内纵降部称[②]
眼外肌间束介导　球运头姿之间调[③]

注：①其上行纤维至诸眼外肌运动核；②其下行纤维亦称内侧纵束降部；③该束介导眼外肌之间，以及眼球慢速运动和头部姿势之间的协调。

·三叉丘系

脊束核及脑桥　发出三叉丘脑[①]
越边对侧上行　三叉丘系组成
将随内丘[②]上走　止于丘脑腹后[③]
脑桥核内尚有　部分管理牙口
触压觉之神元　发出不交丘纤

脑桥中脑被背　同侧丘腹后内[4]

注：①三叉神经脊束核及大部分三叉神经脑桥核发出三叉神经丘脑纤维；②指内侧丘系；③止于丘脑腹后内侧核；④三叉神经脑桥核尚有部分管理牙和口腔黏膜触、压觉的神经元，发出不交叉的三叉神经丘脑纤维，上行至同侧丘脑腹后内侧核。

(2)长下行纤维束

·锥体束

大脑半球额顶[1]起　躯体运动感觉区
附近顶叶后皮质　经脑内囊脑干及[2]
下行中脑穿桥底[3]　延髓锥体束占据
皮质脊髓皮质核　皮质延髓构锥体[4]
主要控制随意动　参与调制感信息[5]

注：①指额叶、顶叶；②经端脑内囊至脑干；③指脑桥基底部；④锥体束由皮质脊髓束、皮质核束和皮质延髓束构成；⑤锥体束主要与随意运动的控制有关，也参与对上行感觉信息的调制。

·起自脑干的下行纤维束

中脑发出红核脊[1]　顶盖脊髓上丘起[2]
桥延发出前庭髓　网状脊髓不定位[3]
前髓又分内外侧[4]　网髓下行前侧索[5]

注：①指红核脊髓束；②顶盖脊髓束起自上丘；③从脑桥和延髓发出前庭脊髓束和网状脊髓束，后者在脑干不易定位；④前庭脊髓束又分为前庭脊髓内侧束和外侧束；⑤网状脊髓束分别在脊髓前索和侧索下行。

4. 脑干网状结构

核与纤维间　网状结构散[1]
纤维交错排　各类神经元[2]

注：①在脑神经核、非脑神经核和长的上、下行纤维之间散在脑干网状结构；②各类神经元与纤维交错排列。

(1)脑干网状结构的主要核团

小脑投射外侧网　旁正中网桥盖网[1]
中继脊髓脑运感　前庭神经小脑传[2]
中继核群干中边[3]　5-羟色胺能神元[4]
内侧核群延不少　腹侧网核巨细胞[5]
脑桥尾侧及嘴侧　网状核团脑桥多
该群发出长投射[6]　传入纤维来外侧[7]
或来脊髓脑神经[8]　中脑顶盖视与听[9]
外侧核群延髓桥　网状核属小细胞[10]
中脑楔形楔下核　脚桥被盖臂旁侧[11]
该群接受广投射[12]　中继信息传内核[13]

注：①向小脑投射的核群包括外侧网状核、旁正中网状核和脑桥被盖网状核；②中继脊髓、大脑运动和感觉皮质、前庭神经核等对小脑的传入联系；③位于脑干中缝两侧；④指神经元；⑤内侧(中央)核群在延髓有腹侧网状核和巨细胞网状核；⑥内侧核群发出大量长的上、下行传出投射；⑦其传入纤维来自外侧核群；⑧指脑神经感觉核；⑨中脑顶盖

的视、听觉信息和嗅脑的嗅觉冲动亦传至该核群；⑩指小细胞网状核；⑪在中脑，有楔形核、楔形下核、脚桥被盖核和臂旁内、外侧核；⑫指广泛的传入投射；⑬传入信息经外侧核群中继，又传递给内侧核群。

(2)脑干网状结构的功能组合

• 上行网状激动系统

脑干网状感觉传[①] 干网上行投到间[②]
间向皮质广泛投[③] 丘脑板内核下丘[④]
上行冲动非特异 睡眠觉醒和注意
受损导致意识障[⑤] 甚至发生深昏迷

注：①脑干网状结构的感觉传入；②自脑干网状结构向间脑的上行投射；③间脑向大脑皮质的广泛投射；④丘脑板内核和下丘脑是接受脑干网状结构投射的主要部位；⑤意识障碍。

• 与躯体和内脏运动相关的部分

桥延网状脊束[①] 参与控制自主[②]
保持姿势行走 接受二脑传入[③]
延髓网构[④]外核 以及脑桥尾侧
吸气呼气压变 呼吸中枢循环[⑤]
脑干损伤致命 呼吸循环可停

注：①自脑桥和延髓内侧核群分别发出脑桥和延髓网状脊髓束；②指自主运动；③接受大脑运动皮质、小脑和基底核的传入支配；④指网状结构；⑤存在吸气、呼气、加压和减压等呼吸和循环中枢。

(三)代表性脑干损伤及其临床表现

1. 延髓内侧综合征

延髓内侧综合征 单损舌下交叉性[①]
锥体对侧上下瘫[②] 内丘对侧肢躯干
本体精细触觉障[③] 同侧半舌肌瘫痪[④]

注：①如为单侧损害，亦称舌下神经交叉性偏瘫；②锥体损害对侧上、下肢瘫痪；③内侧丘系损害对侧上、下肢及躯干意识性本体觉和精细触觉障碍；④相邻的舌下神经根损害同侧半舌肌瘫痪。

2. 延髓外侧综合征

延髓外侧综合征 Wallenberg 又一称[①]
三叉神经脊束损 同侧头面失痛温
损害脊髓丘脑束 对侧肢干[②]痛温无
疑同软腭咽喉麻[③] 吞咽困难声嘶哑
下丘胸节交感下 同侧综合征 Horner[④]
瞳孔缩小垂上睑 面部潮红不泌汗
小脑同肢共济失[⑤] 前庭眩晕眼震之[⑥]

注：①亦称 Wallenberg 综合征；②对侧上、下肢及躯干；④疑核受损，同侧软腭及咽喉肌麻痹；④下丘脑至胸髓节段中间外侧核的交感下行通路受损，同侧 Horner 综合征；⑤小脑下脚受损，同侧上、下肢共济失调；⑥前庭神经核受损，眩晕、眼球震颤。

3. 脑桥基底部综合征

脑桥基底综合征 单损展神交叉性[①]
锥体对侧肢瘫痪[②] 同眼直麻展神经[③]

注:①如为单侧损害,亦称展神经交叉性偏瘫;②锥体束受损,对侧上、下肢瘫痪;③展神经根受损,同侧眼球外直肌麻痹。

4. 脑桥背侧部综合征

小脑下前上动脉　脑桥尾侧颅被盖[①]
展神同侧外直肌　双眼患侧凝麻痹[②]
面肌麻痹同面神[③]　前庭眩晕眼球震[④]
三叉神经脊束损　同侧头面失痛温
损害脊髓丘脑束　对侧肢干[⑤]痛温无
内侧丘系受损伤　对侧肢干本触障[⑥]
下丘至胸交感下　同侧综合征 Horner[⑦]
小脑下脚髓小脑　同上下肢共失调[⑧]

注:①常因小脑下前动脉或小脑上动脉的背外侧支阻塞,一侧脑桥尾侧或颅侧部被盖梗死所致;②展神经核受损,同侧眼球外直肌麻痹,双眼患侧凝视麻痹;③面神经核受损,同侧面肌麻痹;④前庭神经核受损,眩晕、眼球震颤;⑤指上、下肢及躯干;⑥对侧上、下肢及躯干意识性本体觉和精细触觉障碍;⑦下丘脑至胸髓节段中间外侧核的交感下行通路受损,同侧 Horner 综合征;⑧小脑下脚和脊髓小脑前束受损,同侧上、下肢共济失调。

5. 大脑脚底综合征

大脑脚底综合征　单损动眼交叉性[①]
又称 Weber 综合征　一则损伤眼神经[②]
同侧外直上斜外　眼肌麻痹瞳散开[③]
再则锥体束疾患　对侧上下肢体瘫

注:①如为单侧损害,亦称动眼神经交叉性偏瘫;②指动眼神经根;③同侧除外直肌和上斜肌外的所有眼肌麻痹,瞳孔散大。

6. 本尼迪克特综合征

本尼迪克特综合　中脑被盖腹内侧[①]
内侧丘系受损伤　对侧肢干本触障[②]
动眼神经根损害　眼肌麻痹瞳散开[③]
小脑丘脑纤维损　共济失调意向震[④]

注:①累及一侧中脑被盖腹内侧部;②对侧上、下肢及躯干意识性本体觉和精细触觉障碍;③同侧除外直肌和上斜肌外的所有眼肌麻痹,瞳孔散大;④对侧上、下肢意向性震颤,共济失调。

二、小脑

小脑位于颅后窝　后上小脑幕相隔
端脑枕叶底相对　脑干小脑脚三对[①]
中脚桥基底外边[②]　下脚脊髓下橄榄[③]
上脚传出纤维构　经中脚前入桥部[④]
小脑半球两膨大　小脑蚓指中间狭
上面平坦下中凹　蚓球之间纵沟壕
浅表灰质小脑皮[⑤]　小脑叶片沟分离[⑥]
内部白质称髓体　小脑核埋髓体里

顶核球状栓齿核[7]　栓齿合称中间核

注:①小脑前下方与脑干之间,借三对小脑脚相连;②小脑中脚起自脑桥基底部外侧;③小脑下脚起自脊髓和下橄榄核;④经中脚前内潜入脑桥上部的背面;⑤指小脑皮质;⑥皮质向内部深陷形成沟,将小脑分成小脑叶片;⑦顶核、球状核、栓状核和齿状核。

(一)小脑分叶和功能分区

1. 小脑的形态学分叶

小脑表面二深沟　上有原裂分前后[1]
后外侧裂小脑下　绒球小结后叶夹[2]
前后合称小脑体　扁桃体居半球下[3]
外伤血肿颅压高　扁体嵌入枕骨大
形成小脑扁体疝　危及生命髓受压[4]

注:①指前叶和后叶;②在小脑下面,后叶与绒球小结叶间有后外侧裂;③在蚓垂两旁,小脑半球向下膨隆,称小脑扁桃体;④当颅脑外伤、颅内血肿等病变引起颅内压过高时,小脑扁桃体会嵌入枕骨大孔,形成小脑扁桃体疝,从而使延髓受压,导致呼吸、循环障碍,危及生命。

2. 小脑的功能区

小脑功能区分三　脊髓小脑大脑前[1]
脊半球中小脑蚓　顶核中间核相关[2]
大脑小脑半球外　相关齿状核亦参[3]
前庭[4]绒球小结叶　前庭神经核关联
绒球小结原小脑[5]　旧小脑蚓半球间[6]
半球外侧新小脑　接受大脑桥信转[7]

注:①指大脑小脑和前庭小脑;②脊髓小脑由小脑蚓和半球中间部及相关的顶核与中间核构成;③大脑小脑由小脑半球外侧部及相关的齿状核构成;④指前庭小脑;⑤绒球小结叶在进化上出现最早,称为原小脑;⑥小脑蚓和半球中间部共同组成旧小脑;⑦小脑半球外侧部在进化中出现最晚,为新小脑,接受大脑皮质经由脑桥核转达的信息。

(二)小脑皮质的细胞构筑特点

皮质神经元三层　颗粒梨状分子层[1]
颗粒传入苔藓纤　玫瑰结为终末膨[2]
结与树突轴突末　小脑小球共构成[3]
颗粒细胞兴中元[4]　轴突进入分子层
梨状细胞 Purkinje[5]细胞树突呈扇形
苔藓兴奋传入纤　髓桥脑干网起源[6]
另一兴奋传入纤　攀缘纤维下橄榄[7]

注:①小脑皮质的神经元构成三层结构,由内向外分别为:颗粒层、梨状细胞层和分子层;②颗粒层的传入纤维为苔藓纤维,其终末形成花结样膨大,称玫瑰结;③玫瑰结与颗粒细胞树突及该层抑制性中间神经元 Golgi 细胞的轴突终末等,共同构成小脑小球;④兴奋性

中间神经元；⑤梨状细胞层由单层梨状细胞，即 Purkinje 细胞形成；⑥苔藓纤维为小脑兴奋性传入纤维，来自脊髓，脑桥核和脑干网状结构核等处；⑦攀缘纤维来自下橄榄核。

（三）小脑的纤维联系和功能

1. 前庭小脑

前庭小脑前庭纤[1]　下脚[2]进入小脑间
绒球小结叶发出　传出纤维至同前[3]
前庭脊髓内侧纵[4]　控制眼外及躯干
二肌运动神经元[5]　维身平衡协调眼[6]

注：①主要接受同侧前庭神经初级平衡纤维和前庭神经核发出的纤维；③指小脑下脚；③指同侧前庭神经核；④再经前庭脊髓束和内侧纵束；⑤控制躯干肌及眼外肌运动神经元⑥指眼球运动。

2. 脊髓小脑

脊髓小脑束主要　获取反馈之信号
四肢骨骼肌牵张　下行通路活动量[1]
脊髓小脑传出纤　经过顶核和中间[2]
蚓[3]发纤维顶核至　躯干肢带肌控制[4]
中间发纤中间核[5]　肢体远端控制多[6]

注：①脊髓小脑主要从脊髓小脑束获取上、下肢骨骼肌牵张感受器冲动以及反映下行运动通路神经元活动量的反馈信号；②脊髓小脑的传出纤维经顶核和中间核离开小脑；③指小脑蚓部；④控制运动中的躯干肌和肢带肌的张力和协调；⑤小脑半球中间部皮质发纤维至中间核；⑥控制运动中的肢体远端肌肉的张力和协调。

3. 大脑小脑

接受对侧脑桥　接受对侧大脑[1]
半球外侧发出　纤维中继至脑[2]
皮质发出侧束　交叉脊中前角[3]
控肢精确运动　计划以及协调[4]

注：①大脑小脑皮质接受来自对侧脑桥核和对侧大脑皮质广泛区域的信息；②小脑半球外侧部发出纤维，中继后至对侧大脑皮质运动区和下橄榄核；③继而大脑皮质运动区发出皮质脊髓侧束，经锥体交叉至同侧脊髓中间带和前角的外侧部；④控制上、下肢精确运动的计划和协调。

（四）小脑损伤的临床表现

1. 小脑损伤的典型表现

局部肿瘤血管病　均可造成小脑伤
功能调节下行路　损伤不致运动丧[1]
一侧半球传入丘　交叉前损同侧障[2]
典型体征共济失[3]　眼球震颤及意向[4]

注：①小脑的功能主要是调节下行运动通路的活动，故其损伤不会引起随意运动丧失；②一侧小脑半球、传入通路或小脑丘脑纤维在交叉前损伤时，运动障

碍出现在同侧；③指共济失调；④指意向性震颤。

2. 原小脑综合征

原小脑之综合征　　前庭小脑伤不轻
眼球震颤节奏摆①　　走路摇晃失平衡②

注：①眼球非随意有节奏地摆动；②指平衡失调。

3. 新小脑综合征

新小脑之综合征　　小脑半球伤不轻
旧小脑多同被侵　　患侧肢体出病情
肌张力低共济失①　　意向震颤肢体动

注：①指共济失调；②意向性震颤为肢体运动时，非随意有节奏地摆动，趋向动作目标时加剧。

三、间脑

间脑脑干端脑间　　大脑半球中脑连
半球掩盖两侧背　　部分腹侧露底间①
中间窄腔三脑室　　左右间脑分两边
体积不足百分二②　　结构功能仅次端③
可分五部名丘脑　　背侧后上底下全④

注：①仅部分腹侧部露于脑底；②指2%；③指端脑；④可分5个部分：背侧丘脑、后丘脑、上丘脑、底丘脑和下丘脑。

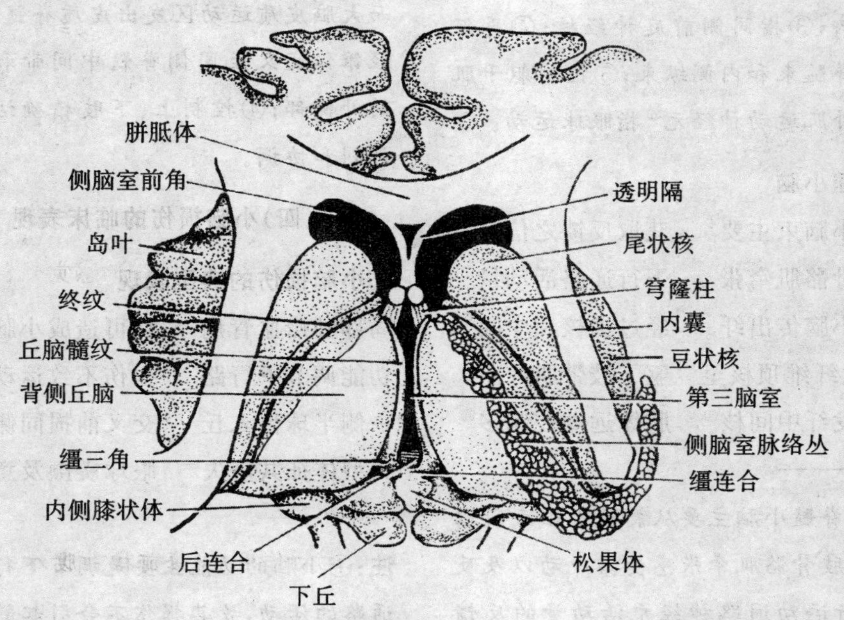

间脑（背面）

(一)背侧丘脑

背侧丘脑又称丘[①]　一对卵圆灰团构[②]
丘脑之间粘连接　前端突起前结节
后端膨大丘脑枕　背外端尾间终纹[③]
下丘脑沟内面居　背丘下丘分界依[④]
背丘灰质内髓板[⑤]　呈"Y"字形分为三[⑥]
前核内外侧核群[⑦]　中线核群居里面[⑧]
外侧核群内囊间　丘脑网状核充填
网外群间外髓板[⑨]　核群之中含核团
外侧核群背腹分[⑩]　背侧组分背后枕[⑪]
腹分腹前腹外后[⑫]　背内侧核大小构[⑬]
按照进化之先后　背丘又分古新旧

注:①又称丘脑;②由一对卵圆形的灰质团块组成;③背面的外侧缘与端脑尾状核之间隔有终纹;④是背侧丘脑与下丘脑的分界线;⑤在背侧丘脑灰质内有一由白质构成的内髓板;⑥将背侧丘脑分为三大核群;⑦前核、内侧核群和外侧核群;⑧指丘脑内侧面;⑨网状核与外侧核群间为外髓板;⑩外侧核群分为背侧组和腹侧组;⑪背侧组从前向后分为背外侧核、后外侧核和枕;⑫腹侧组由前向后分为腹前核、腹外侧核及腹后核;⑬内侧核群主要是背内侧核,此核又分为大细胞区和小细胞区。

1. 非特异性投射核团(古丘脑)

非特异性投射核　中线板内网状核[①]
接受嗅脑干网纤[②]　下丘纹状往返联[③]
网状上纤经核团　投射大脑皮广泛[④]
构成上行网激动[⑤]　维持机体清醒中

注:①包括中线核、板内核和网状核;②指脑干网状结构的传入纤维;③与下丘脑和纹状体之间有往返联系;④网状结构上行纤维经这些核团转接,投射到大脑皮质广泛区域;⑤指网状激动系统。

2. 特异性中继核团(旧丘脑)

特异中继核团　转接脊髓脑干[①]
发纤感运信息　转送大脑特区[②]
具有意识感觉　躯体运动调节[③]
腹前核及腹外　接受小脑齿白
黑质传入纤维[④]　转接发纤投递
躯体运动中枢[⑤]　调节躯体运动
腹后内侧外侧[⑥]　接受味纤前者[⑦]
后接内侧丘系　脊髓丘系纤维
发出纤维主投　大脑皮质中后[⑧]
头面感觉内侧[⑨]　肢干感觉外核[⑩]

注:①充当脊髓或脑干的特异性上行传导系统的转接核;②由这些核发出纤维将不同的感觉运动信息转送到大脑的特定区;③产生具有意识的感觉或调节躯体运动作用;④腹前核和腹外侧核主要接受小脑齿状核、苍白球、黑质传入纤维;⑤经该核转接,并发纤维投射至躯体运动中枢;⑥腹后核包括腹后内侧

核和腹后外侧核；⑦前者接受三叉丘系和由孤束核发出的味觉纤维；⑧腹后核发出纤维主要投射至大脑皮质中央后回；⑨传导头面部感觉的纤维投射到腹后内侧核；⑩传导上肢、躯干和下肢的感觉纤维投射到腹后外侧核。

3. 联络性核团(新丘脑)

联络核团新丘脑　前核内外背侧包[①]
大脑皮质他核团[②]　均有丰富纤维联
功能进入高级神　汇聚躯体内脏信[③]
情感意识辨分析[④]　参与学习与记忆

注:①包括前核、内侧核和外侧核的背侧组；②指丘脑其他核团；③在功能上进入高级神经活动领域，能汇聚躯体和内脏的感觉信息及运动信息；④具有情感意识的辨别分析能力。

(二)后丘脑

丘脑后下后丘脑　中脑顶盖上方找
内侧外侧膝状体　中继核团属特异
内受下丘臂听觉[①]　发出纤维至颞叶[②]
外受视束之传入[③]　发纤至枕视中枢[④]

注:①内侧膝状体接受来自下丘臂的听觉传导通路的纤维；②指额叶的听觉中枢；③外侧膝状体接受视束的传入纤维；④发出纤维至枕叶的视觉中枢。

(三) 上丘脑

上丘脑于间脑背　中脑顶盖前移位[①]
松果缰三角连合[②]　丘脑髓纹后连合
松果体泌褪黑素　抑生殖腺调生物[③]
十六岁后体[④]钙化　X线诊断标志它[⑤]
缰三角内有缰核　接受髓纹来自隔[⑥]
并发纤维脚间束[⑦]　投射中脑脚间核
边缘中脑中继站[⑧]　丘脑髓纹缰终点[⑨]

注:①上丘脑位于间脑的背侧部与中脑顶盖前区相移行的部分；②包括松果体、缰三角、缰连合、丘脑髓纹和后连合；③松果体为内分泌腺，产生褪黑激素，具有抑制生殖腺和调节生物钟等作用；④指松果体；⑤可作为X线诊断颅内占位性病变的定位标志；⑥指隔核等处的纤维；⑦组成缰核脚间束；③缰核是边缘系统与中脑间的中继站；⑨大部分终于缰核。

(四)底丘脑

间中过渡区　底丘脑中居[①]
内含底丘核[②]　黑红白联系[③]
参与锥体外[④]　受损对肢体[⑤]
上肢较显著　舞蹈动作举
称半[⑥]舞蹈病　或半身颤搐

注:①底丘脑位于间脑与中脑的过渡区；②指底丘脑核；③与黑质、红核、苍白球间有密切的纤维联系；④参与锥体外系功能；⑤人类一侧底丘脑核受损，可产生对侧肢体，尤其是上肢较显著

的、不自主的舞蹈样的动作；⑥指半身。

(五)下丘脑

1. 下丘脑的外形和分区

背丘下方寻下丘　三室侧下底壁构[①]
下面前方视交叉　后灰结节下漏斗
漏斗下端垂体接　节后隆起称乳头[②]
可分视前视上区　结节乳头前向后[③]
由内向外室周带　内外侧带三部构
视上区有视上核　室旁核及前下丘[④]
结节区漏腹背内[⑤]　乳头体核下丘后[⑥]

注：①下丘脑位于背丘脑的下方，组成第三脑室侧壁的下半和底壁；②灰结节后方有一对圆形隆起，称乳头体；③从前向后可分为视前区、视上区、结节区和乳头体区 4 个部分；④指下丘脑前核；⑤结节区有漏斗核、腹内侧核、背内侧核；⑥乳头体区有乳头体核和下丘脑后核。

2. 下丘脑的纤维联系

纤维联系复杂　四个方面归纳
边缘系统联系　前脑内束隔区[①]
脑干脊髓自主　经由背侧纵束[②]
背侧丘脑之联　乳头丘脑束前[③]
神经元产激素　与垂体联轴突
垂体后叶神垂　门脉前叶腺垂[④]
室旁视上垂束　输送加压产素[⑤]
下丘正中隆起　结节漏斗垂体[⑥]
神经内分泌物　垂体门脉运输
送至垂体前叶　控制内分泌液[⑦]

注：①与边缘系统的联系，以借前脑内侧束与隔区联系为代表；②与脑干和脊髓的联系，重要的是与自主神经核群相联系，通过前脑内侧束和乳头脚接受来自脑干的纤维，经背侧纵束投射到脑干和脊髓自主神经节前神经元；③与背侧丘脑的联系，主要通过乳头丘脑束与丘脑前核群相联系；④与垂体的联系，主要是由下丘脑的神经元产生激素，沿轴突进至垂体后叶(神经垂体)，或通过垂体门脉送至垂体前叶(腺垂体)；⑤由下丘脑至神经垂体的纤维起自室旁核和视上核，分别称室旁垂体束和视上垂体束，输送加压素和催产素到神经垂体；⑥由下丘脑至正中隆起的纤维称结节漏斗束，又称结节垂体束；⑦将神经内分泌物质运送至垂体前叶，控制垂体前叶的内分泌功能。

3. 下丘脑的功能

神经内分泌之中　神经体液调节融[①]
皮质之下主神经　高级中枢多功能[②]
调节体温与摄食　水盐[③]内分泌生殖
通过神经及血液　接受信息间直接
边缘系统联密切　情绪行为之调节[④]
视交叉上昼夜节　调节机体之昼夜[⑤]

注：①下丘脑是神经内分泌中心，它通过与垂体的密切联系，将神经调节和体液调节融为一体；②它是皮质下自主神

经活动高级中枢,功能广泛;③指水盐平衡;④与边缘系统有密切联系,从而参与情绪行为的调节,如发怒和防御反应等;⑤下丘脑的视交叉上核与人类昼夜节律有关,具有调节机体昼夜节律的功能。

四、端脑

脑最高级部端脑　大脑半球左右找
间脑中脑被遮盖　推向后方是小脑
表面灰质称皮质　深部白质髓质叫
白内灰团[1]基底核　球内腔隙为侧脑[2]

注:①指蕴藏在白质内的灰质团块;②大脑半球内的腔隙为侧脑室。

(一)端脑的外形和分叶

半球表面不平　凹凸沟回形成
左右球间纵裂[1]　大小脑间横裂[2]
纵底连接两半　胼胝体纤束板[3]
球分上外侧面　内侧面及下面
三条恒定之沟　五叶每侧半球
外倒中央顶枕[4]　额颞枕顶岛深[5]

注:①左右大脑半球之间为纵行的大脑纵裂;②大脑和小脑之间为大脑横裂;③纵裂的底面连接两半球宽厚的纤维束板,即胼胝体;④指外侧沟、中央沟和顶枕沟;⑤指额叶、颞叶、枕叶、顶叶和岛叶,岛叶位于外侧沟深面。

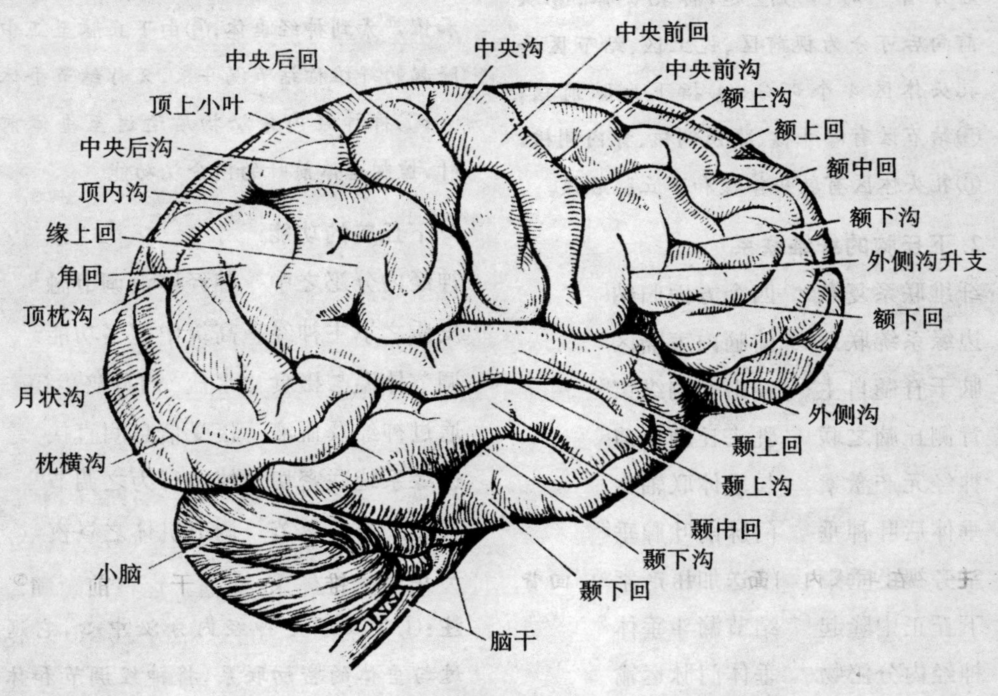

大脑半球(外侧面)

1. 半球的背外侧面

中央沟前位　　中央前沟汇
额上额下沟　　额分四脑回①
中央之前回　　额上中下回②
中央沟后方　　中央后沟汇
二沟之中间　　中央后回在
中央后沟后　　顶内沟其位
顶上下小叶③　缘上回角回④
外侧沟下方　　颞上下沟位⑤
颞上回颞横⑥　颞中颞下回⑦

注：①中央前沟、额上沟和额下沟将额叶分成4个脑回；②指中央前回、额上回、额中回和额下回；③顶内沟上方为顶上小叶，下方为顶下小叶；④顶下小叶又分为缘上回和角回；⑤指颞上沟和颞下沟；⑥指颞横回；⑦指颞中回和颞下回。

2. 半球的内侧面

中央旁小叶居内　　延续中央前后回①
中部弓形胼胝体　　弓形距状沟后依
距顶沟间②楔叶位　距状沟下有舌回
胼胝体背胼胝沟③　向前移行海马沟
沟上平行扣带沟　　扣带回于沟间走④

注：①在半球内侧面，自中央前、后回背外侧面延伸到内侧面的部分为中央旁小叶；②距状沟与顶沈沟间；③胼胝体背面有胼胝体沟；④扣带回居于扣带沟与胼胝体沟之间。

3. 半球的底面

额内①嗅束纵行走　　其前膨大为嗅球
球与嗅神经相连　　嗅三角居嗅束后
角视束间前穿质　　血管穿入脑实质②
颞叶下方枕额沟　　侧副沟平沟内③走
侧副沟内海马回④　回前弯曲钩称谓
枕颞内侧外侧回⑤　海马沟上齿状回
齿状回外有海马　　海马结构二相加⑥
边缘叶呈圆弧样　　隔区扣带海马旁⑦
海马齿状回颞极　　岛叶前部共同体

注：①指额叶内；②穿入脑实质内；③指沟内侧；④又称海马旁回；⑤指枕颞内侧回和枕颞外侧回；⑥海马回和齿状回构成海马结构；⑦指隔区（包括胼胝体下回和终板旁回）、扣带回、海马旁回。

（二）大脑皮质功能定位

1. 第一躯体运动区

第一躯体运动区　　该区管理骨骼肌
旁小叶前中央前①　局部定位有关系
上下颠倒头部正　　左右交叉对肢体②
联合运动受双侧　　球外咽喉咀嚼肌③
各部投影之大小　　形体大小无关系
接受后回背丘脑　　腹前腹外腹后维④
发出纤维锥体束　　脑干运核前角髓⑤

注：①位于中央前回和中央旁小叶前部；②一侧运动区支配对侧肢体的运

动；③一些与联合运动有关的肌肉则受两侧运动区的支配，如：眼球外肌、咽喉肌、咀嚼肌等；④该区接受中央后回、背侧丘脑腹前核、腹外侧核和腹后核的纤维；⑤至脑干运动核和脊髓前角。

2. 第一躯体感觉区

一躯感觉中央后　中旁小叶后部有①
接受丘后对半身　触压位运及痛温②
投影一躯运③相仿　上下颠倒头位常
左右交叉投④大小　取决该部敏感高⑤
手指及唇感受密⑥　投射最大感觉区
另有二躯运及感⑦　均位前后回下边⑧
对侧上下肢运动　双侧躯体感⑨有关

注：①第一躯体感觉区位于中央后回和中央旁小叶后部；②接受背侧丘脑腹后核传来的对侧半身痛、温、触、压以及位置和运动觉；③指第1躯体运动区；④指身体各部在该区投射范围；⑤指敏感程度的高低；⑥感受器最密；⑦指第2躯体运动区和第2躯体感觉区；⑧均位于中央前回和中央后回下面的岛盖皮质；⑧指感觉。

3. 视觉区

距沟上下枕叶皮　楔叶舌回视觉区①
接受外侧膝状体　定位关系上下依②
距沟后面三分一　上下接受黄斑区③
一侧双眼同侧半　同向偏盲损伤一④

注：①视觉区在距状沟上下的枕叶皮质，即上方的楔叶和下方的舌回上；②距状沟上方的视皮质接受上部视网膜来的冲动，下方的视皮质接受下部视网膜来的冲动；③距状沟后1/3上、下方接受黄斑区来的冲动；④一侧视区接受双眼同侧半视网膜来的冲动，损伤一侧视区可引起双眼对侧视野偏盲称同向性偏盲。

4. 听觉区

听觉区居颞横回　内侧膝状体纤维
每侧接受双耳冲①　一侧受损不全聋

注：①每侧的听觉中枢都接受来自两耳的冲动。

5. 内脏活动的皮质中枢

平衡颞上回前脑①　嗅觉海马旁回钩②
味觉岛盖岛叶皮　额叶转入外侧沟③
内脏中枢边缘叶　自主神经调节高④

注：①平衡觉区在颞上回前方的大脑皮质；②嗅觉区在海马旁回钩的内侧部及其附近；③味觉区在额叶转入外侧沟内面的岛盖皮质和岛叶皮质前部；④内脏活动的皮质中枢在边缘叶，是自主神经功能调节的高级中枢。

6. 运动性语言中枢

运动语言中枢　在额下回后部
受损虽然发音　意句①不能说出

注：①具有意义的句子。

7. 书写中枢

书写[①] 额中回之后　紧靠前回上肢手[②]
受伤手运虽保存　写字绘图不能够[③]

注：①指书写中枢；②紧靠中央前回的上肢代表区，特别是手的运动区；③受伤后虽然手的运动功能仍保存，但写字、绘图等精细动作发生障碍，称为失写症。

8. 听觉性运动中枢

听觉运动中枢　在额上回之后
调整自己语言　听取理解能够[①]
受损虽能听到[②]　理解不深不透
不能回答说话[③]　感觉失语症候[④]

注：①听取、理解别人的语言；②听到别人讲话；③不能正确回答问题和正常说话；④称感觉性失语症。

9. 视觉性语言中枢

视觉语言中枢　又称阅读中枢
顶下小叶角回　靠近视觉中枢
受损视觉存在　但不理解失读[①]

注：①但不理解文字符号的意义，称为失读症。

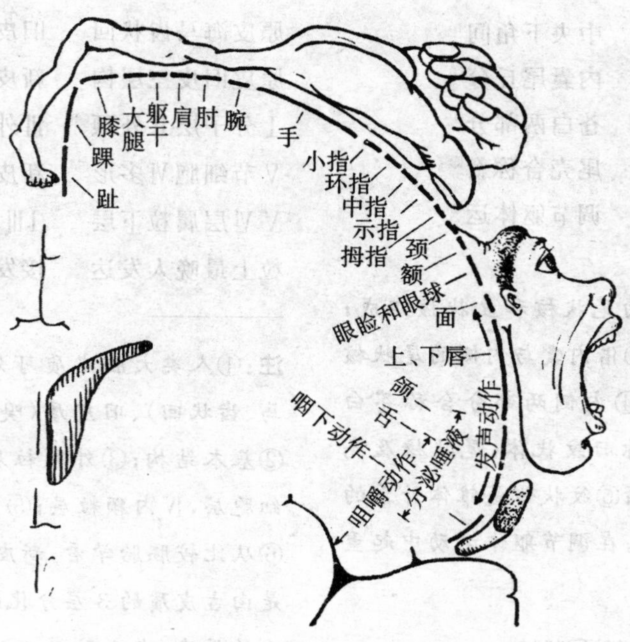

人体各部在第1躯体运动区的定位

(三)端脑的内部结构

1. 侧脑室

左右各一侧脑室　大脑半球内中置
分为四部伸各叶　中央部位顶叶之
前角额叶后角枕　下角伸入颞叶至
室腔内有脉络丛　室间孔通三脑室[①]

注:①侧脑室经左、右室间孔与第三脑室相通。

2. 基底核

(1)纹状体

纹体尾豆连[①]　互连接前端
尾状核圆柱　由前向后弯
分为头体尾　丘脑背外边
伸延侧[②]前角　中央下角间
豆核岛叶深　内囊尾丘分[③]
外侧部称壳　苍白两部分[④]
苍白旧纹体　尾壳合称新[⑤]
锥体外系组　调节躯体运[⑥]

注:①纹状体由尾状核和豆状核组成;②指侧脑室;③借内囊与内侧的尾状核和丘脑分开;④内侧两部分合称苍白球;⑤苍白球称旧纹状体,尾状核及壳合称新纹状体;⑥纹状体是锥体外系的重要组成部分,在调节躯体运动中起重要作用。

(2)屏状核

屏核岛豆之间藏[①]　屏豆之间白外囊[②]
屏岛之间白最外[③]　屏核功能尚不详

注:①屏状核位于岛叶皮质与豆状核之间;②屏状核与豆状核之间的白质称外囊;③屏状核与岛叶皮质之间的白质称最外囊。

(3)杏仁体

侧室下角前端上[①]　海马旁回钩深藏
与尾状核末端连　皮下中枢属边缘[②]

注:①杏仁体在侧脑室下角前端的上方;②为边缘系统的皮质下中枢。

3. 大脑皮质的细胞构筑

(1)大脑皮质分层

原皮海马齿状回　旧皮嗅脑和新皮[①]
原皮旧皮三层构　新皮六层结构基[②]
Ⅰ分子层Ⅱ外颗[③]　Ⅲ外锥体Ⅳ内粒[④]
Ⅴ节细胞Ⅵ多形[⑤]　新皮六层源古皮[⑥]
ⅤⅥ层属粒下层　ⅠⅢ粒上Ⅳ内粒
粒上最晚人发达　接发纤维内联系[⑦]

注:①人类大脑皮质可分为原皮质(海马、齿状回)、旧皮质(嗅脑)和新皮质;②基本结构;③外颗粒层;④Ⅲ外锥体细胞层,Ⅳ内颗粒层;⑤Ⅵ多形细胞层;⑥从比较胚胎学看,新皮质的6层结构是由古皮质的3层分化而来;⑦粒上层发展最晚,在人脑最发达,接受和发出联络性纤维,实现皮质内联系。

(2)大脑皮质各层神经元的相互关系

大脑皮质之各层　神经元之互作用
作用方式种样多　反馈同步汇聚合[1]
扩散局部之回路　协调大脑之基础[2]

注:①进行整合;②是协调大脑活动的重要形态学基础。

(3)大脑皮质的分区

细胞纤维构筑依　皮质分成五二区

注:依据皮质各部细胞的纤维构筑,将全部皮质分为 52 区(Brodmann 分区)。

4. 大脑皮质的髓质

(1)连合纤维

·胼胝体

连合纤维胼胝体[1]　位于大脑纵裂底
前端钩形纤维板　可分干压与嘴膝
纤维前后左右射　额顶枕颞广联系

注:①胼胝体由连合左、右半球新皮质的纤维构成。

·前连合

终板上方横过　一束纤维连合[1]
连接两侧颞叶　两侧嗅球联络

注:①前连合是在终板上方横过中线的一束连合纤维。

·穹窿和穹窿连合

穹窿弓形纤维束　由海马至下丘乳[1]
部分纤维越对边　对侧海马穹窿连[2]

注:①指下丘脑乳头体;②连接对侧的海马,称穹窿连合。

(2)联络纤维

联络纤维同侧半　各部皮质纤维联[1]
短纤联系邻脑回　称为弓状之纤维[2]
长纤本侧各叶联[3]　钩束连接额颞前
上纵[4]额顶枕额间　下纵[5]枕叶颞叶衔
扣带海马旁回深　扣带连接各边缘[6]

注:①联络纤维是联系同侧半球内各部分皮质的纤维;②短纤维联系相邻脑回,称弓状纤维;③长纤维联系本侧半球各叶;④指上纵束;⑤指下纵束;⑥扣带位于扣带回和海马旁回的探部,连接边缘叶的各部。

(3)投射纤维

·内囊

内囊"V"形白质板　丘脑尾核豆核间
分为前肢膝后肢　前额前外豆尾间[1]
后肢枕部伸后外　豆丘部位豆丘间
豆状核后豆核下[2]　内囊膝介前后间[3]

注:①内囊前肢(又称额部)伸向前外,位于豆状核与尾状核之间;②内囊后肢(又称枕部)伸向后外,分为豆丘部(豆

状核与丘脑之间)、豆状核后部和豆状核下部;③指前、后肢之间。

·经内囊前肢、膝部、后肢的投射纤维

内囊前肢投射纤　额桥束及丘脑前[1]
内囊膝部投射纤　皮质核束到脑干
内囊后肢投射纤　经豆丘部下行纤
皮质脊髓[2]顶桥束　以及皮质红核束
上行[3]丘脑后辐射　丘脑中央辐射和
经过豆状核后部　视辐射及枕桥束
经豆核下[4]向外侧　颞桥束及听辐射
内囊损伤广泛时　出现偏身感觉失
对侧偏瘫和偏盲　典型三偏之症状

注:①指丘脑前辐射;②指皮质脊髓束;③指上行纤维束;④指豆状核下部。

(四)边缘系统

球内隔区扣[1]　海马旁回钩
海马齿状回　边缘叶组就
叶与有关皮[2]　皮质下结构
杏仁下丘脑　上丘背倒丘
中脑之被盖[3]　边缘系统构
生存和繁衍[4]　内脏活动嗅
海马与高神　记忆关系有[5]

注:①大脑半球的内侧面、隔区、扣带回;②边缘叶与有关的皮质;③皮质下结构包括:杏仁体、下丘脑、上丘脑、背侧丘脑前核群和中脑被盖等;④参与个体生存和种族繁衍功能,如觅食、防御、攻击、情绪反应和生殖行为等;⑤海马旁回还与高级神经活动记忆有关。

第十八章　周围神经系统

第一节　概述

周围神经脑与脊[①]	脑十二对脊三一
又分躯体和内脏	体表骨关骨骼肌[②]
内脏神经内脏心[③]	以及平滑肌腺体
脑脊神经内脏神[④]	感觉运动两分离
感觉神经称传入	运动传出效应器
内脏传出植自主[⑤]	交感副交感分析

注：①包括脑神经与脊神经；②躯体神经分布于体表、骨、关节和骨骼肌；③指心血管；④一般把周围神经系统分为脑神经、脊神经和内脏神经3部分；⑤内脏传出神经称为自主神经系统或植物神经系统。

一、神经节

神经元胞体　　神经节聚集[①]
脑脊属感觉[②]　内脏运动节

注：①神经元胞体聚集构成了神经节；②脑、脊神经节均属感觉性神经节。

1. 脑神经节

脑神经节脑神经　结缔被膜[①]形不定
双极中枢周围突[②]　假单[③]胞体卵圆形

注：①周围有结缔组织被膜；②双极神经元胞体具有中枢突与周围突；③指假单极神经元。

2. 脊神经节

脊神经节称背根[①]　椎管之内连脊神[②]
表面被膜脊相续[③]　节内假单胞体深[④]
体内尼体[⑤]散分布　表面卫星细胞缠
胞体单极弯成袢　中枢周围分两端
进入脊髓中枢突　周围随脊分到感[⑥]

注：①也称背根神经节；②在椎管内连

于脊神经后根上；③表面有结缔组织被膜与脊神经膜相续；④节内为假单极神经元胞体，位于被膜深面；⑤指尼氏体；⑥周围突随脊神经分布到感受器。

3. 内脏运动神经节

内运神经元胞体　　呈椭圆形或多极[①]
单亮偏核或双多[②]　　质[③]内分散尼氏体
体与无髓和有髓　　神经纤维合一起[④]

注：①内脏运动神经节的神经元胞体为椭圆形或多极状；②胞体内多有一个亮而偏位的细胞核，也有双核或多核的细胞；③指胞质；④神经元胞体与大量无髓和少量有髓神经纤维混合一起。

二、神经

周围神经系神经　　神经纤维聚集成
纤维神经元长突　　其外胶质细胞组[①]
施万细胞突卷绕　　神经元轴成髓鞘[②]
蛋白类脂质构成　　轴突外之同心层[③]
神经纤维 ABC　　AB 有髓 C 无髓
有髓传速径正比[④]　　无髓传递径根比[⑤]
躯体运动传出纤　　多为有髓之粗纤
内脏运动传出纤　　多为薄髓无髓细[⑥]
躯体内脏感传入　　节内假单周围突[⑦]
有髓薄髓无髓纤　　末梢分布各种感[⑧]

注：①神经纤维是由神经元的长突起和包在其外的神经胶质细胞的一部分构成；②施万细胞的突起卷绕神经元轴突形成髓鞘；③指同心板层；④有髓神经纤维的传导速度与其直径（包括髓鞘）成正比；⑤无髓神经纤维的传导速度与其直径的平方根成正比；⑥指细纤维；⑦躯体和内脏的感觉传入纤维，是脊神经节内假单极细胞的周围突；⑧指感受器。

1. 周围神经的结构

施万细胞膜髓鞘　　结缔细纤网包绕
纤维外有神内膜[①]　　膜含纤基纤细胞[②]
多条纤维集成束　　束外细密结缔[③]包
神经束膜散屏障[④]　　十五二十层细胞
神束集中构神经　　神经外膜外包绕
膜内脂肪淋巴血[⑤]　　胶原纤维纤细胞[⑥]

注：①指神经内膜；②神经内膜含成束的纤维样基质及成纤维细胞；③指结缔组织；④神经束膜是代谢活跃的弥散屏障；⑤指淋巴管和血管；⑥指成纤维细胞。

2. 周围神经的血管

周围神经之血管　　外来内在两来源
局部外膜外来系　　邻近血管分支起[①]
进外膜后平纤方[②]　　束膜间内纵行网[③]
内在系统内膜内　　纵行走向血管微[④]
两个系统间吻合　　各段血管重叠多[⑤]

注：①外来系统，即局部的营养血管和

神经外膜血管，起于邻近组织的血管分支；②进入神经外膜后，平行于神经纤维方向走行；③然后在神经束膜间或束膜内形成纵行血管网；④指微血管网；⑤各段血管分布区之间相互重叠。

第二节　脊神经

(一)脊神经构成、分布和纤维成分

三十一对脊神经　八对颈神十二胸
五对腰神五对骶①　以及一对尾神经
每对连一髓节段②　前根后根外沟应③
前根运动后根感④　孔处合成脊神经⑤
脊神经节含假单　后根孔近椭圆膨⑥
椎间孔处脊神经　上下前后毗邻重⑦
上方椎弓下切迹　下方下位之椎弓⑧
前方椎体椎间盘　后方关节突黄韧⑨
脊柱病变椎盘突⑩　骨质增生椎骨折
都会累及脊神经　感觉运动障碍生
混合脊神四种纤　躯体感觉内脏传⑪
躯体运动发前角⑫　内脏运动感副交⑬

注：①8 对颈神经，12 对胸神经、5 对腰神经、5 对骶神经；②每对脊神经连于一个脊髓节段；③每对脊神经借前根连于脊髓前外侧沟；借后根连于脊髓后外侧沟；④前根属运动性纤维，后根属感觉性纤维；⑤两者在椎间孔处合成一条脊神经；⑥脊神经后根在椎间孔附近有椭圆形的膨大，称脊神经节；⑦重要毗邻；⑧上方为上位椎弓的椎下切迹，下方为下位椎弓的椎上切迹；⑨后方为关节突关节和黄韧带；⑩指椎间盘突出；⑪躯体感觉纤维、内脏传入纤维；⑫躯体运动纤维发自脊髓前角⑬内脏运动纤维发自交感中枢和副交感中枢。

(二) 脊神经的典型分支

脊神经干出椎孔　分四前后脊膜通①

注：①分为 4 支即前支、后支、脊膜支和交通支。

1. 脊膜支

脊膜支称窦椎神①　每支接受来自邻②
或来胸交感神节③　再经椎孔返椎管
分成横支升降支　分布脊髓被膜韧④
管壁⑤骨膜椎间盘　上三颈升硬膜分⑥

注：①指窦椎神经；②来自邻近灰交通支；③或来自胸交感神经节的分支；④指韧带；⑤指血管壁；⑥上 3 对颈神经脊膜支的升支还分布于颅后窝的硬脑膜。

2. 交通支

交通细支连　脊神交感干①
白灰交通支　有髓无髓纤②

前发脊连交　后发交脊连[3]

注：①交通支为连于脊神经与交感干之间的细支；②白交通支由有髓纤维构成，灰交通支由无髓纤维构成；③前者发自脊神经连于交感干；后支发自交感干连于脊神经。

3. 后支

后支较细混合性　横间骶后孔后行[1]
除骶再分内外侧[2]　肌支皮支各分成
皮[3]枕项背腰骶臀　肌项背腰骶深层[4]
一颈后支称枕下[5]　二颈枕大神经称
分布枕项部皮肤　三颈第三枕神经
腰后分出内外侧　骨纤孔管分别经[6]
孔管骨增韧带硬[7]　压迫腰后[8]腰腿痛
一三腰后外支大　称为臀上皮神经
一三骶后之皮支　称为臀中皮神经

注：①经相邻椎骨横突之间或骶后孔向后走行；②除骶神经外，脊神经后支再分为内侧支和外侧支；③皮支分布；④肌支分布于项、背、腰骶部深层肌；⑤第1颈神经后支称枕下神经；⑥腰神经后支分出的内侧支和外侧支分别经过骨纤维孔和骨纤维管；⑦孔、管周围骨质增生或韧带硬化；⑧指腰神经后支。

4. 前支

前支粗大为混合　分布躯干前外侧
四肢肌肉和皮肤　胸前保持节分布[1]
其余脊前交织成[2]　颈丛臂丛腰骶丛

注：①人类胸神经前支保持原有的节段性走行和分布；②其余各部脊神经前支分别交织成丛，形成4个脊神经丛。

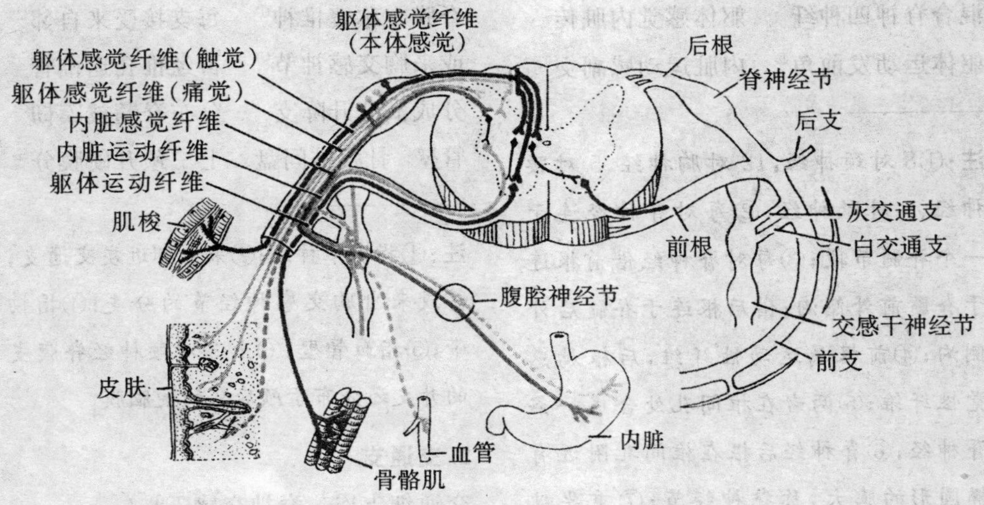

脊神经构成和分支、分布示意图

一、颈丛

(一)颈丛的组成和位置

颈丛一四颈神经 前支交织后构成
胸锁乳突上深居[①] 中斜角肌肩胛提[②]

注:①位于胸锁乳突肌上部深面;②中斜角肌和肩胛提肌起端的前方。

(二)颈丛的分支

颈丛分支表浅皮[①] 分布深层肌内肌[②]
与他神经交通支 浅皮浅出麻阻滞[③]
分支枕小耳大神 颈横锁上与膈神[④]

注:①指行向表浅的皮支;②指肌支;③浅皮支的浅出位置,是颈部浅层结构浸润麻醉的一个阻滞点;④枕小神经、耳大神经、颈横神经、锁骨上神经和膈神经。

1. 枕小神经

胸锁乳突肌后缘 枕部耳廓背上面

注:枕小神经沿胸锁乳突肌后缘上行,分布于枕部及耳廓背面上部的皮肤。

2. 耳大神经

胸锁乳突[①]表层 耳垂方向上行
耳廓附近皮肤 移植神经可供[②]

注:①指胸锁乳突肌;②是可供移植的神经干之一。

3. 颈横神经(颈皮神经)

颈皮也称颈横 胸锁肌表前行[①]
分布颈部皮肤 常与面神交通[②]

注:①发出后横过胸锁乳突肌表面向前行;②常与面神经有交通支。

4. 锁骨上神经

二到四支下外辐 分布颈胸肩皮肤

注:有2～4支辐射状行向下、外方,分布于颈侧区、胸壁上部和肩部的皮肤。

5. 膈神经

胸三到五膈神经 重要分支在颈丛
前斜角肌上端外 经胸上口入胸中
血管[①]伴行经肺根 纵隔[②]心包间下行
中心腱旁入膈肌 运纤[③]支配膈肌动
感纤[④]分布胸膜包[⑤] 膈下部分腹膜中
右膈神经感觉纤[④] 肝胆肝外胆道容[⑥]
膈神损伤同半瘫 呼吸减弱窒息重[⑦]
约半国人副神经[⑧] 锁下加入膈神中[⑨]

注:①指心包膈血管;②指纵隔胸膜;③指运动纤维;④指感觉纤维;⑤指心包;⑥分布到肝、胆囊和肝外胆道的浆膜;⑦膈神经损伤表现为同侧半膈肌瘫痪,腹式呼吸减弱或消失,严重者可有窒息感;⑧约有48%的国人出现副膈神经;⑨于锁骨下静脉上、下方加入膈

神经内。

6. 颈丛与其他神经的变通支

颈丛他神经之间　交通副神迷交感[①]
舌下神经最重要　环软[②]结合成颈神
也称舌下神经袢　支配舌骨下肌群

注:①颈丛与副神经、迷走神经和交感神经的交通支;②指环状软骨水平部。

二、臂丛

(一)臂丛的组成和位置

五到八颈第一胸　前支大部纤组成[①]
斜角肌间隙穿出　锁骨下动[②]后上住
锁骨后方入腋窝　分支组合成三束
三束内后外包腋　分称内后外侧束[③]

注:①臂丛由第5~8颈神经前支和第1胸神经前支大部分纤维组成;②指锁骨下动脉;③3个束分别从内侧、后方、外侧包围腋动脉中段,分别称为臂丛内侧束、后束和外侧束。

(二)臂丛的分支

1. 锁骨上部分支

锁上分支多为短　分布颈深及背浅
胸上肢肌上肢带[①]　主要长支胸长[②]在
分布前锯肌乳房　"翼状肩"征此神伤[③]
肩胛背神经根起[④]　分布菱形肩胛提[⑤]
肩胛上起丛上干　分布冈上冈下肩[⑥]
肩胛上切易受损　冈肌无力痛肩关[⑦]

注:①锁骨上部分支多为短肌支,分布于颈深肌、背浅肌、部分胸上肢肌及上肢带肌;②指胸长神经;③损伤此神经可引起前锯肌瘫痪,肩胛骨脊柱缘翘起出现"翼状肩"体征;④起自神经根;⑤分布菱形肌和肩胛提肌;⑥肩胛上神经起自臂丛的上干,分布冈上肌、冈下肌和肩关节;⑦肩胛上切迹处此神经易受损伤,表现为冈上肌、冈下肌无力,肩关节疼痛等症状。

2. 锁骨下部分支

锁下发自三个束[①]　多为长支广分布
肩胸臂部前臂部　手肌关节和皮肤

注:①锁骨下部分支分别发自三个束。

·肩胛下神经

神经肩胛下　臂丛后束发
下支上支全　肩胛下大圆[①]

注:①分别进入肩胛下肌和大圆肌。

·胸内侧神经

胸内侧神经　发自内臂丛[①]
支配胸小肌　胸大肌其中

注:①发自臂丛内侧束。

·胸外侧神经

胸外侧神经　发自外臂丛[①]

行于胸大深[2] 胸小联合分[3]

注:①发自臂丛外侧束;②行于胸大肌深面并分布该肌;③同时发支与胸内侧神经分支联合,分布胸小肌。

· 胸背神经

胸背起后束[1] 背阔肌分布
勿伤此神经 乳癌根治术[2]

注:①胸背神经起自臂丛后束;②乳癌根治术清除淋巴结时,注意勿伤此神经。

· 腋神经

腋神发自丛后束[1] 三角小圆支分布[2]
余称臂外上皮神[3] 三角肌之后缘穿[4]
分布臂外区上部 以及肩部之皮肤
肱骨外科颈骨折 肩关脱位杖压迫[5]
均可造成腋神[6]伤 三角肌瘫臂展障[7]
肩臂外上感觉无 肩部失去圆隆凸

注:①腋神经发自臂丛后束;②发支分布三角肌、小圆肌;③余部纤维称为臂外侧上皮神经;④经三角肌后缘穿出;⑤肩关节脱位或被腋杖压迫;⑥指腋神经;⑦臂不能外展。

· 肌皮神经

臂丛外侧束肌皮[1] 向外斜穿喙肱肌
肚二头肌肱肌间 发支分布此三肌
余纤[2]穿出深筋膜 称为前臂外侧皮[3]
多伴肩关节损伤 肱骨骨折受累及
此时屈肘显无力 前臂外侧感觉低

注:① 自臂丛外侧束发出肌皮神经;②指其余纤维;③称为前臂外侧皮神经。

· 正中神经

臂丛发出正中神 内外侧束内外根[1]
两根夹持腋[2]动下 汇合正中神经干
肱二头肌内侧沟 跨过肱动[3]行至肘
肘窝向下穿旋前[4] 以及指浅屈肌腱
前臂正中向下走 指浅深间达腕沟[5]
进入屈肌深腕管 达手掌于掌深面[6]
肘部前臂肌支多 骨间前神骨间膜[7]
分布大半前臂屈[8] 旋前附近关节去[9]
手区发出返支粗 分布鱼际拇收[10]无
掌区数支总[11]发出 每支又分两支固[12]
分布一二蚓状肌 掌心桡侧指背皮[13]
损伤易发腕前臂 正中支配肌无力
手掌感觉损发生 旋前肌之综合征
腕管之内压正中[14] 形成腕管综合征
鱼际萎缩掌平“猿”[15]拇示中指掌面感[16]

注:①正中神经分别发自臂丛内、外侧束的内、外侧根;②指腋动脉;③指肱动脉;④指旋前圆肌;⑤于手指浅、深屈肌间达腕部;⑥进入屈肌支持带深面的腕管,在掌腱膜深面到达手掌;⑦发出骨间前神经,沿前壁骨间膜前面下行;⑧分布于除肱桡肌、尺侧腕屈肌和指深屈肌尺侧半以外的所有前臂屈肌;⑨旋

前肌及附近关节；⑩指拇收肌；⑪指指掌侧总神经；⑫指指掌侧固有神经；⑬掌心、桡侧3个半手指掌面及其中节和远节指背的皮肤；⑭正中神经受压迫；⑮也称“猿掌”；⑯拇指、示指、中指掌面感觉障碍。

·尺神经

尺神发自内侧束[①]　腋动静间腋窝出[②]
肱动肱二[③]内下走　行至肱骨尺神沟[④]
继而转至前前内[⑤]　桡腕关上发手背[⑥]
本干豌桡深浅分　腕管浅面手掌进[⑦]
前臂发支尺侧腕[⑧]　指深屈肌尺侧半
手背分布背尺半　小环中指尺背面[⑨]
浅支分布小鱼际　小指环指尺掌皮
小鱼际肌深支分　拇收骨间三四蚓[⑩]
肘部受损屈腕减[⑪]　不能屈曲环小远[⑫]
小鱼萎缩拇不收[⑬]　骨间肌萎指分散[⑭]
掌指[⑮]过伸“爪形手”　掌背内侧丧失感[⑯]
豌豆骨处尺[⑰]受压　骨间肌障主表现

注：①尺神经发自臂丛内侧束；②在腋动、静脉之间出腋窝；③指肱动脉和肱二头肌；④指尺神经沟；⑤指前臂前内侧；⑥至桡腕关节上方发出手背支；⑦本干在豌豆骨桡侧分浅、深2支，经腕管浅面进入手掌；⑧支配尺侧腕屈肌；⑨手背支分布手背尺侧半和小指、环指及中指尺侧半背面皮肤；⑩深支分布于小鱼际肌、拇收肌、骨间掌侧肌、骨间背侧肌及第3、4蚓状肌；⑪屈腕力减弱；⑫环指和小指远节指关节不能屈曲；⑬小鱼际萎缩、拇指不能内收；⑭骨间肌萎缩、各指不能互相靠拢；⑮指各掌指关节；⑯手掌、手背内侧缘皮肤感觉丧失；⑰指尺神经。

·桡神经

臂丛后束发桡神[①]　腋动脉后伴肱深[②]
先经肱三长内头　继沿桡沟绕肱后[③]
肱外上髁上方穿　肱桡肌与肱肌间
外上髁前分深浅[④]　臂部发出皮支三
臂后臂外下皮神[⑤]　前臂后皮[⑥]沿途分
肌支分布于肱三[⑦]　肘肌肱桡腕长伸[⑧]
肘关节支布关节　终支之一桡神浅[⑨]
分成四五指背神[⑩]　分布手背桡侧半
桡侧三个半手指　近节背面皮肤关[⑪]
另一终支桡神深[⑫]　骨间膜后称骨间[⑬]
沿途分支前臂伸[⑭]　尺桡远关腕掌关[⑮]
桡神易损有两处　臂中段后桡骨边[⑯]
骨折易并桡损伤　肱骨中段中下三[⑰]
前臂伸瘫[⑱]呈“垂腕”　一二掌背皮肤感[⑲]
桡骨颈折伤深支　伸腕力弱伸指难

注：①指桡神经；②指肱深动脉；③先经肱三头肌长头与内侧头之间，继而沿桡神经沟绕肱骨中段后面；④在肱骨外上髁前方分为浅、深2个终支；⑤指臂后皮神经、臂外侧下皮神经；⑥指前臂后皮神经；⑦指肱三头肌；⑧指肱桡肌和桡侧腕长伸肌；⑨指桡神经浅支；⑩分成4～5支指背神经；⑪及关节；⑫指桡

神经深支；⑬沿前臂骨间膜后面下行，也称骨间后神经；⑭指前臂伸肌；⑮指尺桡远侧关节、腕关节和掌骨间关节；⑯在臂中段后部，穿旋后肌行于桡骨附近处；⑰肱骨中段或中、下 1/3 交界处骨折时易合并桡神经损伤；⑱指前臂伸肌瘫痪；⑲第 1、2 掌骨间背面皮肤感觉障碍明显。

· 臂内侧皮神经

臂内侧之皮神经　臂丛内侧束发行
腋静脉之内侧下　沿肱动脉贵要静[1]
分布臂内臂前皮　肋间臂神有交通[2]

注：①指贵要静脉；②在腋窝，常与肋间臂神经有纤维交通。

· 前臂内侧皮神经

前臂内侧皮神经　臂丛内侧束发行
初行腋动静之间　臂中浅出伴贵静[1]
分前后支布前臂　内侧前后皮肤应[2]

注：①继而沿肱动脉内侧下行，在臂中份浅出与贵要静脉相伴；②分前、后 2 支分布前臂内侧区前、后面的皮肤。

三、胸神经前支

十二对之胸神前[1]　前十一对称肋间[2]
十二胸神肋下方[3]　故名肋下神经焉
肋间神经血管下　肋间内外肌之间
一肋分支加臂丛　上六肌支布肋间[4]
上后锯肌胸横肌　皮支有二外侧前[5]
外皮胸侧肩胛区[6]　前皮穿出布胸前[7]
皮支向内胸膜臂[8]　部分皮支乳房间[9]
二肋外皮肋肩臂[10]　分布臂上内侧面
七到十一肋间下　腹横腹内斜肌间[11]
入鞘[12]布于腹直肌　下五肌支腹肋间[13]
皮支胸腹部皮肤　胸腹膜之壁层沿
胸神皮肤节段性[14]　胸二胸骨角平面
胸四乳头六剑突　胸八肋弓十脐面
胸十二布脐耻间[15]　连线中点之平面

注：①指胸神经前支；②称肋间神经；③第12 对胸神经前支位于第 12 肋下方；④上 6 对肋间神经的肌支分布肋间肌；⑤皮支有二，为外侧皮支和前皮支；⑥外侧皮支分布于胸侧壁和肩胛区皮肤；⑦前皮支在近胸骨侧缘处穿出，分布于胸前壁皮肤；⑧皮支还向内分布于胸膜壁层；⑨其中第 4～6 肋间神经外侧支和第 2～4 肋间神经前皮支分布到乳房；⑩第 2 肋间神经的外侧皮支也称肋间臂神经；⑪行于腹横肌与腹内斜肌之间；⑫进入腹直肌鞘；⑬下 5 对肋间神经发出的肌支分布于肋间肌及腹肌前外侧群；⑭胸神经前支在胸、腹壁皮肤呈节段性分布；⑮脐与耻骨联合间。

四、腰丛

(一)腰丛的组成和位置

十二胸神四腰神　前支一部腰一三[1]

腰大肌深横突前[②]　髂腰腰方肌支参[③]
分支分布腹股沟　大腿内侧大腿前

注：①腰丛是由第12胸神经、第4腰神经前支的一部分及第1～3腰神经前支组成；②指腰椎横突前方；③发出肌支支配髂腰肌和腰方肌。

(二)腰丛的分支

1. 髂腹下神经

髂腹下神腰外穿　肾后腰方肌前面[①]
髂嵴上入横内斜[②]　前行内外斜肌[③]间
穿腹外斜达皮下　腹管浅环上方三[④]
沿途分布腹壁肌　臀外下腹沟区遍[⑤]

注：①髂腹下神经自腰大肌外侧缘穿出后，经肾后和腰方肌前向外下行；②指腹横肌与腹内斜肌之间；③指腹内斜肌与腹外斜肌；④在腹股沟管浅环上方3cm处穿腹外斜肌腱膜达皮下；⑤发出皮支分布臀外侧区、腹股沟区及下腹部的皮肤。

2. 髂腹股沟神经

髂腹下神下　该神出腰大[①]
腰方髂上行　嵴前穿腹横[②]
穿经腹沟管[③]　伴精索[④]下延
沟管[⑤]浅环出　腹壁肌分布
腹股沟部分[⑥]　阴囊大阴唇

注：①髂腹股沟神经自髂腹下神经下方出腰大肌外缘；②跨过腰方肌和髂肌上部，在髂嵴前端附近穿过腹横肌；③指腹股沟管；④在女性则为子宫圆韧带；⑤皮支分布于腹股沟部。

3. 股外侧皮神经

腰大肌外穿　前外侧走延[①]
越过髂肌表　前上棘内边[②]
腹沟[③]韧带深 棘[④]下五厘穿
穿出深筋膜　布大腿外前[⑤]

注：①股外侧皮神经自腰大肌外侧缘穿出后，向前外侧走行；②达髂前上棘内侧；③指腹股沟；④指髂前上棘；⑤分布于大腿前外侧皮肤。

4. 股神经

腰丛最大分支股[①]　自腰大肌外穿出
腰大[②]髂肌之间下　韧中动外三角入[③]
分为肌支和皮支　肌布髂耻缝匠股[④]
皮支股中股内侧　大腿膝前之皮肤
最长皮支隐神经　伴股动脉肌管[⑤]入
出管膝关[⑥]内下行　缝肌[⑦]下段后浅出
伴随大隐[⑧]小腿内　下行至足内缘处
分布髌下小腿内　足内侧缘之皮肤
损伤屈髋显无力　坐位不能伸膝部
腿前腿内皮感障[⑨]　行走困难膝跳[⑩]无

注：①指股神经；②指腰大肌；③在腹股沟韧带中点稍外经韧带深面、股动脉外侧进入股三角区；④肌支分布于髂肌、

耻骨肌、缝匠肌和股四头肌；⑤指内收肌管；⑥指膝关节；⑦指缝匠肌；⑧指大隐静脉；⑨大腿前面和小腿内侧面皮肤感觉障碍；⑩指膝跳反射。

5. 闭孔神经

穿腰大肌内侧缘　贴小骨盆内壁前[1]
闭孔血管相随伴　出小骨盆闭膜穿[2]
分前后支肌前后　进入大腿布内收[3]
肌支支配闭孔外[4]　长短大收股薄[5]在
皮支大腿内侧皮　也发细支髋与膝
或有副闭孔神经　沿腰大肌内下行
布耻骨肌髋关节　与闭孔[6]间有交通

注：①前行；②穿闭膜管出小骨盆；③分前、后2支，分别经短收肌前、后进入大腿区，分布于内收肌群；④指闭孔外肌；⑤指长、短、大收肌和股薄肌；⑥指闭孔神经。

6. 生殖股神经

腰大肌前穿出后　该肌前面下行走
斜过输尿管后前[1]　沟韧上方分支就[2]
生殖入管提睾囊[3]　股支穿鞘股三角[4]

注：①后方前行；②在腹股沟韧带上方分成2支；③生殖支于腹股沟管深环处进入该管，分布于提睾肌和阴囊（或随子宫圆韧带分布于大阴唇）；④股支穿过股鞘和阔筋膜分布股三角部的皮肤。

五、骶丛

（一）骶丛的组成和位置

四腰前支之余　五腰合成腰骶
全部骶尾前支　合成骶丛大脊[1]
骶丛位于盆腔　后面骶骨和梨[2]
前方有骶血管　左侧骶丛前乙[3]
右前有回肠袢　损伤疼痛根及[4]
肿瘤[5]浸润扩散　宫肠[6]盆腔脏器

注：①骶丛由第4腰神经前支余部和第5腰神经前支合成的腰骶干及全部骶尾神经前支组成，是全身最大的脊神经；②指梨状肌；③指乙状结肠；④多个神经根受累及；⑤指恶性肿瘤；⑥指子宫、直肠。

（二）骶丛的分支

骶丛分支布分壁　臀部会阴股后区
小腿足部肌皮肤　直发[1]短支梨状肌
闭孔内肌股方肌　其他分支如下题

注：①直接发出。

1. 臀上神经

骶丛发出臀上神[1]　梨状肌上孔出盆
行于臀中小肌间　分布该肌及阔筋[2]

注：①指臀上神经；②指阔筋膜张肌。

2. 臀下神经

臀下神经臀大肌　臀下血管相伴依

梨状下孔出盆腔　行于臀大肌深隙[1]

注：①指臀大肌深面。

3. 股后皮神经

股后皮神经　梨状肌下孔
穿孔出骨盆　臀大肌之深
其下缘浅出　分支干沿途
分布臀股后　腘窝之皮肤

4. 阴部神经

阴部神经伴管[1]行　穿出梨状肌下孔
绕棘经孔入肠窝[2]　贴于此窝外壁行
分布会阴外生殖[3]　肛门肌肉皮肤应
主要分支有三条　肛或直肠下神经
肛外括约肛门皮[4]　会阴神经管下行[5]
分布会阴部诸肌　阴囊大阴唇之皮
阴茎阴蒂背神经　阴茎阴蒂背侧行
分布阴茎或阴蒂　海绵体及该部皮

注：①指阴部内血管；②绕坐骨棘经坐骨小孔进入坐骨直肠窝；③指外生殖器；④分布于肛门外括约肌和肛门部的皮肤；⑤沿阴部内血管下方前行。

5. 坐骨神经

坐骨神经最粗长　经梨下孔[1]出盆腔
位于臀大肌深面　坐骨结节转子[2]间
二头长头深下行[3]　腘上分为胫腓总[4]
干[5]于股后发肌支　二头半半髋布之[6]
坐骨神经有变异　一干穿出梨状肌
肌压神干减血供　出现梨肌综合征[7]
干分终支平面异[8]　有的过高盆腔里

注：①指梨状肌下孔；②指大转子；③在股二头肌长头深面下行；④一般在腘窝上方分为胫神经和腓总神经；⑤指坐骨神经干；⑥肌支分布股二头肌、半腱肌和半膜肌，同时发支分布髋关节；⑦梨状肌综合征；⑧坐骨神经干分成 2 大终支平面变异较大。

(1)胫神经

坐神本干直延胫[1]　股后入腘中下行
深腘血管相依伴　比目鱼深胫后管[2]
肌支小腿后群肌　皮支腓肠内侧皮[3]
与外吻合腓肠神[4]　足背小趾外侧缘[5]
关支分布膝踝关[6]　终支足底内外神[7]
内神[8]足底内群肌　底内三半趾跖皮[9]
外神足底中外肌　底外一半趾跖皮
损伤小腿后肌疲　不能跖屈尖站立[10]
内翻力弱底皮障[11]　“钩状足”畸胫损伤

注：①胫神经为坐骨神经本干的直接延续；②在比目鱼肌深面伴胫后血管下行；③皮支主要有腓肠内侧皮神经；④与腓总神经分出的腓肠外侧皮神经吻合成腓肠神经；⑤分布于足背及小趾外侧缘皮肤；⑥关节支分布于膝关节和踝关节；⑦胫神经终支即足底内侧神经及足底外侧神经；⑧指足底内侧神经；⑨指足底内侧半及内侧 3 个半趾跖面

皮肤；⑩不能以足尖站立；⑪足底皮肤感觉障碍。

(2)腓总神经

腘窝近侧分出后　股二肌腱内外走[①]
绕过腓骨颈向前　分为腓深与腓浅[②]
足背小腿前外肌　腿外[③]足背趾背皮
膝关前外胫腓关[④]　腓肠外皮腿外面[⑤]
腓浅腓骨长短肌　腿外足背二五皮[⑥]
腓深足背小腿前　第一二趾相对缘[⑦]
受损足不能背屈　趾不能伸足垂地
呈现"马蹄"内翻足　行走时呈"跨越步"
足背小腿前外边　感觉障碍最明显

注：①腓总神经自腘窝近侧部由坐骨神经分出后，沿股二头肌腱内侧向外下走行；②分为腓深神经与腓浅神经；③指小腿外侧；④发出关节支分布膝关节前外侧部及胫腓关节；⑤发出皮支腓肠外侧皮神经分布小腿外侧面皮肤；⑥腓浅神经分布腓骨长、短肌及小腿外侧、足背和第2～5趾背的皮肤；⑦腓深神经分布小腿前群肌、足背肌和第1、2趾相对缘的皮肤。

第三节　脑神经

Ⅰ嗅Ⅱ视Ⅲ动眼　Ⅰ起端脑Ⅱ起间[①]
Ⅳ滑Ⅴ叉Ⅵ外展　Ⅶ面Ⅷ听Ⅸ吞咽
第Ⅹ迷走Ⅺ副　最后舌下Ⅻ全
ⅤⅥⅦⅧ起脑桥　ⅢⅣ中脑余起延[②]
运动性有ⅢⅣⅥ　ⅪⅫ脑神添
ⅤⅦⅨⅩ混合性　ⅠⅡⅧ神属于感[③]

注：①指间脑；②指延髓；③感觉性。

一、嗅神经

特殊内脏感觉纤　上鼻甲上隔上黏[①]
黏膜之内嗅细胞　中枢突聚二十条
嗅丝构成嗅神经　穿过筛孔入颅中[②]
进入嗅球嗅觉传　前窝[②]骨折累筛板
撕脱嗅丝和脑膜　造成嗅觉障碍果
同时脑水流鼻腔　鼻炎可致嗅觉障[③]

注：①上鼻甲以上和鼻中隔上部黏膜；

②指颅前窝；③鼻炎可造成一时性嗅觉障碍。

二、视神经

特殊躯体感觉纤　视神[①]视觉冲动传
网膜[②]节细胞轴突　视神经盘聚集穿
穿过巩膜之筛板　构成视神[③]眶内延
视神经管颅中窝[④]　向后走于垂体前
交叉视束连间脑[⑤]　三层被膜脑膜延
蛛网膜隙伸周围[⑥]　颅内压高肿视盘[⑦]
脑膜视神经疾患　常沿此途互相连[⑧]

注：①指视神经；②指视网膜；③穿视神经管进入颅中窝；④连于视交叉，再经视束连于间脑；⑤脑的蛛网膜下隙也随之延伸至视神经周围；⑥视神经盘水肿；⑦互相累及。

三、动眼神经

动眼神经属运动　躯体内脏纤两种[①]
躯体运动动眼核[②]　内脏起于副核中[③]
两种纤维动眼合[④]　中脑腹侧脚间窝[⑤]
紧贴小脑幕切缘　蝶鞍后床突侧前[⑥]
穿海绵窦外壁上　再经眶上裂入眶
立即分成上下支　上支上睑提上直[⑦]
下支粗大下直肌　内直肌及下斜肌
内脏运动副交感　下斜肌支小支单[⑧]
睫状神经节短根　进节[⑨]交换神经元
入球分布睫状括[⑩]　参与调节光反射[⑪]
动眼神经受损伤　瞳孔斜向外下方
上睑下垂瞳扩大　对光反射消失状[⑫]

注：①含有一般躯体运动和一般内脏运动2种纤维；②一般躯体运动纤维起于动眼神经核；③一般内脏运动纤维起于动眼神经副核；④合并成动眼神经；⑤自中脑腹侧脚间窝出脑；⑥侧方前行；⑦上支分布于上睑提肌和上直肌；⑧由下斜肌支单独以小支分出；⑨指睫状神经元；⑩指睫状肌和瞳孔括约肌；⑪参与调节反射和瞳孔对光反射；⑫指症状。

四、滑车神经

滑车最细运动性[①]　起于中脑下丘平[②]
中脑下丘下方出　绕过大脑脚外行
穿海绵窦外侧壁　经眶上裂入眶中
越过上直上睑提[③]　进入支配上斜肌

注：①滑车神经最细，为运动性脑神经；②指中脑下丘平面对侧的滑车神经核；③指上直肌和上睑提肌。

五、三叉神经

三叉神经粗大混[①]　含有特殊内脏运
一般躯体感觉纤　前者起自桥中段[②]
三叉神经运动核　组成三叉运动根
进入三支下颌神[③]　出颅咀嚼肌布分
根内中脑核关纤[④]　传导咀嚼本体感
三叉神内躯感觉　胞体位于半月节[⑤]

节内假单神经元　　中枢突构三叉感[6]
脑桥基底脑桥臂　　交界之处入脑际
痛温纤维脊束核[7]　触觉终止脑桥核[8]
节内细胞周围突　　三叉三大分支组
一支眼神二上颌　　下颌神经第三者
分支分布面部皮　　眼及眶内口腔鼻
鼻旁窦膜[9]牙脑膜　传导痛温触觉多

注：①粗大的混合性脑神经；②指脑桥中段；④进入三叉神经第3支下颌神经中；④运动根内还含有三叉神经中脑核有关的纤维；⑤即三叉神经节；⑥指三叉神经感觉根；⑦传导痛温觉的纤维主要终止于三叉神经脊束核；⑧传导触觉的纤维主要终止于三叉神经脑桥核；⑨指黏膜。

(一)眼神经

三叉神节发出后　　眼神[1]穿行海绵窦
伴行动眼滑车下[2]　经眶上裂入眶辖
仅含躯体之感觉　　分布眶球泪腺结[3]
硬脑膜及部分鼻　　额顶上睑鼻背皮
分支额神上粗大[4]　又分眶上神经滑[5]
眶顶骨膜上睑提[6]　分布鼻背内眦皮
泪腺神经小而细　　泪腺上睑外眦皮
与上颌颧[7]有交通　导入副交控分泌[8]
鼻睫发出滑车下[9]　泪囊鼻背眼睑皮
发出筛前筛后神[10]　硬脑膜及筛窦鼻[11]
发出睫状长神经　　角膜虹膜睫状体

注：①指眼神经；②位于伴行的动眼神经、滑车神经的下方；③分布于眶、眼球、泪腺、结膜；④额神经是其分支中最上面，较粗大的一支；⑤指滑车上神经；⑥在眶顶骨膜与上睑提肌之间前行；⑦指上颌神经的分支颧神经；⑧由此导入副交感纤维控制泪腺分泌；⑨鼻睫神经发出滑车下神经；⑩指筛前、筛后神经；⑪指鼻腔黏膜。

(二)上颌神经

上颌仅含躯体感[1]　进入海绵窦外边
前经圆孔出颅腔　　入翼腭窝继向前
经裂入眶延眶下[2]　分布口腔鼻腔黏[3]
上颌牙齿硬脑膜　　皮肤睑裂口裂间[4]
眶下神经主干终[5]　经眶下裂入眶前
下睑鼻翼上唇皮　　上颌手术麻醉点[6]
颧神经小[7]窝处分　经裂入眶两支延
分布颧颞部皮肤　　面神副交导泪腺[8]
上牙槽神后中前[9]　后发本干骨质穿[10]
中支前支眶下[11]分　三支颌内[12]互吻连
形成上牙槽神丛　　上牙牙龈上窦黏[13]
翼腭神经称节支[14]　始于上颌下节连[15]
腭鼻黏膜腭扁桃[16]　该区感觉冲动传

注：①上颌神经仅含躯体感觉纤维；②经眶下裂人眶，延续为眶下神经；③指黏膜；④指睑裂与口裂之间的皮肤；⑤为上颌神经主干的终末支；⑥上颌部手术时常经眶下孔进行麻醉；⑦指

翼腭窝；⑧借交通支将来源于面神经的副交感节后纤维导入泪腺神经控制泪腺的分泌；⑨上牙槽神经分为上牙槽后、中、前3支；⑩上牙槽后神经自上颌神经本干发出后，在上颌骨体后方穿入骨质；⑪上牙槽中、前支自眶下神经分出；⑫指上颌骨内；⑬形成上牙槽神经丛，分支分布于上颌牙齿、牙龈及上颌窦黏膜；⑭称神经节支；⑮始于上颌神经，向下连于翼腭神经节（副交感神经节）；⑯指腭扁桃体。

（三）下颌神经

下颌神经粗大根[1]　一般躯感特躯运[2]
卵圆出颅分前后[3]　前干细小肌支分
鼓膜张肌咀嚼肌　腭帆张肌发颊神[4]
后干粗大硬脑膜　下颌牙齿及牙龈
耳颞口裂皮下延　舌前三二口底黏[5]
另支[6]下颌舌骨肌　二腹肌之前腹兼
一侧三叉神损伤　同侧面部皮肤眼
口鼻黏膜一般[7]失　角膜反射消失感[8]
单咀嚼肌瘫萎缩　张口下颌患侧偏
临床三叉神经痛　波及全部分支单[9]
压迫眶上眶下颏[10]　诱发疼痛助诊断

注：①下颌神经是三叉神经3大分支中最粗大的一支；②是既含一般躯体感觉纤维又含特殊躯体运动纤维的混合性神经；③自卵圆孔出颅后，分为前、后两干；④还发出一支颊神经；⑤耳颞区和口裂以下的皮肤、舌前2/3及口腔底的黏膜；⑥另发分支支配于……；⑦指一般感觉；⑧角膜反射因角膜感觉丧失而消失；⑨可以波及三叉神经全部分支或某一分支；⑩压迫眶上孔、眶下孔或颏孔。

六、展神经

展神经属躯体运[1]　起于脑桥被盖展[2]
桥延沟中两侧出[3]　前行颞骨岩尖端
自后壁穿海绵窦　窦内颈内动脉沿
上裂入眶外直肌[4]　损伤内斜外直瘫[5]

注：①属躯体运动神经；②指展神经核；③纤维自脑桥延髓沟中线两侧出脑；④经眶上裂入眶，分布于外直肌；⑤展神经损伤可引起外直肌瘫痪，产生内斜视。

七、面神经

面神经为脑混合[1]　纤维成分四种多
特殊内脏运面肌[2]　脑桥被盖面神核
一般内脏运动纤　上泌涎核脑桥卧[3]
分布泪腺下颌下[4]　舌下[5]鼻腭之黏膜
特殊内脏味觉纤[6]　胞体位于颞骨岩
面神弯处膝神节[7]　周突[8]分布于舌前
三分之二黏[9]味蕾　中止孤束核脑干
一般躯感传耳皮　表情肌之本体感[10]
面神经由两个根　大运小混中间神[11]
二根内耳门合一　穿底进入面神管[12]

管内膨大膝神节　出颅[13]穿腮到达面

注:①混合性脑神经;②特殊内脏运动纤维支配面肌运动;③起于脑桥的上泌涎核;④指下颌下腺;⑤指舌下腺;⑥特殊内脏感觉纤维即味觉纤维;⑦面神经管弯曲处的膝神经节;⑧指周围突;⑨指黏膜;⑩一般躯体感觉纤维传导耳部皮肤的躯体感觉和表情肌的本体感觉;⑪较大的运动根和较小的混合根,后者称中间神经;⑫穿内耳道底进入面神经管;⑬由茎乳孔出颅。

(一)面神经管内的分支

1. 鼓索

茎乳孔上六毫处　鼓索面神经发出[1]
进出鼓室颞下窝　并入三叉分支舌[2]
两种纤维味觉副[3]　舌前味蕾前者布[4]
下颌下节副交感　下颌下腺舌下腺[5]

注:①鼓索在面神经出茎乳孔上方约6mm处发出;②并入三叉神经的分支舌神经中;③味觉纤维和副交感纤维;④味觉纤维随舌神经分布于舌前2/3的味蕾;⑤副交感纤维进入下颌下神经节,换元后分布于下颌下腺和舌下腺,支配腺体分泌。

2. 镫骨肌神经

岩大神经称岩浅[1]　含副交感分泌纤
自膝神经节分出　岩大神经裂孔穿
穿破裂孔至颅底　与岩深神合成翼[2]
穿翼管至翼腭窝　进入神经节翼腭[3]
换元支配腺分泌　泪腺腭及鼻黏膜
另有镫骨肌神经　支配鼓室之内镫[4]

注:①也称岩浅大神经;②与来自颈内动脉交感丛的岩深神经合成翼管神经;③进入翼腭神经节;④指镫骨肌。

(二)颅外分支

面神颅外分支　出茎乳孔三支[1]
支配枕肌耳周[2]　后腹茎突舌骨[3]
主干入腮腺中　腺内分支成丛[4]
呈辐射状穿出　面表情肌分布
颞支额肌眼轮[5]　颧支支配眼颧[6]
颊支腮腺导管　颊肌口周口轮[7]
下颌缘支下唇[8]　颈支颈阔肌深

注:①出茎乳孔后即发出3小支;②指耳周围肌;③二腹肌后腹和茎突舌骨肌;④指腮腺内丛;⑤指额肌和眼轮匝肌;⑥指眼轮匝肌;⑦颊支在腮腺导管上、下走行,至颊肌、口轮匝肌及其他口周围肌;⑧分布于下唇诸肌。

(三)面神经损伤

管外损伤表情瘫[1]　笑时口角偏向健
不能鼓腮说话时　唾液口角流外边
鼻唇沟平额纹消　角膜反射[2]闭眼难
管内损伤听过敏[3]　同时上述面肌瘫
舌前三二[4]味觉障　唾液泪腺分泌难

注：①面神经管外损伤主要表现为损伤侧表情肌瘫痪；②角膜反射消失；③面神经管内损伤时出现听觉过敏；④舌前2/3。

八、前庭蜗神经

前庭蜗位听[1]　特殊感觉性
平衡听传导　包括蜗前庭[2]
损伤伤侧聋　丧失平衡能
眩晕及眼震　呕吐常伴行

注：①前庭蜗神经又称位听神经；②包括前庭神经和蜗神经两部分。

(一)前庭神经

前庭神经平衡传　双极感觉神经元
胞体聚集前庭节[1]　周突[2]内耳球囊斑
椭圆囊斑壶腹嵴[3]　中枢突经内耳门
入颅桥延沟入脑　终于小脑前庭群[4]

注：①指前庭神经节；②其周围突分布于……；③指壶腹嵴中的毛细胞；④终于前庭神经核群和小脑等部。

(二)蜗神经

蜗神[1]传导听觉　聚集蜗神经节[2]
周突布内耳螺[3]　中突聚集成蜗[4]
经内耳门入颅　脑桥小脑角处
入脑桥延外侧[5]　蜗神腹背侧核

注：①指蜗神经；②其双极感觉神经元胞体聚集成蜗神经节(螺旋神经节)；③其周围突分布于内耳螺旋器上的毛细胞；④其中枢突集成蜗神经；⑤经脑桥延髓沟外侧部入脑。

九、舌咽神经

舌咽神经混合性　含有五种纤维成[1]
特殊内脏运动纤　起疑支配茎突咽[2]
副交感纤下泌涎[3]　耳神经节布腮腺
一般内脏之感觉　舌咽神经下神节
周突分布舌后[4]咽　鼓室黏膜咽鼓管
颈动脉窦及小球[5]　孤束核止中枢突
特殊内脏之感觉　胞体舌咽神下节
周突舌后三一味[6]　孤束核上中突尾[7]
一般躯体感纤维　胞体舌咽上神节[8]
周突分布耳后皮　中突止于三叉脊[9]
舌咽根丝连于延[10]　迷副颈静脉孔穿[11]
上神经节孔内膨　下神经节出孔形[12]
一侧舌咽[13]损伤时　同侧舌后[14]味觉失
痛消[15]舌根咽峡区　同侧咽肌显无力

注：①成分；②起于疑核，支配茎突咽肌；③副交感纤维起于下泌涎核；④指舌后1/3；⑤指颈动脉小球；⑥舌后1/3的味蕾；⑦中枢突止于孤束核上部；⑧指舌咽神经上神经节；⑨指三叉神经脊束核；⑩指延髓；⑪与迷走神经、副神经同穿颈静脉孔前部出颅；⑫形成；⑬指舌咽神经；⑭指舌后1/3；⑮痛觉

消失。

（一）舌支

舌咽神经终支舌[①] 舌骨舌肌深面过
舌后三一黏[②]味蕾 传导一般感觉味

注：①指舌支；②指黏膜。

（二）咽支

咽支三四咽壁中[①] 迷走交感交织丛[②]
分布咽肌咽黏膜 感觉传入咽反射[③]

注：①3～4条细支分布于咽壁；②与迷走神经和交感神经交织成丛；③咽黏膜的感觉传入与咽部反射有关。

（三）鼓室神经

下神经节鼓室神[①] 鼓室小管下口进[②]
与交形成鼓室丛[③] 发支分布鼓室中
乳突小房咽鼓管 管内黏膜感觉传
岩小神经终支段 下泌涎核副交感[④]
上口出室出卵圆[⑤] 耳神经节内换元
随三叉神耳颞神 分布腮腺控制分[⑥]

注：①下神经节发出鼓室神经；②进入鼓室；③与交感神经纤维共同形成鼓室丛；④含来自下泌涎核的副变感纤维；⑤经鼓室小管上口出鼓室，前行出卵圆孔；⑥控制其分泌。

（四）颈动脉窦支

颈静脉孔下发出 颈动脉窦小球布[①]
动脉压力之变化 二氧化碳之浓度
变化刺激传中枢 反射性调血压呼[②]
此外舌咽[③]还发出 扁桃体支和茎突[④]

注：①分布颈动脉窦和颈动脉小球；②指呼吸；③指舌咽神经；④指茎突咽肌支。

十、迷走神经

迷走神经行程长 混合性神分布广
含有副交感纤维 起于延髓迷走背[①]
分布颈胸腹器官 控制平滑心肌腺
特殊内脏运动纤 起于疑核支配咽
一般内脏之感觉 胞体位于下神节[②]
其中枢突止孤束[③] 周突分布颈胸腹
中止三叉神经脊[④] 硬膜[⑤]耳廓外耳皮
橄榄后沟延髓出[⑥] 经颈脉孔[⑦]出颅骨
上下神经节膨大 颈根左右迷分叉[⑧]
左肺丛和食管前 集中延续迷前干[⑨]
右肺丛和食后丛 迷走后干又集中[⑩]
二干穿膈经裂孔[⑪] 分布于胃腹腔终[⑫]
迷走神经干损伤 表现内脏活动障
恶心呕吐脉速悸[⑬] 呼吸深慢甚窒息
音哑语言吞咽难 腭悬雍垂一侧偏

注：①指迷走神经背核；②指下神经节或称结状神经节；③指孤束核；④其中枢突入脑后止于三叉神经脊束核；⑤指硬脑膜；⑥迷走神经自橄榄后沟的中部出延髓；⑦指颈静脉孔；⑧下行至颈根部，左、右迷走神经的行程略有不同；⑨左

迷走神经构成左肺丛和食管前丛，又集中延续为迷走神经前干；⑩右迷走神经构成右肺丛和食管后丛，又集中构成迷走神经后干；⑪指食管裂孔；⑫分布于胃前、后壁，其终支为腹腔支；⑬指心悸。

(一)颈部的分支

1. 喉上神经

喉上神经起下神① 舌骨大角内外分②
外支细小环甲肌 内支感觉喉腔里
声门裂咽舌根会③ 一般内脏感觉味④

注：①起于下神经节处；②在舌骨大角水平分成内、外支；③分布于咽、会厌、舌根及声门裂以上的喉黏膜；④传导一般内脏感觉和味觉。

2. 颈心支

颈心上下进入胸① 与心神经构心丛
功能调节心活动 上支分支压神经②
分布主动脉弓壁 感受压变化学激③

注：①颈心支有上、下2支，在喉与气管两侧下行入胸腔；②指减压神经或主动脉神经；③感受血压变化和化学刺激。

3. 耳支

耳支上神节① 躯体之感觉②
耳廓后分布 外耳道皮肤

注：①耳支发自迷走神经上神经节；②含躯体感觉纤维。

4. 咽支

咽支起于下神节① 躯体运动内感觉②
舌咽交感咽丛构③ 咽膜咽缩腭肌肉④

注：①指下神经节；②含躯体运动与内脏感觉纤维；③与舌咽神经和交感神经咽支共同构成咽丛；④分布于咽缩肌、软腭的肌肉及咽部黏膜。

5. 脑膜支

脑膜支自上神节 后窝硬脑膜感觉

注：脑膜支发自上神经节，分布于颅后窝硬脑膜，传导一般感觉冲动。

(二)胸部的分支

1. 喉返神经

喉返神经分左右 起点行程不同走
右喉右锁下动前 钩绕此动上行返①
左喉跨弓前方发 继而绕弓之后下②
左右均行管间沟③ 甲深环后④进入喉
终支称为喉下神 内脏感纤布喉黏⑤
特殊内脏运动纤 环甲肌外喉肌全
喉返神与甲腺下⑥ 及其分支互交叉
甲腺手术夹结扎⑦ 避免损伤防嘶哑
两侧喉返同受损 引起失音呼吸困⑧

注：①右喉返神经在迷走神经干经右锁骨下动脉前方处发出后，由下后方钩绕

此动脉上行，返回颈部；②左喉返神经在左迷走神经干跨过主动脉弓前方时发出，继而绕主动脉弓下后方上行，返回颈部；③指气管与食管之间的沟；④甲状腺侧叶深面，环甲关节后方；⑤内脏感觉纤维分布于喉黏膜；⑥指甲状腺下动脉；⑦钳夹或结扎甲状腺下动脉；⑧指呼吸困难甚至窒息。

2. 支气管支和食管支

左右迷走分支胸　构成肺丛食管丛[①]
再发细支布气管　支气管肺及食管
主含内脏感觉纤　传导脏器胸膜感
内脏运动纤维及　脏器平滑肌腺体

注：①左、右迷走神经在胸部发出小支，与交感神经的分支共同构成肺丛和食管丛。

（三）腹部的分支

1. 胃前支

贲门发自迷前干[①]　胃前支沿胃小弯
沿途发支胃前壁　终支“鸦爪”幽门前[②]

注：①指迷走神经前干；②其终支以“鸦爪”形分支分布于幽门部前壁。

2. 肝支

前干[①]贲门附近分　构成肝丛布肝胆

注：①指迷走神经前干。

3. 胃后支

后干贲门附近发[①]　沿胃小弯后面下
分支布于胃后壁　终支“鸦爪”管窦达[②]

注：①胃后支由迷走神经后干在贲门附近发出；②终支以“鸦爪”形分支布于幽门窦和幽门管后壁。

4. 腹腔支

迷走神经后干终[①]　交感共构腹腔丛[②]
分布脾肾胰肝胆　左曲以上消化管

注：①指后干的终支；②与交感神经一起构成腹腔丛；③结肠左曲以上的腹部消化管。

十一、副神经

副神经属运动性　脑根脊髓根组成
脑根起于延[①]疑核　特殊内脏之运动
迷走下方出脑后　副神脊髓根同行
颈静脉孔出颅底　入迷[②]支配咽喉肌
脊髓根属特内动[③]　起自颈髓副神经[④]
出髓椎管内上行　枕骨大孔入颅中
颈静脉孔出颅腔　绕颈内静[⑤]外下方
支配胸锁乳突肌　终支支配斜方肌
副神[⑥]脊髓根伤及　头不能向患侧屈
面部不能转向对[⑦]　患侧肩胛骨下垂
舌咽迷走副神经　同时经过颈静孔[⑧]
病累三对脑神经[⑨]　颈静脉孔综合征

注:①指延髓;②加入迷走神经内;③特殊内脏运动纤维;④指副神经核;⑤指颈内静脉;⑥指副神经;⑦转向对侧;⑧指颈静脉孔;⑨颈静脉孔处的病变常累及上述3对脑神经。

十二、舌下神经

舌下神经运动性　一般躯运纤组成[①]
延髓舌下核[②]发出　舌下神经管出颅
穿颏舌肌入舌里　舌内大部舌外肌[③]
一侧舌下神经损　伸舌舌尖偏向患
舌肌瘫痪时间长　舌肌萎缩可造成

注:①主要由一般躯体运动纤维组成;②指舌下神经核;③支配全部舌内肌和大部舌外肌。

第四节　内脏神经系统

内脏[①]中枢周围分　周围内脏心血管
分布平滑肌与腺　感觉运动两种纤
内脏运动称自主　调控[②]代谢称植物
内脏感觉如躯体　感觉神经元初级
位于脑脊神经节　周围分布感受器
维持机体双环境[③]　动态平衡活动[④]及

注:①指内脏神经系统;②调节和控制;③指内、外环境;④指正常活动。

一、内脏运动神经

内脏躯体运[①]比较　结构功能差不少
支配器官两相异　心肌腺体平滑肌
躯运支配骨骼肌　两者随意不随意[②]
纤维成分不相同　躯运[③]神经只一种
内脏[④]交感副交感　双重支配各器官
神经元数不一般　躯运[③]只一神经元
内脏运动二元构　一个节前一节后
节前胞体位中枢[⑤]　节前纤维其轴突
节后胞体在节[⑥]中　节后纤维到效应[⑦]
纤维粗细不相同　有髓粗纤躯体动
内脏运动细纤维　节前薄髓后无髓
节后纤维分布形[⑧]　躯体内脏两不同
躯体神经神经干　内脏神经神经丛

注：①内脏运动神经与躯体运动神经；②躯体运动神经受意志的控制，内脏运动神经在一定程度上不受意志的控制；③指躯体运动神经；④指内脏运动神经；⑤位于脑干和脊髓内；⑥指周围部的自主神经节；⑦指效应器；⑧指形式。

（一）交感神经

交感神经低中枢　脊髓胸腰灰侧柱[①]
节前纤维中外核[②]　又称交感[③]胸腰部
干节分支交感丛[④]　椎旁椎前位不同[⑤]

注：①位于脊髓胸$_1$～腰$_2$或腰$_3$节段的灰质侧柱；②交感神经节前纤维起自中间外侧核的细胞；③指交感部；④交感神经的周围部包括交感干、交感神经节，以及分支和交感神经丛等；⑤根据交感神经节的位置不同，又可分为椎旁节和椎前节。

1. 颈部交感神经

颈交感干鞘[①]后方　颈椎横突前方让
每侧三四交感节[②]　颈上颈中颈下节
颈上神经节梭形　颈中位于六颈横[③]
颈下位于第七颈　常与一胸合颈胸[④]
节后纤维四途径　灰交通连颈神经[⑤]
分布头颈上肢及　血管汗腺竖毛肌
分支直至邻动脉　锁下椎动颈内外[⑥]
分布头颈部腺体[⑦]　血管竖毛瞳开肌[⑧]
发出咽支入咽壁　组成咽丛舌咽迷[⑨]
心上心中心下神　下行入胸加入心[⑩]

注：①指颈血管鞘；②每侧有3～4个交感神经节；③颈中神经节位于第6颈椎横突处；④颈下神经节位于第7颈椎处，常与第1胸神经节合并成颈胸神经节；⑤经灰交通支连于8对颈神经；⑥形成颈内动脉丛、颈外动脉丛、锁骨下动脉丛和椎动脉丛等；⑦指泪腺、唾液腺、口腔和鼻黏膜内腺体、甲状腺等；⑧指竖毛肌和瞳孔开大肌；⑨与迷走神经、舌咽神经的咽支共同组成咽丛；⑩3对颈交感神经节分别发出心上、心中和心下神经，下行进入胸腔，加入心丛。

2. 胸部交感神经

干[①]于肋骨小头前　十到十二胸交感[②]
发出分支有四种　灰交通支连于胸[③]
随其分布胸腹壁　血管汗腺竖毛肌
分支发自上五胸　胸主食管肺心丛[④]
另有内脏大神经　五九胸节纤组成[⑤]
合成一干前下行　穿过膈脚腹节[⑥]终
十十二胸内小神[⑦]　下穿膈脚终于肾[⑧]
主动脉肾腹腔节　发出节后纤维也
肝脾肾胰实器官　结肠左曲上消管

注：①指胸交感干；②每侧有10～12个胸交感神经节；③经灰交通支连接12对胸神经；④从上5对胸交感干神经节发出许多分支，参加胸主动脉丛、食管丛、肺丛及心丛等；⑤穿过第5或第6～9胸

交感干神经节的节前纤维组成；⑥指腹腔节；⑦内脏小神经由穿过第 10～12 胸交感干神经节的节前纤维组成；⑧指主动脉肾节。

3. 腰部交感神经

四对腰节腰椎前　与腰大肌内缘间[①]
分支之一灰交通　连接五对腰神经
另支腰内脏神经　穿过腰节纤组成[②]
终于腹主动脉丛　以及肠系膜下丛
之内椎前神经节　换元节后分至结
结肠左曲下消化[③]　盆腔脏器下肢达

注：①约有 4 对腰神经节，位于腰椎体前外侧与腰大肌内侧缘之间；②由穿过腰神经节的节前纤维组成；③换元后节后纤维分布至结肠左曲以下的消化道。

4. 盆部交感神经

盆交感干骶骨前　二到三对骶交感[①]
另有一个奇神经[②]　节后分支灰交通
连接骶尾下肢布　会阴血管汗腺竖[③]
一些小支入盆丛　分布盆腔器官中

注：①指骶交感干神经节；②指奇神经节；③指竖毛肌。

(二)副交感神经

副交感神低中枢　副交感核干骶部[①]
核发纤维称节前[②]　周围神节副交感
器官旁节器官内[③]　节后神元居节内
颅部副交感节大　睫状翼耳下颌下[④]
前纤节内交换元[⑤]　发出后纤支器官[⑥]
节过交感感觉神[⑦]　分称交感[⑧]感觉根
其他部位副节[⑨]小　显微镜下才看到
心肺膀胱宫阴道　支气管消壁内找[⑩]
副交感元属胆碱[⑪]　神经肽类物质含

注：①副交感神经的低级中枢位于脑干的副交感脑神经核和脊髓骶部的骶副交感核；②由这些核的细胞发出的纤维即节前纤维；③周围部的副交感神经节，称器官旁节和器官内节；④计有睫状神经节、翼腭神经节、耳神经节和下颌下神经节；⑤颅部副交感神经节前纤维即在这些神经节内交换神经元；⑥然后发出节后纤维随相应脑神经到达所支配的器官；⑦节内并有交感神经及感觉神经纤维通过；⑧指交感根；⑨指副交感神经节；⑩位于心丛、肺丛、膀胱丛和子宫阴道丛内的神经节，以及位于支气管和消化管壁内的神经节等；⑪副交感神经元属于胆碱能神经元。

1. 颅部副交感神经

节前纤维行其中　Ⅲ Ⅶ Ⅸ Ⅹ脑神经
随动眼神副核发[①]　瞳孔括约睫状达[②]
随面神经上泌涎[③]　泪腺鼻口腭黏腺[④]
另经鼓索加入舌[⑤]　分布舌下腺下颌[⑥]
随舌咽神下泌涎[⑦]　经耳颞神布腮腺[⑧]
随迷走神背核起[⑨]　分布胸腹腔脏器

注：①随动眼神经走向的副交感神经节前纤维，由中脑的动眼神经副核发出；②分布于瞳孔括约肌和睫状肌；③随面神经走行的副交感神经节前纤维，由脑桥的上泌涎核发出；④节后纤维分布于泪腺、鼻腔、口腔以及腭黏膜的腺体；⑤另一部分节前纤维经鼓索，加入舌神经；⑥指下颌下腺；⑦随舌咽神经走行的副交感节前纤维，由延髓的下泌涎核发出；⑧节后纤维经耳颞神经分布于腮腺；⑨随迷走神经走行的副交感节前纤维，由延髓的迷走神经背核发出。

2. 骶部副交感神经

脊髓骶部二四段　　骶副交感核发纤[①]
随骶神[②]出骶前孔　　盆内脏神盆丛添[③]
脏器壁内脏器边　　副交感节[④]交换元
后纤支配盆腔脏[⑤]　　结肠左曲下消管[⑥]

———

注：①节前纤维由脊髓骶部第2～4节段的骶副交感核发出；②指骶神经；③又从骶神经分出组成盆内脏神经加入盆丛；④指副交感神经节；⑤节后纤维支配盆腔脏器；⑥指消化管。

(三)交感神经与副交感神经的主要区别

低级中枢不同位　　交感脊髓胸腰灰[①]
副交脑干脑神副　　副交感核髓骶部[②]
周围神经节位异　　副交器官旁或壁
节前纤维副交长　　交感椎前或椎旁[③]
前后神元比例殊[④]　　多节后元一轴突[⑤]
副交节后神元少[⑥]　　作用范围相对小
同一器官作用异　　互相拮抗又统一

———

注：①交感神经低级中枢，位于脊髓胸腰部灰质的中间带外侧核；②副交感神经的低级中枢位于脑干脑神经副交感核和脊髓骶部的副交感核；③交感神经节位于脊柱两旁(椎旁节)和脊柱前方(椎前节)；④节前神经元与节后神经元的比例不同；⑤一个交感节前神经元的轴突可与许多节后神经元形成突触；⑥一个副交感节前神经元的轴突则与较少的节后神经元形成突触。

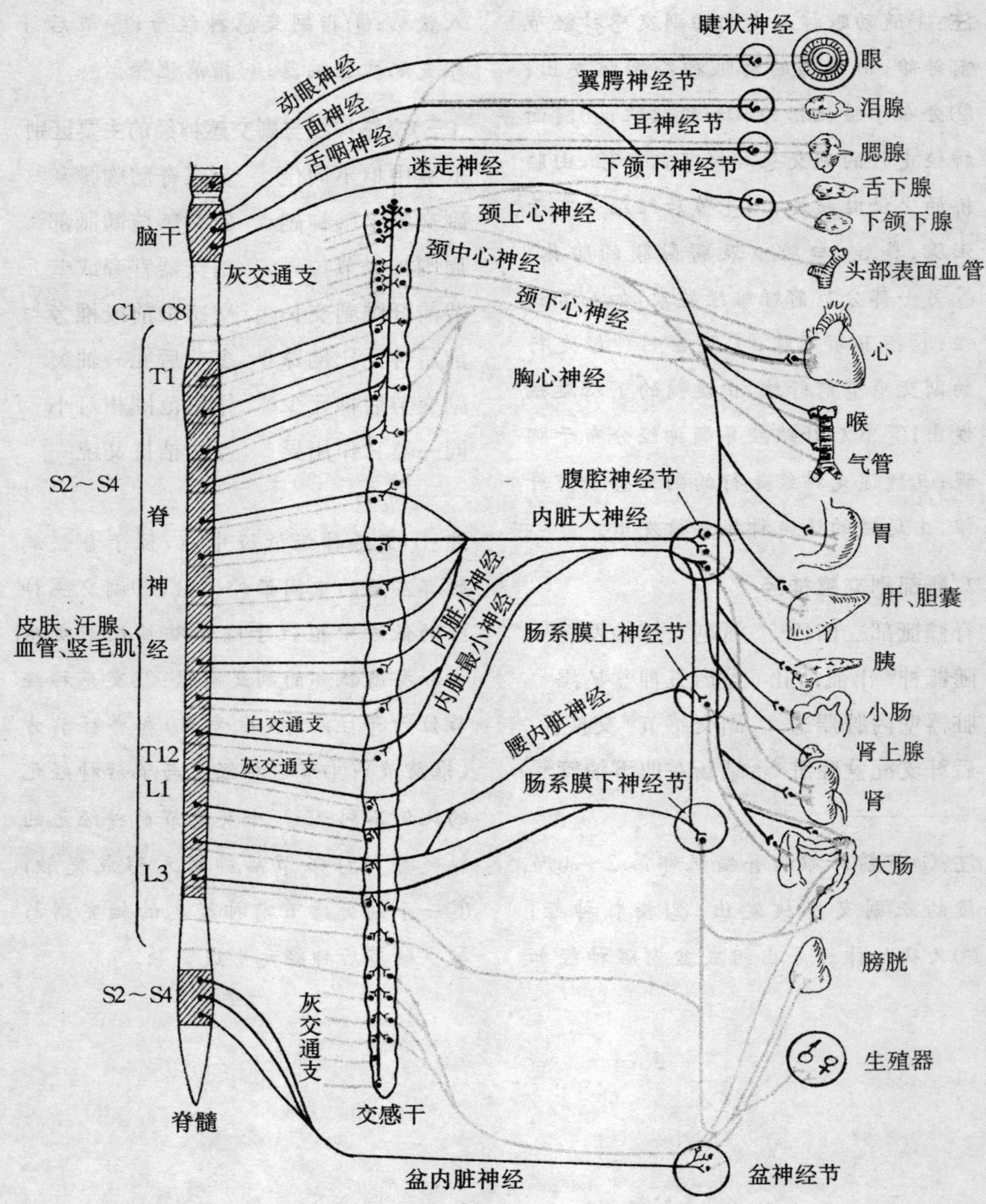

内脏运动神经概况示意图

黑色：节前纤维；灰色：节后纤维

二、内脏感觉神经

内脏感觉神经布　感觉冲动传中枢
中枢通过运神经①　体液调节内脏动②
内脏感觉元胞体　位于神经节脑脊③
脑膝吞咽迷走下④　周随Ⅶ Ⅸ Ⅹ神达⑤
随同该神中枢突　进入脑干终孤束⑥
脊神节细⑦周围突　随同交感和骶副⑧
交感盆内中随同　进入脊髓灰后终⑨
联系内脏运神元　完成反射内脏间⑩
与躯体运联一起　反射内脏与躯体⑪
经过复杂传途径　冲动传到脑皮层⑫
与躯体感有不同　痛阈较高弥散性

注：①指内脏运动神经；②或通过体液调节各内脏器官的活动；③内脏感觉神经元的胞体位于脑神经节和脊神经节内；④脑神经节包括膝、舌咽神经下节、迷走神经下节；⑤神经节细胞的周围突随同面、舌咽、迷走神经分布于内脏器官；⑥中枢突随同面、舌咽、迷走神经进入脑干，终于孤束核；⑦指脊神经节细胞；⑧随同交感神经和骶部副交感神经分布于内脏器官；⑨中枢突随同交感神经和盆内脏神经进入脊髓，终于灰质后角；⑩在中枢，与内脏运动神经元相联系，以完成内脏—内脏反射；⑪或与躯体运动神经元联系，形成内脏—躯体反射；⑫将冲动传导到大脑皮质，形成内脏感觉。

三、牵涉性痛

某些器官发生病　体表一定区域应
感觉过敏或痛觉　此种现象牵涉痛
称该部位海德带　有助定位诊断病
肌肉①反射性僵硬　汗腺泌障血管动②
痛可出现脏邻近③　较远皮区可发生④
肝胆疾患牵右肩　胸前左臂心绞痛⑤

注：①指骨骼肌；②汗腺分泌障碍，血管运动；③牵涉性痛有时发生在患病内脏邻近的皮肤区；④有时发生在距患病内脏较远的皮肤区；⑤心绞痛时，常在胸前区及左臂内侧皮肤感到疼痛。

第十九章　神经系统的传导通路

一、感觉传导通路

(一)本体感觉传导通路

肌腱关节运器官[1]　不同状态产生感[2]
本体感觉又称深[3]　位置运动精触震[4]

注:①指肌腱、关节等运动器官;②指感觉,例如人在闭眼时能感知身体各部的位置;③又称深感觉;④包括位置觉、运动觉、震动觉和皮肤的精细触觉。

1. 躯体、四肢意识性本体感觉和精细触觉传导通路

组成神经元三级　一级脊神经节细[1]
周突肌腱关节皮　本体精触感受器[2]
经脊后根之内侧　中突进入髓后索[3]
形成薄束及楔束　止于薄束楔束核
二级神元在核[4]内　纤维交叉到对侧
丘系交叉内丘系[5]　止丘腹后外侧核[6]
三级神元在该核　纤经内囊主投射
中央后回小叶[7]后　部分纤维前回[8]投
损伤交叉下上方　同侧对侧本感丧[9]
患者闭眼不确定　关节位置运[10]方向

注:①第1级神经元为脊神经节细胞;②其周围突分布于肌、腱、关节等处的本体觉感受器和皮肤的精细触觉感受器;③中枢突经脊神经后根的内侧部进入脊髓后索;④第2级神经元的胞体在薄、楔束核内;⑤交叉后的纤维在延髓中线两侧上行,称内侧丘系;⑥止于丘脑的腹后外侧核;⑦指中央旁小叶;⑧指中央前回;⑨在内侧丘系交叉的下方或上方损伤时,患者同侧或对侧的本体感觉和精细触觉丧失;⑩指运动。

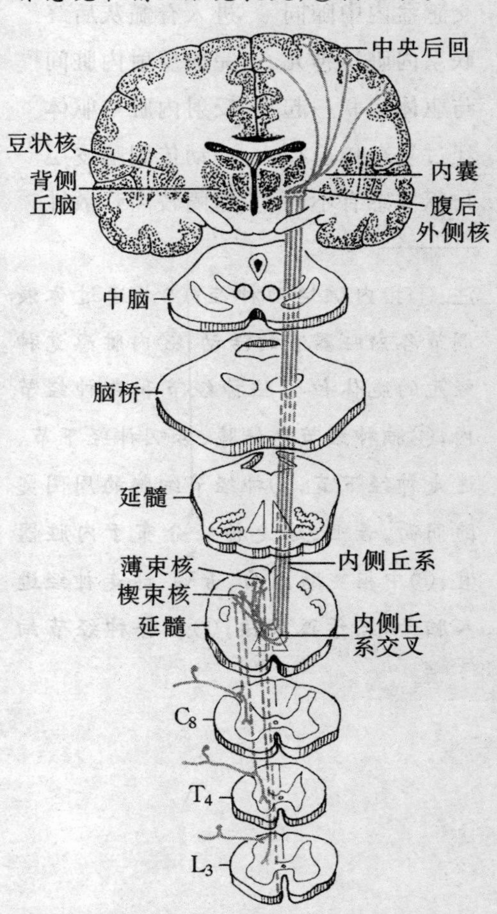

躯干、四肢意识性本体感觉传导通路

2. 躯干和四肢非意识性本体感觉传导通路

非意识性本体感　反射通路小脑传①
组成神经元二级　一级脊神经节细②
周突肌腱关节本③　中经脊神经后根④
胸八腰二节段终　胸核以及腰骶膨⑤
两部发出二级纤⑥　脊髓小脑后与前⑦
分经小脑下上脚　进入皮质旧小脑⑧
以上二级神元传　躯干下肢本体感
上肢颈部本体觉　二级颈膨延髓楔⑨
两处神元发二级　经小脑下入小皮⑩

注：①非意识性本体感觉传导通路，是反射通路的上行部分，为传入至小脑的本体感觉；②第一级神经元为脊神经节细胞；③其周围突分布于肌、腱、关节的本体感受器；④中枢突经脊神经后根的内侧部进入脊髓；⑤终止于 $C_8 \sim L_2$ 节段胸核和腰骶膨大外侧部；⑥从胸核和腰骶膨大发出 2 级纤维；⑦分别组成脊髓小脑后束与脊髓小脑前束；⑧指旧小脑皮质；⑨其 2 级神经元胞体在颈膨大部和延髓的楔束副核；⑩经小脑下脚进入小脑皮质。

(二)痛温觉和粗触觉压觉传导通路

1. 躯干和四肢痛温觉和粗触觉压觉传导通路

躯干四肢之粗触　痛温压觉传导路
一级神元脊节细①　周突皮内感受器②
中突后根脊髓入　换元脊丘侧前束③
侧束传导痛与温　前束粗触压觉传
脊髓丘脑束上走　背丘腹后外核收④
三级神元在该核　发纤丘脑中辐射⑤
内囊后肢投后回⑥　中央旁小叶后位
一侧脊丘束⑦受压　痛温障碍对上下⑧
髓外肿瘤之病变　感觉障碍顺序反⑨

注：①第一级神经元为脊神经节细胞；②其周围突分布于躯干和四肢皮肤内的感受器；③中枢突经后根进入脊髓，换元后组成脊髓丘脑侧束和脊髓丘脑前束；④终于背侧丘脑的腹后外侧核；⑤发出纤维称丘脑中央辐射；⑥指中央后回的中、上部；⑦指脊髓丘脑束；⑧首先出现在身体对侧上半部，逐渐波及下半部；⑨发生感觉障碍的顺序相反。

2. 头面部的痛温觉和触压觉传导通路

头面痛温触压觉　一级神元三叉节①
周突②分布头面皮　口鼻黏膜感受器
中突经根入脑桥③　触压终于三叉脑④
痛温纤维再降之　三叉脊束核终止
二级胞体在核内⑤　发出纤维交叉对⑥
三叉丘系组成之　背丘腹后内终止⑦
三级⑧腹后内侧核　发纤中央后投射⑨
三叉丘系上受损　对侧丧失触痛温
受损三叉丘系下　同侧障碍痛温压

注：①第一级神经元为三叉神经节细

胞；②指周围突；③中枢突经三叉神经根入脑桥；④传导触压觉的纤维终于三叉神经脑桥核；⑤指三叉神经脊束核和三叉神经脑桥核；⑥交叉到对侧；⑦止于背侧丘脑的腹后内侧核；⑧指第三级神经元的胞体；⑨发出纤维经内囊后肢，投射到中央后回下部。

(三)视觉传导通路和瞳孔对光反射通路

1. 视觉传导通路

视锥细胞视杆细　视网膜外光感器[1]
中层双极第一级[2]　二级最内层节细[3]
轴突盘处合视神[4]　视神入颅经视管[5]
视交叉后延视束　鼻侧交叉颞侧不
左侧视束两眼左[6]　右侧视束双右侧
视束绕脚[7]向后去　终止外侧膝状体
三级神元体内着　发出纤维视辐射
经内囊后[8]投视区　端脑距沟两侧居
视路不同部损伤　引起不同视野盲
一侧视神经损伤　该侧眼视野全盲
视交叉中交叉纤　双眼视野颞侧半[9]
一侧不交叉纤损　患侧视野鼻侧偏[10]
视束及后受损伤　双眼对侧同向盲[11]

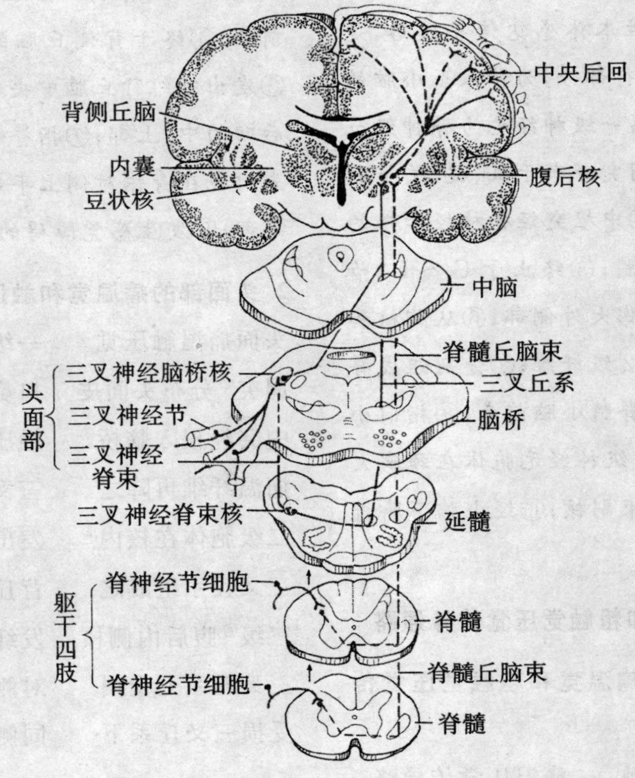

痛温觉、粗触觉和压觉传导通路

注：①眼球视网膜神经部最外层的视锥细胞和视杆细胞为光感受器细胞；②中层的双级细胞为第1级神经元；③最内层的节细胞为第2级神经元；④其轴突在视神经盘处集合成视神经；⑤视神经经视神经管入颅腔；⑥左侧视束内含有来自两眼视网膜左侧半的纤维；⑦指大脑脚；⑧指内囊后肢；⑨视交叉中交叉纤维损伤可致双眼视野颞侧半偏盲；⑩一侧视交叉外侧部的不交叉纤维损伤，则患侧视野的鼻侧半偏盲；⑪一侧视束及以后的部位受损，可致双眼病灶对侧视野同向性偏盲。

2. 瞳孔对光反射通路

光照一侧瞳孔　引起两侧缩瞳
瞳孔对光反射　直接间接两者[1]
反射通路如下　视网视神交叉[2]
视束上丘盖前[3]　动眼副核动眼[4]
睫状神节节后[5]　瞳孔括约肌收[6]
对光反射消失　病情危重预示
一侧视神受损　患直消失间存[7]
一侧动眼损伤　消失直间对光[8]

注：①光照一侧瞳孔的反应称直接对光反射，未照射侧瞳孔的反应称间接对光反射；②视网膜→视神经→视交叉→；③两侧视束→上丘臂→顶盖前区→；④两侧动眼神经副核→动眼神经→；⑤睫状神经节→节后纤维→；⑥瞳孔括约肌收缩→两侧瞳孔缩小；⑦一侧视神经受损时，患侧直接对光反射消失，间接对光反射存在；⑧一侧动眼神经受损时，患侧直接及间接对光反射均消失。

(四)听觉传导通路

听觉传导第一级　蜗螺旋节内双极[1]
周突分布内耳螺[2]　中枢纤维组成蜗[3]
与前庭神交入脑[4]　止于蜗神腹背核[5]
二级神元在核内　发纤交叉至对侧
外侧丘系止下丘　三级神元下丘卧
纤维经臂止内膝[6]　四级神元内膝体[7]
发出纤维听辐射　经内囊后止脑皮[8]
少数纤维不交叉　听觉冲动双传达
一侧外丘上损伤[9]　不会产生显症状
损伤蜗神内中耳[10]　必将导致听觉障

注：①听觉传导的第1级神经元为蜗螺旋神经节内的双极细胞；②其周围突分布于内耳的螺旋器；③其中枢突组成蜗神经；④与前庭神经一道在延髓和脑桥交界处入脑；⑤止于蜗神经腹侧核和背侧核；⑥其纤维经下丘臂止于内侧膝状体；⑦第4级神经元胞体在内侧膝状体；⑧经内囊后肢，止于大脑皮质的听区颞横回；⑨一侧通路在外侧丘系以上受损；⑩损伤蜗神经、内耳或中耳。

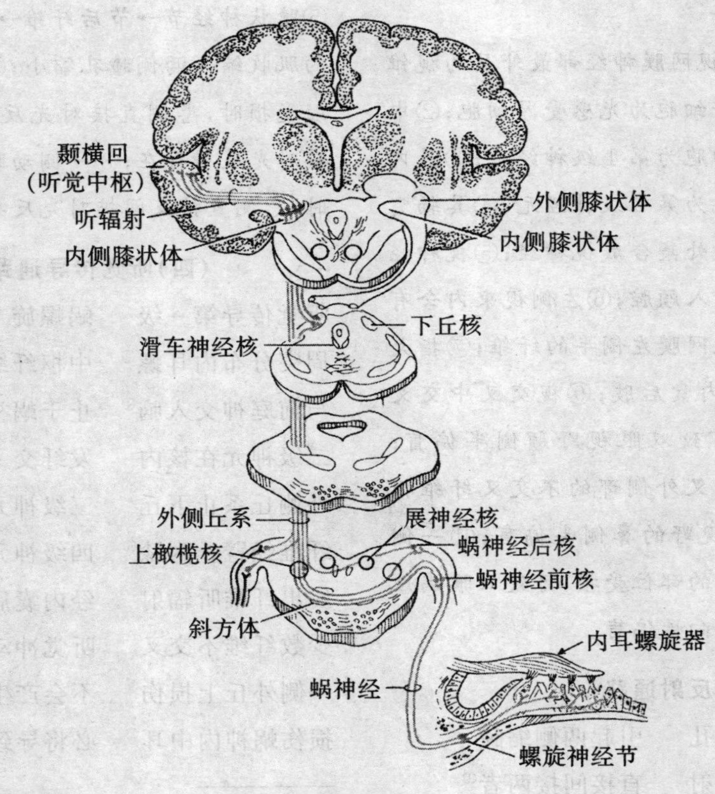

听觉传导通路

(五)平衡觉传导通路

传导平衡第一级　前庭神节内双细①
周突分布内耳半　椭圆囊斑球囊斑②
中突组成前庭神　交界入脑随蜗神③
止于前庭核群中　发纤组成内侧纵④
上纤止于动滑展　完成眼肌前庭反⑤
下纤副核上颈前　完成转头及转眼⑥
前庭外侧核发纤　前庭脊髓束组建
躯干四肢姿势反⑦　进入小脑平衡参⑧
前庭核群发纤维　脑干网状疑迷背⑨
刺激前庭器通路　引起眩晕恶心吐⑩

注:①传导平衡的第1级神经元是前庭神经节的双极细胞;②其周围突分布于内耳半规管的壶腹嵴及前庭内的球囊斑和椭圆囊斑;③与蜗神经一道经延髓和脑桥交界处入脑;④止于前庭神经核群,由该群发出纤维至中线两侧组成内侧纵束;⑤其中,上升的纤维止于动眼、滑车和展神经核,完成眼肌前庭反射(如眼球震颤);⑥下降的纤维至副神经

脊髓核和上段颈髓前角细胞，完成转眼、转头的协调动作；⑦完成躯干、四肢的姿势反射；⑧另有纤维经小脑下脚进入小脑，参与平衡调节；⑨前庭神经核群还发出纤维与脑干网状结构、迷走神经背核及疑核联系；⑩当平衡觉传导通路或前庭器受刺激时，可引起眩晕、恶心、呕吐等症状。

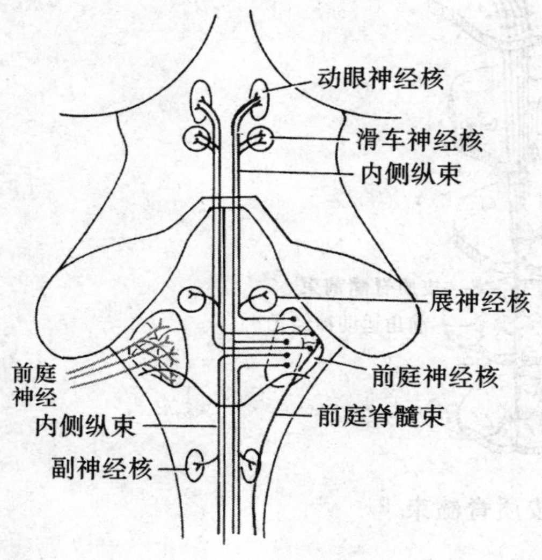

平衡觉传导通路

二、运动传导通路

大脑皮质至躯体　运动效应器联系[①]
上运神元大脑皮　脑核脊髓前角及[②]
下运神元脑运核　脊髓前角神经细[③]
胞体轴突最后路[④]　锥体外系锥体系[⑤]

注：①运动传导通路是指从大脑皮质至躯体运动效应器的神经联系；②上运动神经元为大脑皮质至脑神经运动核和脊髓前角的传出神经元；③下运动神经元为脑神经运动核和脊髓前角的神经细胞；④其胞体和轴突构成传导运动冲动的最后通路；⑤躯体运动传导通路主要为锥体系和锥体外系。

（一）锥体系

锥体系之上运元[①]　前回旁小叶之前[②]
额叶顶叶部分区　各型锥体细胞聚
轴突共组锥体束　皮质脊髓皮核束[③]

注：①指上运动神经元；②中央前回和中央旁小叶前部；③指皮质脊髓束和皮质核束。

1. 皮质脊髓束

中央前回上中部　旁小叶之前半部
锥体细胞之轴突　构成皮质脊髓束
锥体交叉锥体下　皮质脊髓侧束达
沿途发支可达骶　终于前角四肢肌[①]
延髓锥体未交叉[②]　皮质脊髓前束达
达上胸节交叉对[③]　躯干四肢肌支配
部分纤维不交叉　躯干肌肉两侧达[④]
受损锥体交叉前　引起对侧肢体瘫
锥体交叉后损伤　同侧肢体瘫痪状

注：①终止于脊髓前角细胞，支配躯干和四肢骨骼肌的运动；②指小部分未交叉的纤维；③经白质前连合逐节交叉至对侧；④躯干肌受两侧大脑皮质支配。

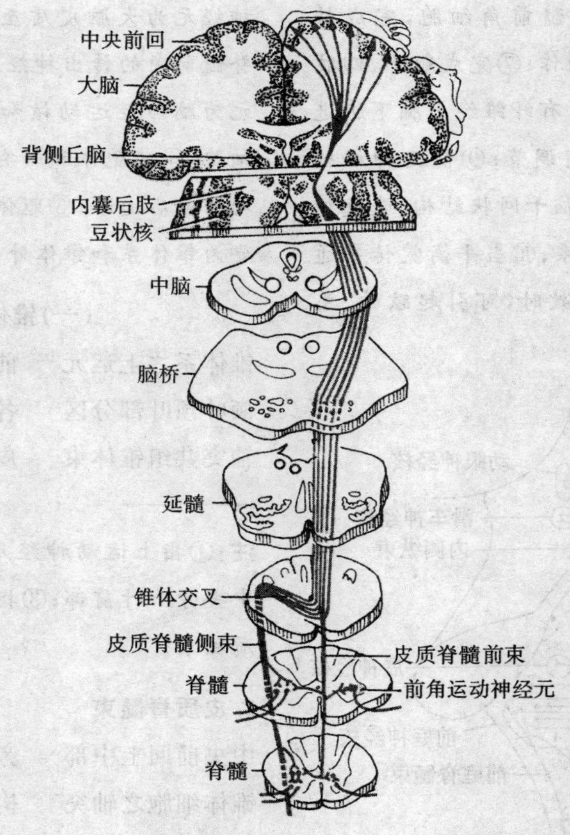

锥体系中的皮质脊髓束

2. 皮质核束

中央前回下部　锥体细胞轴突

集合皮质核束　下行内囊膝部

大部终止双侧　脑神运动诸核[①]

动眼滑车与展　三叉疑副及面[②]

眼外咀嚼面上　胸锁咽喉斜方[③]

小部完全交叉　终止面下舌下[④]

支配面下对侧　表情肌肉及舌[⑤]

一侧上元[⑥]受损　对侧下面舌瘫[⑦]

对侧鼻唇沟消　口角垂偏流涎

不能鼓腮露齿　舌偏[⑧]称核上瘫

一侧面下元损[⑨]　病侧面肌瘫痪

表现额横纹消　病侧不能闭眼

一侧舌下元损[⑩]　病侧全部舌瘫

伸舌舌尖偏歪　称为核下瘫痪

注：①发出纤维大部分终止于双侧脑神经运动核；②包括动眼神经核、滑车神经核、展神经核、三叉神经运动核、面神

经运动核支配面上部肌的细胞群、疑核和副神经脊髓核；③支配眼外肌、咀嚼肌、面上部表情肌、胸锁乳突肌、斜方肌和咽喉肌；④终止于面神经运动核，支配面下部肌的细胞群和舌下神经核；⑤支配对侧面下部表情肌和舌肌；⑥指上运动神经元；⑦对侧眼裂以下的面肌和对侧舌肌瘫痪；⑧伸舌时舌尖偏向病灶对侧；⑨一侧面神经下运动神经元受损；⑩一侧舌下神经下运动神经元受损。

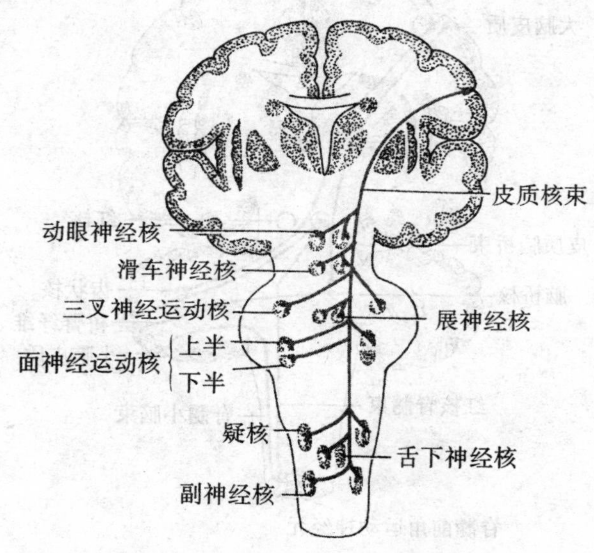

锥体系中的皮质核束

(二)锥体外系

锥体系外传导路　控制躯体运动途[1]
结构功能复杂极　大脑皮质纹状体
背丘底丘中脑顶[2]　红黑脑桥核前庭[3]
小脑脑干网状构　以及联系纤维有
纤维后经红核脊[4]　网状脊髓束中继
下行终止脑运核[5]　脊髓前角细胞着
协调锥体系活动　完成运动二协同
调节肌张协调肌[6]　维持体态姿势习[7]
锥体系及锥外系[8]　互相依赖一整体
锥外[8]通路共有三　皮新背丘皮质环[9]
新纹状体黑质回[10]　震颤麻痹变性黑[11]
皮质脑桥小皮环[12]　更好协调共济运[13]
损伤环路任何部　共济失调醉汉步

注：①锥体外系是指锥体系以外的影响的控制身体运动的一切传导通路；②指

背侧丘脑、底丘脑、中脑顶盖；③指红核、黑质、脑桥核、前庭核；④指红核脊髓束；⑤指脑神经运动核；⑥调节肌张力、协调肌肉活动；⑦指习惯性动作；⑧指锥体外系；⑨皮质—新纹状体—背侧丘脑—皮质环路；⑩新纹状体—黑质回路；⑪当黑质变性后，纹状体内的多巴胺含量降低，与震颤麻痹的发生有关；⑫皮质—脑桥—小脑—皮质环路；⑬指共济运动。

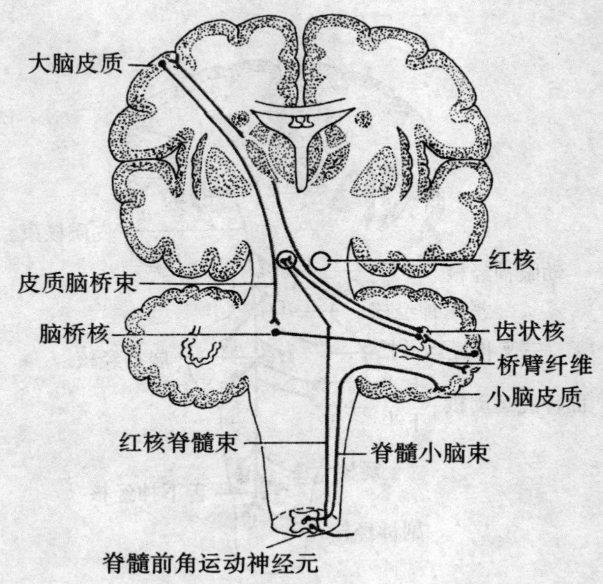

锥体外系中的皮质—脑桥—小脑—皮质环路

第二十章　脑和脊髓的被膜、血管及脑脊液循环

第一节　脑和脊髓的被膜

脑和脊髓表　三层膜包绕
硬膜蛛网软[①]　支持保护脑[②]

注:①指硬膜、蛛网膜和软膜;②指脑和脊髓。

一、脊髓的被膜

(一)硬脊膜

致密结缔组织构　包裹脊髓坚韧厚
上与硬脑膜相延　附于枕骨大孔边
下部变细二骶椎[①]　包裹马尾附于尾[②]
硬膜外隙骨膜间　疏松结缔组内含
脂肪静脉丛淋巴[③]　脊神根[④]过呈负压
硬膜外麻注入药　阻滞脊神经传导[⑤]
硬脊膜与网膜间　硬膜下隙之间潜

注:①第2骶椎水平;②末端附于尾骨;③指淋巴管;④指脊神经根;⑤阻滞脊神经根内的神经传导。

(二)脊髓蛛网膜

脊髓蛛网膜　半透明薄膜
硬软膜之间[①]　脑网膜相延[②]
与软宽间隙[③]　蛛网膜下隙
结缔组小梁　脑脊液清亮[④]
隙下脊髓下　二骶平扩大
称其为终池　内有马尾置[⑤]
四五或三四　腰椎间穿刺[⑥]
抽液或注药　脊髓伤不着

注:①位于硬脊膜与软脊膜之间;②与脑蛛网膜相延续;③与软脊膜之间有较宽的间隙;④两层间有结缔组织小梁相连,隙内充满清亮的脑脊液;⑤蛛网膜下隙的下部,自脊髓下端至第2骶椎水平扩大,称为终池,内有马尾;⑥临床上常在第4、5或第3、4腰椎间进行腰椎穿刺。

(三)软脊膜

薄而富有血管　紧贴脊髓表面
延至脊髓沟裂　移为终丝髓端[①]
形成齿状韧带　脊神前后根间[②]
齿尖附于硬膜　髓借齿根固管[③]
浸泡脑脊液中　脂肪静丛弹垫[④]
脊髓不受外震　齿作标志于管[⑤]

注:①在脊髓下端移行为终丝;②软脊膜在脊髓两侧脊神经前、后根之间形成齿状韧带;③脊髓借齿状韧带和脊神经根固定于椎管内;④硬膜外隙内的脂肪组织和椎内静脉丛起弹性垫作用;⑤齿状韧带还可作为椎管内手术的标志。

二、脑的被膜

(一)硬脑膜

两层合成硬脑膜　外兼颅骨内骨膜[①]
之间丰富血管神[②]　颅盖连接松易分[③]
硬膜[④]血管损伤时　膜外血肿[⑤]形成之
颅底与骨结密切　骨折硬蛛同撕裂[⑥]
致使脑脊液外流　前窝骨折成鼻漏

注:①外层兼具颅骨内骨膜作用;②指神经;③硬脑膜与颅盖骨连接疏松,易于分离;④指硬脑膜;⑤指硬膜外血肿;⑥颅底骨折时,易将硬脑膜与脑蛛网膜同时撕裂。

1. 大脑镰

大脑镰呈镰刀形　大脑半球之间行
小脑幕上连后端　胼胝体上游下缘[①]

注:①下缘游离于胼胝体上方。

2. 小脑幕

形似幕帐小脑幕　大脑小脑间伸入
后外侧缘附枕颞[①]　前内游离成幕切[②]
切迹鞍背成环孔　环形孔内中脑通
幕将颅腔分上下　上颅脑病高颅压[③]
海马旁回钩被挤　挤入小脑幕切迹
形成小脑幕切[④]疝　压迫大脑脚动眼[⑤]

注:①附于枕骨横沟和颞骨岩部上缘;②前内缘游离形成幕切迹;③上部颅脑病变引起颅内压增高;④指切迹;⑤指动眼神经。

3. 小脑镰

小脑幕下小脑镰　伸入小脑半球间

4. 鞍膈

鞍膈蝶鞍上　背结之间张[①]
封闭垂体窝　孔容垂柄过[②]

注:①张于鞍背上缘和鞍结节之间;②中央有一小孔容垂体柄通过。

5. 硬脑膜窦

硬膜某部两层分　内面内皮细胞衬
内含静血壁无肌　出血难止血肿易[①]

上矢状窦窦汇流　下矢[②]直窦窦汇走
横窦乙状窦成对　乙续静脉横接汇[③]
海绵窦位蝶鞍侧　内有颈动展神[④]过
窦外壁内动眼车[⑤]　通过眼神经上颌[⑥]
窦与周围静脉联　面部感染可蔓延
岩上窦及岩下窦　颞骨岩部上缘后
将海绵窦引横窦　或引颈内静脉收

注：①内含静脉血，窦壁无平滑肌，故损伤时出血难止，容易形成颅内血肿；②指下矢状窦；③乙状窦出颅续为颈内静脉，横窦连于窦汇与乙状窦之间；④指颈内动脉和展神经；⑤指动眼神经和滑车神经；⑥指上颌神经。

（二）脑蛛网膜

脑蛛网膜薄透明　缺乏血管和神经
蛛膜下隙软膜间[①]　内有脑脊液充填
与脊髓隙[②]相通之　某部扩大膜下池[③]
之间[④]小脑延髓池　临床穿刺在此施
神交叉前交叉池　大脑脚间脚间池
脑桥腹侧有桥池　胼小脑间上池置[⑤]
突入上池松果体　上矢窦处绒突起
蛛网膜粒突入窦[⑥]　脑水经粒渗回收[⑦]

注：①与软脑膜之间有蛛网膜下隙；②指脊髓蛛网膜下隙；③指蛛网膜下池；④小脑与延髓之间；⑤胼胝体压部与小脑上面之间有上池；⑥蛛网膜在上矢状窦处形成许多绒毛状突起，称蛛网膜粒，突入上矢状窦内；⑦脑脊液经蛛网膜粒渗入硬脑膜窦内，回流入静脉。

（三）软脑膜

软脑膜薄富血管　覆盖脑表沟裂沿
脑室某部构脉络　软膜血管室管膜[①]
脉络组织脉络丛　突入脑室液产生[②]

注：①在脑室的一定部位，软脑膜及其血管与该部位的室管膜上皮共同构成脉络组织；②某些部位，脉络组织形成脉络丛，突入脑室，产生脑脊液。

第二节　脑和脊髓的血管

一、脑的血管

（一）脑的动脉

脑的动脉源二系　颈内动脉椎基底[①]
大脑半球前三二　部分间脑颈内依[②]
椎动供应干小间　后三分一大脑半[③]
分皮质支中央支　前者营养脑皮质
及其深面之髓质　基底内囊间中支[④]

注：①脑的动脉来源于 2 个系统，即颈内动脉系和椎—基底动脉系；②以顶枕裂为界，大脑半球的前 2/3 和部分间脑

由颈内动脉分支供应；③椎动脉供应部分间脑、脑干和小脑，以及大脑半球的后1/3；④基底核、内囊及间脑由中央支供应。

1. 颈内动脉

颈内动脉起颈总[1]　上至颅底入颅中[2]
分为颈部及岩部　海绵窦部前床突[3]
后二合称虹吸部　呈“U”或“V”弯曲弧
动脉硬化好发部　出窦眼动脉发出[4]
发出大脑前与中　脉络丛前后交通[5]

注：①起自颈总动脉；②经颞骨岩部的颈动脉管进入颅内；③指前床突上部；④颈内动脉在穿出海绵窦处发出眼动脉；⑤发出大脑前动脉、大脑中动脉、脉络丛前动脉和后交通动脉。

2. 椎动脉

锁骨下动[1]起椎动　穿六至一颈横孔[2]
经枕大孔入颅腔　左右推动渐靠拢
脑桥延髓交界处　合成一条基底动
脑桥腹侧基底沟　至桥上缘左右后[3]

注：①指动脉；②指颈椎横突孔；③上行至脑桥上缘分为左、右大脑后动脉2大终支。

3. 大脑动脉环

大脑动脉环　两侧大脑前[1]
颈内动脉末[2]　大脑后动[3]参
前后交通动　连通共同完[4]
住于脑底下　下方为蝶鞍
环绕视交叉　灰结乳头边[5]
颈内与椎系　交通经此环[6]
重分血代偿　某处被阻断[7]
动脉瘤好发　前交前动连[8]

注：①指两侧大脑前动脉起始段；②指两侧颈内动脉末端；③指两侧大脑后动脉；④借前、后交通动脉连通而共同组成；⑤指灰结节及乳头体周围；⑥颈内动脉系和椎—基底动脉系借此环相互交通；⑦当两系的某一处发育不良或被阻断时，可通过大脑动脉环使血液重新分配和代偿；⑧指前交通动脉和大脑前动脉的连接处。

（二）脑的静脉

脑静[1]壁薄无瓣膜　不与动脉相伴伙
一类收集大脑血　二类脑干小脑过[2]
分为脑内脑外组　两组之间互吻合

注：①指脑静脉；②二类是收集脑干和小脑血液的静脉。

1. 大脑外静脉

大脑外静分三组　界线大脑外侧沟
大脑上静八十二　半球外侧内侧面[1]
血液注入上矢窦　大脑下静海横窦[2]
中组又分浅与深　大脑中浅与中深[3]
浅收半球近外沟[4]　本干注入海绵窦
中深脑岛血收集　与前纹汇成基底[5]

注：①大脑上静脉 8～12 支，收集大脑半球外侧面和内侧面的血液；②大脑下静脉主要注入横窦和海绵窦；③指大脑中浅静脉与大脑中深静脉；④大脑中浅静脉收集大脑半球外侧面近外侧沟的静脉；⑤大脑中深静脉收集脑岛的血液，与大脑前静脉和纹状体静脉汇合成基底静脉。

2. 大脑内静脉

脉络膜静丘脑纹　室间孔后上缘吻①
后至松果体后下　双侧汇成大脑大②
收集髓质半球中③　基底④间脑脉络丛
胼胝体压⑤后下方　向后注入直窦中

注：①大脑内静脉由脉络膜静脉和丘脑纹静脉在室间孔后上缘合成；②指大脑大静脉；③指半球深部的髓质；④指基底核；⑤指压部。

二、脊髓的血管

(一)脊髓的动脉

脊髓动脉两来源　即椎动脉和节段①
椎动发出脊前后②　节段分支补足够③
左右脊前④合一干　前正中裂下末端
脊后⑤后根侧下行　五颈下方节段性⑥
吻合交通前后间　脊髓表面动脉冠⑦
脊前分布前角侧　灰连后角前侧索⑧
脊后分布后角余　后索侧索后部及⑨
脊髓动脉来源异　吻合薄弱血供低⑩
一四胸节一腰节　容易缺血危险区

注：①指节段性动脉；②椎动脉发出脊髓前动脉和脊髓后动脉；③在下行过程中，不断得到节段性动脉分支的增补，以保障脊髓足够的血供；④指脊髓前动脉；⑤指脊髓后动脉；⑥在第 5 颈节下方开始有节段性动脉补充和加强；⑦脊髓前、后动脉之间借环绕脊髓表面的吻合支互相交通，形成动脉冠；⑧脊髓前动脉分支分布于脊髓前角、侧角、灰质连合、后角基部、前索和侧索；⑨脊髓后动脉分支分布于脊髓后角的其余部分、后索和侧索后部；⑩血液供应不够充分。

(二)脊髓的静脉

脊髓静脉粗而多　前后静脉渐汇合①
前根后根静脉通②　注入椎内静脉丛

注：①最后汇集成脊髓前、后静脉；②通过前、后根静脉。

第三节 脑脊液及其循环

一、脑脊液

充满脑室系　蛛网膜下隙
脊髓中央管　无色透明脊[①]
内含糖无机　蛋白淋巴细[②]
功能缓冲保[③]　中枢神经系
运输代谢产[④]　颅内压调济
一百五毫升　产生回流继[⑤]

注：①指脑脊液；②内含葡萄糖、无机物离子、微量蛋白和少量淋巴细胞；③指保护；④指代谢产物；⑤总量在成人平均150ml，处于不断产生、循环和回流的平衡状态。

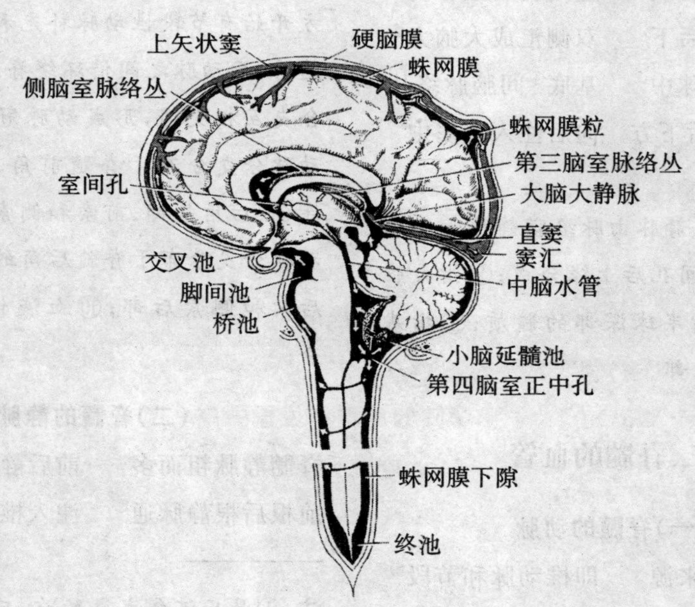

脑脊液循环模式图

二、脑脊液的循环

脑室脉络丛产生　侧三四室汇合融[①]
流入蛛网膜下隙　流向脑背之脑脊[②]
经球网膜粒渗透　硬脑膜窦上矢窦[③]
回流入血往循环　或经毛细淋巴管[④]

如若阻塞循环途[5]　致脑积水高压颅[6]
脑组[7]受压后移位　形成脑疝生命危

注：①侧脑室、第三脑室、第四脑室产生的脑脊液汇合在一起；②脑脊液沿蛛网膜下隙流向大脑背面；③主要是上矢状窦；④少量脑脊液可经蛛网膜下隙的毛细血管、脑膜的淋巴管和脑、脊神经周围的淋巴管回流；⑤指途径；⑥指颅内压升高；⑦指脑组织。

第四节　脑屏障

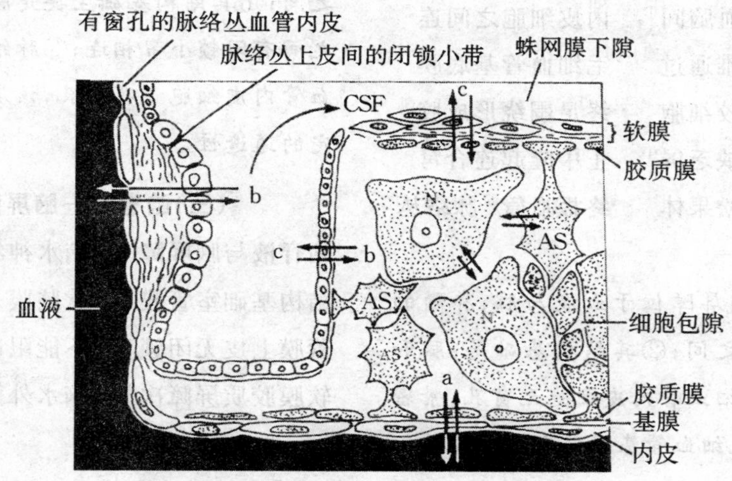

脑屏障的结构和位置关系

a. 血—脑屏障；b. 血—脑脊液屏障；c. 脑脊液—脑屏障；
AS：星形胶质细胞；N：神经元；CSF：脑脊液

中枢系统神经元　需要稳定周激环[1]
维护稳定脑屏障[2]　允许某物通过选[3]
在脑屏障损伤时　屏障通透性改变
脑脊细胞受影响[4]　水肿出血免疫患[5]
结构功能非绝对　伸长细胞物交换[6]
免疫神经内分泌　网络调节人体全[7]

注:①中枢神经系统神经元的正常功能活动,需要其周围的微环境保持一定的稳定性;②维持这种稳定性的结构称脑屏障;③能选择性地允许某些物质通过;④使脑和脊髓神经细胞受到各种致病因素的影响;⑤导致脑水肿、脑出血、免疫异常等严重后果;⑥通过第三脑室边缘的伸长(伸展)细胞进行物质交换;⑦免疫—神经—内分泌网络也存在于中枢神经系统,在全面调节人体各种功能活动中起重要作用。

(一) 血—脑屏障

血脑屏障血脑间[1]　内皮细胞之间连[2]
大分子物难通过　毛细血管基底膜
膜外星形胶细胞　终足围绕形成胶[3]
某些部位缺乏屏[4]　正中隆起连合穹[5]
神经垂体松果体　终板血管[6]脉络丛

注:①血脑屏障位于血液与脑、脊髓的神经细胞之间;②其结构基础是:脑和脊髓内毛细血管内皮细胞无窗孔,紧密连接;③毛细血管基膜外有星形胶质细胞终足围绕,形成胶质膜;④即血脑屏障;⑤指连合下器和穹隆下器;⑥指终板血管器。

(二)血—脑脊液屏障

血脑脊液屏障位　脉络丛血脑水对[1]
上皮之间小带构[2]　内皮上有窗孔透[3]

注:①位于脑室脉络丛的血液与脑脊液之间;②其结构基础主要是脉络丛上皮之间有闭锁小带相连;③脉络丛的毛细血管内皮细胞上有窗孔,该屏障仍有一定的通透性。

(三)脑脊液—脑屏障

脑脊液与脑屏障　脑水神细之间张[1]
结构基础室管膜　软脑膜及胶质膜[2]
营膜上皮无闭锁　不能限制大分过[3]
软膜胶质屏障次[4]　脑水外液成分似[5]

注:①位于脑室和蛛网膜下隙的脑脊液与脑、脊髓的神经细胞之间;②指软膜下胶质膜;③室管膜上皮没有闭锁小带,不能有效地限制大分子通过;④软脑膜和胶质膜屏障作用很低;⑤脑脊液的化学成分与脑组织细胞外液的成分相似。

第二十一章 内分泌系统

内分泌系调节系[1] 弥散固有内分泌[2]
体液信息传全身 调节各器官新陈[3]
生长发育和生殖 内环平稳其保持[4]

注:①内分泌系统是神经系统以外的一个重要的调节系统;②包括弥散神经内分泌系统和固有内分泌系统;③指新陈代谢;④保持机体内环境的平衡和稳定。

一、弥散神经内分泌系统

(一)中枢部

弥散神经内分泌 中枢下丘垂松体[1]
下丘小细泌促肾[2] 神经降压去甲肾[3]
胰岛素及释放激[4] 释放抑制[5]多巴胺
下丘大细泌加压[6] 生长抑制和催产[7]
垂体远侧泌生长[8] 促甲腺素及促肾[9]
黄体生成催乳素 卵泡刺激胃泌神[10]
垂体中间降钙素[11] 亮氨脑啡及促肾[12]
松果体泌生长抑[13] 精氨加压及催产[14]

注:①弥散神经内分泌系统的中枢部包括下丘脑—垂体和松果体细胞;②下丘脑小细胞分泌促肾上腺皮质激素;③指神经降压素、去甲肾上腺素;④指释放激素;⑤指释放抑制激素;⑥下丘脑大细胞分泌加压素;⑦指生长激素抑制激素和催产素;⑧垂体远侧部细胞分泌生长激素;⑨指促肾上腺皮质激素;⑩指卵泡刺激素、胃泌素和神经降压素;⑪垂体中间部细胞分泌降钙素;⑫指亮氨酸脑啡肽和促肾上腺皮质激素;⑬松果体细胞分泌生长抑制素;⑭指精氨酸加压素和精氨酸加压催产素。

(二)周围部

弥散内分周围散[1] 胃肠肺脑心肌肝
泌尿生殖血管血 胃分胃泌促肾腺[2]
高血糖素生长抑[3] 肠道分泌促胰胆[4]
胃肠动素肠高糖[5] 生长抑素蛙皮神[6]
胰岛分泌胰岛高[7] 长抑多肽[8]多巴胺
肺泌蛙皮相关肽[9] 多巴胺及去甲肾[10]
心神相关肽肠肽[11] 泌尿生殖羟色胺[12]
心肌心钠脑钠素[13] 抗律失常肾素管[14]
血管内皮内皮分 内皮细胞生长因[15]
血管平滑肌细胞 分泌肾素血管紧[16]
血液红细高压因 以及淋巴细胞分[17]

注：①弥散神经内分泌系统的周围部指分散在各脏器的内分泌细胞；②胃分泌胃泌素、促肾上腺皮质激素；③指生长抑素；④指促胰素、胆囊收缩素—促胰酶素；⑤指肠高血糖素；⑥指蛙皮素和神经降压素；⑦指胰岛素和胰高血糖素；⑧指生长抑素和胰多肽；⑨肺分泌蛙皮素、降钙素基因相关肽；⑩指去甲肾上腺素；⑪心的神经可分泌降钙素基因相关肽和血管活性肠肽等；⑫泌尿生殖道分泌5—羟色胺；⑬心肌细胞分泌心钠素、脑钠素；⑭指抗心律失常肽、肾素和血管紧张素；⑮血管内皮细胞分泌内皮素和内皮细胞生长因子等；⑯指血管紧张素；⑰血液红细胞分泌高血压因子，淋巴细胞分泌白细胞介素。

二、固有内分泌系统

固有内分泌　无导管腺体
垂体甲状腺　甲旁[1]松果体
肾上腺胰岛　胸腺性腺及
分泌物激素　透过血管壁[2]
经血送全身　特定之靶器[3]
体小作用重　代谢生殖育[4]
血供很丰富　腺细贴内皮
代谢旺运激[5]　作用慢特异

注：①指甲状旁腺；②激素透过毛细血管壁或血窦的壁；③指靶器官；④对人体的新陈代谢、生殖、生长、发育等发挥重要的调节作用；⑤腺细胞与毛细血管或窦状隙的内皮细胞紧密相贴，这与其代谢旺盛和运送激素有关。

三、神经系统与内分泌系统之间的关系

内脏神经系　弥散固有泌[1]
三者结构功[2]　重叠又联系
神经系传导　递质传信息[3]
传导速度快　诱发反应局[4]
弥散分泌激　扩散邻近细[5]
或经血循环　远细作用及[6]
缓慢且弥散　固有慢持续[7]
激素入血液　作用远靶器[8]

注：①指弥散神经内分泌系统和固有内分泌系统；②指功能；③内脏神经系统以传导兴奋和释放神经递质来传导信息；④局限于诱发的反应；⑤弥散神经内分泌系统仅通过分泌的激素以扩散作用于邻近的细胞或细胞群；⑥作用于远处的细胞或细胞群；⑦固有内分泌系统作用较缓慢而持续时间较长；⑧指靶器官。

第二十二章　内分泌器官

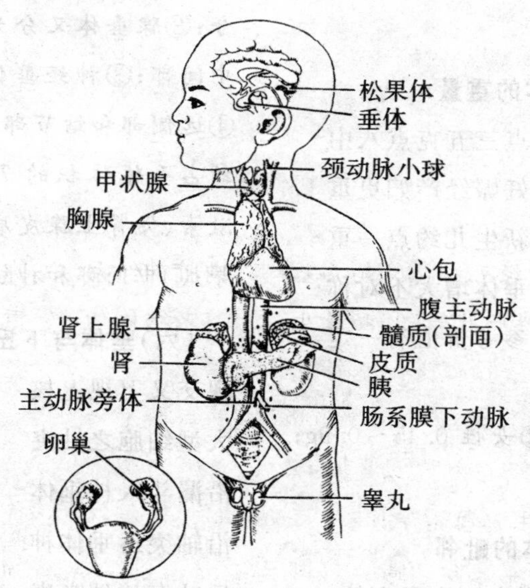

内分泌器官概况

一、垂体

体内最重内分泌　　垂体分泌多种激[①]

调控其他许多腺[②]　借柄神管下丘系[③]

注:①垂体是体内最重要的内分泌腺,分泌多种激素;②指内分泌腺;③借垂体柄、神经和血管与下丘脑相连。

(一) 垂体的位置

垂体位于颅底　　蝶鞍垂体窝里

上缘或平或凹　　凹随年长深趋[①]

注:①下凹有随年龄增长而加深的趋势。

(二)垂体的大小

卵圆形垂体　　前后径一厘[①]

横径一点五[②]　高度诊瘤依[③]

冠状切面上　　鞍上垂上距[④]

成人点五厘　　年龄性差异[⑤]

女性高于男　　最高年轻女

年大渐变低　　月经更年期[⑥]

注:①1.0cm;②横径1.0～1.5cm;③高度是诊断早期垂体瘤的主要依据

之一；④从鞍底上缘至垂体上缘的最大距离；⑤成人垂体高0.5cm，有年龄和性别的差异；⑥可能与月经周期及更年期有关。

（三）垂体的重量

成人男性垂体重　点三五克点八中[①]
女点四五到点九[②]　妊娠经产妇更重
最重可达一克半　新生儿约点一重[③]
垂柄移位鞍底凹　垂体增大不对称
诊断垂体微腺瘤　参考价值有一定

注：①0.35～0.8g；②女性0.45～0.9g；③0.1g。

（四）垂体的毗邻

垂体前下为蝶窦　蝶窦下方鼻咽构
垂体前上为鞍膈　视交叉池交叉过[①]
视交叉与鞍膈间　颈内动脉之脑段
鞍膈通过垂柄孔　按其大小分三型
鞍膈完整完整型　柄周有孔不完整[②]
三为鞍膈缺如型　鞍膈上凸垂体病[③]

注：①视交叉通过；②垂体柄周围有3mm大小的孔，为不完整型；③正常鞍膈平直或稍下凹，若上凸提示可能垂体有病变。

（五）垂体的结构

垂体分腺和神经[①]　腺垂又分远结中[②]
神经垂体神漏斗[③]　远侧结节前叶构[④]
约占百分七十五[⑤]　前叶分泌生长素
促甲促肾促性腺[⑥]　后叶神经部中间[⑦]

注：①垂体分腺垂体和神经垂体两部分；②腺垂体又分为远侧部、结节部和中间部；③神经垂体分神经部和漏斗；④远侧部和结节部称垂体前叶；⑤前叶约占垂体体积的75％；⑥指促甲状腺激素、促肾上腺皮质激素和促性腺激素等；⑦中间部和神经部称垂体后叶。

（六）垂体与下丘脑的联系及功能

视交叉上视上核　视上核背室旁核
大型细胞之轴突　视上室旁垂体束[①]
沿漏斗入神垂体[②]　下丘神元[③]泌颗粒
沿轴突运垂体神[④]　轴突终末沿途存[⑤]
后叶存放催产素　抗利尿素加压素[⑥]
前促宫缩乳腺泌　后加肾对水重吸[⑦]
三室侧壁最下者[⑧]　靠近漏斗漏斗核
轴突结节漏斗束　止于斗上隆起处[⑨]
漏斗核之细胞泌　激素释放因子抑[⑩]
结束输送到毛细[⑪]　经血送到腺垂体
影响前叶之分泌　称此垂体门脉系[⑫]

注：①指视上垂体束和室旁垂体束；②指神经垂体，即垂体后叶；③指下丘脑神经元胞体；④指垂体神经部；⑤沿途贮存于轴突及其终末内；⑥加压素也称抗利尿素；⑦加压素作用于肾，增加对水的重吸收；⑧第三脑室侧壁最下部；⑨止于漏斗上端周围正中隆起处的

毛细血管网；⑩漏斗核的细胞分泌多种激素释放因子或抑制因子；⑪经过结节漏斗束输送到毛细血管网；⑫此通路的血管部分称垂体门脉系统。

(七)垂体的血流供应

1. 动脉

垂体上动起自颈　　前床交上基底动①
进入结节部之上　　正中隆起形成网②
汇成数条垂体门③　腺部形成次毛管④
垂体下动起自颈⑤　主要供给垂神经⑥
垂体上下毛吻合　　中间正中隆起着⑦

注：①垂体上动脉起自颈内动脉海绵窦部、前床突上部或基底动脉；②指初级毛细血管网；③汇集成数条(12～15条)较大的垂体门静脉；④指次级毛细血管网；⑤垂体下动脉起自颈内动脉海绵窦段的后部；⑥指垂体神经部；⑦垂体上、下动脉在中间部和正中隆起处有毛细血管间的吻合。

2. 静脉

垂体前叶次级　　毛细血管汇集
小静汇成垂下①　后注海绵窦里
神经部及中间　　最终汇入海绵②

注：①小静脉最终汇成垂体下静脉；②神经部和中间部的静脉最终也汇入海绵窦。

二、甲状腺

1. 甲状腺的位置

甲状腺呈“H”样　　左右侧叶峡中央
侧叶分为前后缘　　内外侧面上下端
喉之下部气管上　　甲软中点平上方①
下方气管软前外②　后对五到七颈椎
或有胸后甲状腺　　峡位二四气软前③
半数人有锥叶长　　峡部伸向左上方

注：①上平甲状腺软骨中点；②下至第6气管软骨的前外侧；③甲状腺峡位于第2～4气管软骨环前方。

2. 甲状腺的被膜

甲状腺有两层被①　　内层纤维囊真被②
包裹甲状腺表面　　　并随管神③入腺内
将腺分成多小叶　　　二十四十泡叶每④
外层腺鞘假被膜⑤　　成由气管前筋膜
纤维囊鞘⑥之间隙　　内有丰富管⑦吻合
上下甲旁⑧静脉丛　　连甲软骨悬韧着⑨
两叶内侧增厚纤　　　连于环软一二环⑩
甲状侧韧带或脚⑪　　喉返神经下动⑫穿
腺峡深面纤维厚　　　连于气管之上端
称为峡部固定带　　　随喉上下移吞咽⑬

注：①指被膜；②又称真被膜；③指血管神经；④每一小叶内有20～40个滤泡；⑤外层为甲状腺鞘或假被膜；⑥指甲状腺鞘；⑦指血管；⑧指上、下甲状旁腺；

⑨在侧叶上端，假被膜增厚并连于甲状软骨，称为悬韧带；⑩连于环状软骨及第1、2气管软骨环；⑪甲状腺侧韧带，又名甲状腺蒂或脚；⑫指甲状腺下动脉；⑬吞咽时，甲状腺可随喉上下移动。

3. 甲状腺的毗邻

甲前皮浅封套筋　舌骨下肌气管前①
侧叶内邻喉气管　咽与食管喉返神②
侧叶后外颈动鞘③　颈总动脉鞘内伸
行经鞘后交感干④　颈内静脉迷走神
甲腺⑤肿大向内压　声哑呼吸吞咽难
向后外压交感干　Horner综合征出现
瞳孔缩小上睑垂　眼裂变窄球⑥内陷

注：①甲状腺前面，由浅入深有皮肤、浅筋膜、封套筋膜、舌骨下肌和气管前筋膜等；②指神经，下同；③指颈动脉鞘；④指交感干颈部；⑤指甲状腺；⑥指眼球。

4. 甲状腺的功能

甲状腺泌甲腺素①　生长发育调基础②

注：①甲状腺分泌甲状腺素；②调节机体基础代谢并影响生长和发育等。

三、甲状旁腺

甲状旁腺如黄豆　位置大小变化有
二到八个常两对①　扁椭圆形小体构
上甲旁腺位恒定　纤囊腺鞘间隙中②
甲腺③侧叶之后缘　上中三一④交界点
下甲旁腺位变大　甲腺侧叶后缘下
下端甲腺下动脉　可在鞘外实质埋⑤
旁腺功能调钙磷　维持血钙平衡稳
手术不慎腺切除⑥　血钙降低搐手足⑦
如若甲旁功能亢⑧　骨松⑨骨折易发生

注：①数目2～8个，通常是上、下2对；②一般位于纤维囊和甲状腺鞘之间的间隙中；③指甲状腺，下同；④指上、中1/3；⑤也可在甲状腺鞘外或埋入腺实质中；⑥甲状腺手术不慎误将甲状旁腺切除；⑦指手足搐搦；⑧甲状旁腺功能亢进；⑨指骨质疏松。

四、肾上腺

人体重要内分泌①　重约五克左右一
右肾上腺三角形　左腺近似半月体
位于左右极②上内　包在肾旁间隙里③
前面肾上腺之门　进出血管淋巴神④
实质分为皮质髓⑤　外有致密结缔被⑥

注：①指内分泌腺；②指肾上极；③包裹在肾前、后筋膜围成的肾旁间隙内；④是血管、淋巴管和神经进出之处；⑤指髓质；⑥指被膜。

1. 肾上腺的毗邻

右肾上腺前下腔①　右肾上极后上方
肝右后叶居外侧　右膈肌脚内侧旁

左腺内侧左膈脚[②] 左肾上极后外旁
前面为胰脾动静[③] 或为胃脾网膜囊

注:①指下腔静脉;②指左膈肌脚;③指脾动脉、脾静脉。

2. 肾上腺的血管

三个来源腺之动[①] 腹主动脉发腺中[②]
膈下动脉发腺上[③] 肾动脉发腺下动[④]
左静汇入左肾静[⑤] 下腔静脉右汇融[⑥]

注:①肾上腺的动脉有3个来源;②指肾上腺中动脉;③指肾上腺上动脉;④指肾上腺下动脉;⑤左侧静脉汇入左肾静脉;⑥右侧汇入下腔静脉。

3. 肾上腺的功能

皮质分泌盐皮质[①] 水盐代谢调节之
分泌糖皮质激素 调节碳水化合物
分泌性激[②]影响性 性行为及副性征
髓质分泌肾去甲[③] 心缩力强心跳加
调节内脏平滑肌 小动脉缩维血压[④]

注:①肾上腺皮质分泌盐皮质激素;②指性激素;③肾上腺素及去甲肾上腺素;④小动脉收缩维持血压。

五、松果体

松果体腺脑上体[①] 属于神经内分泌
儿童时期较发达 成年部分可钙化
位于上丘缰连合[②] 三室顶后柄附着[③]
第三脑室凸向柄 形成松果体隐窝
组成松果体细胞 以及少量神经胶[④]
功能产肽吲哚胺 褪黑素使皮色变[⑤]
调节生殖及动情[⑥] 月经周期节律整
功能不全性早熟 功能过盛青春后[⑦]

注:①松果体又称松果腺或脑上体;②位于上丘脑的缰连合后上方;③以柄附于第三脑室顶的后部;④指神经胶质细胞;⑤使两栖类动物的皮色变浅;⑥参与调节生殖系统的发育及动情周期;⑦可导致青春期延迟。

六、胰岛

内分泌部[①]称胰岛 细胞团形大或小[②]
散在胰腺实质内 胰尾最多泌胰岛[③]
主要调节血糖浓[④] 分泌不足患糖尿[⑤]

注:①指胰的内分泌部分;②为许多形状不一、大小不等的细胞团;③指胰岛素;④指浓度;⑤指糖尿病。

七、胸腺

胸腺淋巴器[①] 胸腺素分泌
促胸腺生成[②] 活性物质激[③]
素将骨髓脾 原始淋巴细
转化T淋巴 具有免疫力[④]
促使淋巴细 分化参免疫[⑤]

注:①胸腺是一个淋巴器官;②分泌促胸腺生成素;③具有激素作用的活性物

质；④胸腺素可将来自骨髓、脾等处的原始淋巴细胞转化为具有免疫能力的T淋巴细胞，参与细胞免疫反应；⑤促胸腺生成素可使包括胸腺在内的淋巴细胞分化为参与免疫反应的细胞成分。

八、生殖腺

1. 睾丸

睾丸男性生殖腺　　囊内精子激素产①
精子输精管排出　　男性激素产于间
精曲小管间间质②　经毛③进入血循环
维护正常性功能　　激发第二性征现

注：①位于阴囊内，产生精子和男性激素；②男性激素由精曲小管之间的间质细胞产生；③指毛细血管。

2. 卵巢

女性生殖腺卵巢　　主要功能产卵泡
泡壁雌激素孕酮　　雌二醇及雌酮要①
卵泡排卵变黄体　　分泌孕激和雌激②
雌激刺激宫阴道　　乳房生长及发育③
出现维持二性征　　孕激素使宫膜增④
准备受精卵种植　　乳腺发育授乳应⑤

注：①卵泡壁的细胞主要产生雌激素（雌酮和雌二醇），也可产生孕酮；②分泌孕激素和一些雌激素；③雌激素可刺激子宫、阴道和乳腺的生长发育；④使子宫内膜增厚；⑤使乳腺逐渐发育，准备授乳。

附录一

临床常见药物的配伍禁忌和配伍表

当应用一种药物疗效不佳时，就需要选择其他的药物进行合理的配伍。但是，并不是所有的配伍都是合理的，有些配伍使药物的治疗作用减弱，导致治疗失败；有些配伍使副作用或毒性增强，引起严重不良反应；还有些配伍使治疗作用过度增强，超出了机体所能耐受的能力，也可引起不良反应，乃至危害病人等。这些配伍均属配伍禁忌。临床上常见的配伍禁忌包括以下方面。

(1)β-内酰胺类药物与丙磺舒合用，可使前者在肾小管的分泌减少，血药浓度增加，作用时间延长。因此，二者合用时，应注意减少前者的用药剂量。

(2)β-内酰胺类药物不可与酸性或碱性药物配伍，如氨基糖苷类、氨基酸、红霉素类、林可霉素类、维生素C、碳酸氢钠、氨茶碱、谷氨酸钠等。因此，输液时只能用生理盐水溶解药物，不能用葡萄糖注射液溶解。

(3)氟氯西林勿与血液、血浆、水解蛋白及脂肪乳配伍。其他β-内酰胺类药物也应注意。

(4)头孢菌素类(特别是第一代头孢菌素)不可与高效利尿药(如速尿)联合应用，防止发生严重的肾损害。青霉素类中的美西林也不可与其配伍。

(5)头孢西丁钠与多数头孢菌素均有拮抗作用，配伍应用可致抗菌疗效减弱。与氨曲南配伍，在体内外均起拮抗作用，与萘夫西林、氯唑西林、红霉素、万古霉素等，在药效方面不起相互干扰作用。

(6)氨基糖苷类药物不宜与具有耳毒性(如红霉素等)和肾毒性(如强效利尿药、头孢菌素类、右旋糖苷类、藻酸钠等)的药物配伍，也不宜与肌肉松弛药或具有此作用的药物(如地西泮等)配伍，防止毒性加强。本类药物之间也不可相互配伍。

(7)大环内酯类药物可抑制茶碱的正常代谢，两者联合应用，可致茶碱血浓度的异常升高而致中毒，甚至死亡，故联合应用时应进行监测茶碱的血浓度，以防意外。此外，本类药物对酸不稳定，因此，在5%～10%葡萄糖输液500mL中，添加维生素C注射液(含抗坏血酸钠1g)或5%碳酸氢钠注射液0.5mL使pH升高到6

左右，再加红霉素乳糖酸盐，则有助稳定。另外，β-内酰胺类药物与本类药物配伍，可发生降效作用；与口服避孕药合用，也可使之降效（因本类药物可阻挠性激素类的肠肝循环）。克拉霉素可使地高辛、茶碱、口服抗凝血药、麦角胺或二氢麦角胺、三唑仑均显示更强的作用，对卡马西平、环孢霉素、己巴比妥、苯妥英钠等也可有类似的阻滞代谢而使作用加强。本类药物与β-内酰胺类药物配伍，一般认为可发生降效作用。此外，氟喹诺酮类也可抑制茶碱的代谢。

（8）去甲万古霉素与许多药物可产生沉淀反应，因此含本品的输液中不得添加其他药物。克林霉素不宜加入组成复杂的输液中，以免发生配伍禁忌。此外，本类药物与红霉素有拮抗作用，不可联合应用。磷霉素与一些金属盐可生成不溶性沉淀，勿与钙、镁等盐相配伍。

（9）抑制肠道菌群的药物可抑制柳氮磺吡啶在肠道中的分解，从而影响5-氨基水杨酸的游离，有降效的可能，尤以各种广谱抗菌药物为甚。

（10）呋喃妥因与萘啶酸有拮抗作用，不宜合用。呋喃唑酮有单胺氧化酶抑制作用，可抑制苯丙胺等药物的代谢而导致血压升高；使用本品期间，食用含多量酪胺的食物，也可有类似反应。

（11）碱性药物、抗胆碱药物、H_2受体阻滞剂均可降低胃液酸度而使喹诺酮类药物的吸收减少，应避免同服。利福平（RNA合成抑制药）、氯霉素（蛋白质合成抑制药）均可使本类药物的作用降低，使萘啶酸和氟哌酸的作用完全消失，使氟嗪酸和环丙氟哌酸的作用部分抵消。

（12）克林霉素与红霉素有拮抗作用，不可联合应用，也不宜组成复杂的输液。

（13）四环素类避免与抗酸药、钙盐、铁盐及其他含重金属离子的药物配伍，以防发生络合反应，阻滞四环素类的吸收。牛奶也有类似的作用。

（14）磺胺类不宜与含对氨苯甲酰基的局麻药（如普鲁卡因、苯佐卡因、丁卡因等）合用，以免降效。

（15）多粘菌素B与其他有肾毒性或神经肌肉阻滞作用的药物不可配伍，以防意外。

（16）对氨基水杨酸钠忌与水杨酸类同服，以免胃肠道反应加重及导致胃溃疡。此外，本品可干扰利福平的吸收，同时应用应间隔6～8小时。

（17）酮康唑和异曲康唑的吸收和胃液的分泌密切相关，因此不宜与抗酸药、抗胆碱药同时应用。

(18)多沙普仑禁与碱性药合用;慎与拟交感胺、单胺氧化酶抑制剂(MAOI)合用。

(19)吗啡禁与氯丙嗪注射液合用。哌替啶不宜与异丙嗪多次合用,以免发生呼吸抑制;与MAOI合用可引起兴奋、高热、出汗、神志不清。芬太尼也有此反应。

(20)阿司匹林与糖皮质激素合用可能会胃肠道出血加剧,应禁止配伍;与布洛芬等非甾体抗炎药合用使后者的浓度明显降低,也不宜合用;与碱性药配伍,可促进本品的排泄而降低疗效,不宜合用。

(21)抗抑郁药不宜与MAOI合用。因二者作用相似,均有抗抑郁作用,合用时必须减量应用。另外,也不宜与拟肾上腺素类药物合用。抗抑郁药可增强拟肾上腺素药的升压作用。

(22)曲马朵忌与单胺氧化酶抑制剂合用。因二者作用相悖,相互抵消。

(23)左旋多巴禁与单胺氧化酶抑制剂、麻黄碱、利血平及拟肾上腺素药合用。卡比多巴不宜和金刚烷胺、苯扎托品、丙环定及苯海索合用。

(24)溴隐亭忌与降压药、吩噻嗪类或H_2受体阻滞剂合用。

(25)卡马西平与苯巴比妥、苯妥英钠合用时,可加速卡马西平的代谢,使其浓度降低;而烟酰胺、抗抑郁药、大环内酯类抗生素、异烟肼、西咪替丁等药均可使卡马西平的血药浓度升高,使之易出现毒性反应。此外,抗躁狂药锂盐、抗精神病药硫利达嗪与卡马西平合用时,易致本品出现神经系统中毒症状。卡马西平也可减弱抗凝血药华法林的抗凝作用。而与口服避孕药合用时,可发生阴道大出血及避孕失败。故合用时应特别注意。

(26)丙戊酸钠可抑制苯妥英钠、苯巴比妥、扑米酮、氯硝西泮的代谢,易使其中毒,故在合用时应注意调整剂量。

(27)苯巴比妥为肝药酶诱导剂,因此可使双香豆素、氢化可的松、地塞米松、睾酮、雌激素、孕激素、口服避孕药、氯丙嗪、氯霉素、多西环素、灰黄霉素、地高辛、洋地黄毒苷及苯妥英钠等药合用时代谢加速疗效降低;也可使在体内活化的药物作用增加,如环磷酰胺等。其他的肝药酶诱导剂,如别嘌呤醇、乙胺碘呋酮、氯霉素、氯丙嗪、西咪替丁、环丙沙星、右丙氧芬、地尔硫卓、乙醇(急性中毒时)、红霉素、丙米嗪、异烟肼、酮康唑、美托洛尔、甲硝唑、咪康唑、去甲替林、口服避孕药、羟布宗、奋乃静、保泰松、伯氨喹、普萘洛尔、奎尼丁、丙戊酸钠、磺吡酮、磺胺药、硫利达嗪、甲氧苄啶、维拉帕米等也有此反应。而肝药酶抑制剂(如巴比妥类,苯巴比妥为最)、卡马西平、乙醇(慢性酒精中毒者)、氨鲁米特、灰黄霉素、氨甲丙酯、苯妥英、格鲁米特、利福平、磺吡酮(某些情况下起酶抑作用)、奥美拉唑、兰索拉唑等恰好相反。

(28)普萘洛尔不宜与单胺氧化酶抑制剂合用。否则,作用减弱。

(29)噻吗洛尔滴眼时可被吸收而产生全身作用,故不宜与其他β受体阻滞剂合用。

(30)维拉帕米不宜与β受体阻滞剂合用,否则,会产生低血压、心动过缓、传导阻滞,甚至停搏。

(31)在应用强心甙期间,忌用钙注射液、肾上腺素、麻黄碱及其类似药物。因这些药物可增加其毒性。此外,利血平可增加其对心脏的毒性,也应警惕。由于这类药物脂溶性高,主要在肝脏代谢,故在和肝酶诱导剂或抑制剂合用时,应注意调整剂量。

(32)像去甲肾上腺素这类以强碱弱酸盐形式应用的药物,避免和碱性药物配伍,否则,会产生沉淀。

(33)乙酰半胱氨酸能增加金制剂的排泄,减弱青霉素、四环素、头孢菌素类的抗菌活性,故不宜合用。必要时可间隔4小时交替使用。

(34)可待因类中枢镇痛药与中枢抑制药合用,可产生相加作用。

(35)右美沙芬与单胺氧化酶抑制剂合用,可致高烧、昏迷,甚至死亡。

(36)麻黄碱与单胺氧化酶抑制剂合用,可引起血压过高。

(37)酮替芬与口服降糖药合用,少数患者可见血小板减少,故二者不宜合用。

(38)西咪替丁不宜与抗酸剂、甲氧氯普胺合用,如必须合用,应间隔1小时。此外,也不宜与茶碱、苯二氮卓类安定药、地高辛、奎尼丁、咖啡因、华法林类抗凝药、卡托普利及氨基糖苷类药物配伍。

(39)酶类助消化药不宜与抗酸剂合用,否则,使其活性降低。

(40)胃动力药(多潘立酮、西沙必利)不宜与抗胆碱药合用,作用相互抵消。

(41)思密达可影响其他药物的吸收,如必须合用时,应在服用本品前1小时服用其他药物。

(42)铁剂不宜与含钙、磷酸盐类、鞣酸的药物及抗酸剂和浓茶合用,否则,可形成沉淀,影响其吸收;与四环素类合用,可相互影响吸收。

临床常用药物配伍禁忌表

序号	药物1	药物2	配伍结果
1	青霉素	氧氟沙星	混浊
2	青霉素	氨茶碱	青霉素失活,降效
3	青霉素	碳酸氢钠	青霉素失活,降效
4	青霉素	葡萄糖	分解快
5	青霉素	阿拉明	起化学反应
6	青霉素	新福林	起化学反应
7	青霉素	庆大霉素	庆大霉素失活,降效
8	青霉素	阿米卡星	阿米卡星失活,降效
9	青霉素	大环内酯类	有配伍禁忌
10	青霉素	维生素C	青霉素分解快,降效
11	青霉素	氢化可的松	青霉素降效
12	青霉素	黄芩注射液	沉淀
13	青霉素	黄连注射液	沉淀
14	氨苄西林-舒巴坦	10%葡萄糖注射液或 5%葡萄糖氯化钠注射液	降效,室温1h失效
15	氨苄西林一舒巴坦	5%碳酸氢钠	降效,且外观有乳光
16	阿洛西林	维生素B_6	沉淀
17	阿洛西林	氨甲苯酸	沉淀
18	阿洛西林	维生素C	pH变化大于0.2,宜少配伍
19	阿洛西林	阿米卡星	pH变化大于0.2,宜少配伍
20	阿洛西林	小诺霉素	pH变化大于0.2,宜少配伍
21	阿洛西林	庆大霉素	pH变化大于0.2,宜少配伍
22	阿洛西林	头孢唑林	pH变化大于0.2,宜少配伍
23	阿洛西林	地塞米松	pH变化大于0.2,宜少配伍
24	阿洛西林	肌苷	pH变化大于0.2,宜少配伍
25	阿洛西林	诺佳	沉淀
26	氨苄西林钠	0.5%甲硝唑	变色,沉淀
27	氨苄西林钠	氨茶碱	沉淀分解失效

续上表

序号	药物1	药物2	配伍结果
28	氨苄西林钠	庆大霉素	有配伍禁忌
29	氨氯西林钠	5%或10%葡萄糖注射液	降效
30	氨氯西林钠	氨茶碱	沉淀分解失效
31	羧苄西林钠	0.5%甲硝唑	降效
32	羧苄西林钠	小诺米星	降效
33	美洛西林钠	环丙沙星	混浊
34	美洛西林钠	甘利欣	混浊
35	阿莫西林钠	5%或10%葡萄糖注射液	变色,降效(与温度、时间成正比)
36	阿莫西林钠	5%葡萄糖氯化钠注射液	变色,降效(与温度、时间成正比)
37	阿莫西林钠	氨茶碱	沉淀分解失效
38	头孢噻肟钠	碳酸氢钠	红色配伍禁忌,相互增加毒性
39	头孢噻肟钠	甲硝唑	4h后瓶底有少量气泡且溶液颜色变深
40	头孢噻肟钠	氟康唑	延迟混浊,变色
41	头孢噻肟钠	5%葡萄糖注射液	白色混浊
42	头孢曲松钠	复方氯化钠	乳白色混浊
43	头孢曲松钠	氨茶碱	pH变化,降效
44	头孢曲松钠	氟康唑	沉淀
45	头孢曲松钠	万古霉素	沉淀
46	头孢曲松钠	莪术油葡萄糖	液体变为棕色
47	头孢曲松钠	氨基糖甙类	混浊
48	头孢曲松钠	速尿	混浊
49	头孢曲松钠	葡萄糖酸钙	混浊
50	头孢他啶	维生素C	维生素C含量下降
51	头孢他啶	氟康唑	沉淀
52	头孢他啶	5%碳酸氢钠	降效
53	头孢拉啶	止血敏	混浊
54	头孢拉啶	莪术油葡萄糖	液体变为棕色
55	头孢拉啶	氨茶碱	分解失效
56	头孢唑林钠-舒巴坦钠	培氟沙星	白色混浊
57	头孢匹胺纳	培氟沙星	白色混浊,沉淀

续上表

序号	药物 1	药物 2	配伍结果
58	头孢呋辛钠	氨基糖甙类	有理化配伍禁忌
59	头孢哌酮钠	5%碳酸氢钠	4h 后变色沉淀
60	头孢哌酮钠	0.5%甲硝唑	4h 后变色沉淀
61	头孢哌酮钠	奋乃静	变色,沉淀
62	头孢哌酮钠	哌替啶	变色,沉淀
63	头孢哌酮钠	环丙沙星	乳白色混浊
64	头孢哌酮钠	西咪替丁	混浊
65	头孢哌酮钠	拉贝洛尔	变色,沉淀
66	头孢派酮钠	氨基糖甙类	沉淀或降效
67	头孢哌酮钠	止血敏	混浊
68	头孢哌酮钠	氟哌酸	乳白色混浊
69	头孢哌酮钠	葡萄糖酸钙	混浊
70	头孢哌酮钠	氧氟沙星	白色混浊
71	头孢哌酮钠	莪术油葡萄糖	液体变为棕色
72	头孢哌酮钠	培氟沙星	白色混浊,沉淀
73	头孢哌酮钠一舒巴坦钠	阿米卡星	沉淀或降效
74	头孢哌酮钠-舒巴坦钠	沐舒坦	白色混浊
75	阿米卡星	全静脉营养液	1h 即出现脂肪乳的破乳现象
76	阿米卡星	铂化合物	肾毒性增加
77	阿米卡星	林可霉素	增加药物毒性反应
78	阿米卡星	两性霉素 B	肾毒性增加
79	阿米卡星	多粘菌素	肾毒性增加
80	阿米卡星	速尿	耳毒性增加
81	阿米卡星	清开灵	混浊
82	小诺米星	右旋糖酐	毒性增强
83	小诺米星	强利尿剂	耳毒性增加
84	奈替米星	维生素 C	降效
85	奈替米星	速尿	肾毒性增加
86	环丙沙星	青霉素 G 钠	1h 内形成大块沉淀
87	环丙沙星	氨茶碱	沉淀

续上表

序号	药物1	药物2	配伍结果
88	环丙沙星	林可霉素	沉淀
89	环丙沙星	肝素	不相容
90	环丙沙星	氨苄西林钠	乳白色絮状沉淀
91	环丙沙星	复方丹参	立即产生黄色沉淀
92	环丙沙星	红霉素	沉淀
93	环丙沙星	速尿	混浊
94	环丙沙星	磷霉素	乳白色混浊沉淀
95	环丙沙星	碳酸氢钠	白色混浊
96	环丙沙星	阿米卡星	变色,沉淀
97	诺氟沙星	氨苄西林	沉淀
98	诺氟沙星	苯唑西林	沉淀
99	培氟沙星	青霉素G钠	1h内沉淀,降效
100	培氟沙星	复方丹参	混浊
101	氟罗沙星	氨茶碱	严重不良反应(何种反应资料未注明)
102	氧氟沙星	复方丹参	混浊,聚结成块状物
103	氧氟沙星	速尿	混浊
104	左氧氟沙星	维生素C	pH升高,维生素C微细结构光谱改变
105	左氧氟沙星	三磷酸腺苷	显著变化,不能配伍
106	左氧氟沙星	复方丹参	乳白色混浊
107	左氧氟沙星	速尿	混浊
108	小诺霉素	右旋糖苷	毒性增加
109	小诺霉素	强利尿剂	耳毒性增多
110	小诺霉素	清开灵	混浊
111	磷霉素	止血敏	变色,降效,pH值改变
112	磷霉素	复方丹参	混浊
113	磷霉素	葡萄糖酸钙	沉淀
114	红霉素	维生素C	降效
115	红霉素	生理盐水	析出结晶,沉淀
116	红霉素	林可霉素	拮抗作用,交叉耐药性
117	表阿霉素	糖盐水或复方氯化钠	不溶物呈红色漂浮状

续上表

序号	药物 1	药物 2	配伍结果
118	表阿霉素	5%或 10%葡萄糖注射液	降效
119	表阿霉素	17-氨基酸	降效
120	表阿霉素	甲硝唑	降效
121	阿昔洛韦	5%或 10%葡萄糖注射液	变色
122	阿昔洛韦	5%葡萄糖氯化钠注射液	变色
123	阿昔洛韦	门冬氨酸钾镁	白色絮状沉淀
124	阿昔洛韦	低分子右旋糖酐	变色
125	氟康唑	两性霉素 B	延迟混浊,沉淀
126	氟康唑	氨苄西林钠	延迟混浊,沉淀
127	氟康唑	葡萄糖酸钙	延迟混浊,沉淀
128	氟康唑	头孢呋新钠	沉淀
129	氟康唑	琥珀氯霉素	气体生成
130	氟康唑	克林霉素	沉淀
131	氟康唑	红霉素	沉淀
132	氟康唑	氧哌嗪西林钠	呈胶状
133	氟康唑	速尿	延迟沉淀
134	氟康唑	安定	沉淀
135	双黄连粉针	阿米卡星	沉淀
136	双黄连粉针	氨苄西林	颜色加深
137	双黄连粉针	妥布霉素	混浊
138	双黄连粉针	白霉素	混浊
139	双黄连粉针	阿奇霉素	混浊
140	双黄连粉针	西乐欣	混浊
141	炎琥宁	白霉素	白色凝固
142	炎琥宁	维生素 B_6	胶冻状
143	炎琥宁	氟罗沙星	白色混浊
144	穿琥宁	白霉素	乳白色混浊
145	穿琥宁	维生素 B_6	乳白色混浊
146	穿琥宁	阿米卡星	沉淀
147	穿琥宁	氧氟沙星	沉淀

续上表

序号	药物 1	药物 2	配伍结果
148	穿琥宁	西索米星	沉淀
149	穿琥宁	妥布霉素	沉淀
150	穿琥宁	庆大霉素	混浊
151	穿琥宁	环丙沙星	沉淀
152	穿琥宁	培氟沙星	沉淀
153	穿琥宁	沐舒坦	白色混浊
154	穿琥宁	葡萄糖酸钙	混浊
155	复方丹参	氯化钾	混浊
156	复方丹参	甲氰咪胍	混浊
157	复方丹参	阿奇霉素	混浊
158	复方丹参	维生素 B_6	混浊
159	复方丹参	抗癌药物	促进恶性肿瘤的转移
160	复方丹参	细胞色素 C	颜色变深,混浊,降效
161	复方丹参	培氟沙星	混浊
162	欧贝	甘利欣	混浊
163	欧贝	头孢拉啶	混浊
164	欧贝	速尿	混浊
165	欧贝	复方丹参	混浊
166	欧贝	5-氟尿嘧啶	混浊
167	欧贝	肌苷	混浊
168	速尿	洛美沙星	混浊
169	速尿	米力农	沉淀
170	速尿	甲硝唑	沉淀
171	肌苷	沐舒坦	混浊
172	5%碳酸氢钠	培氟沙星	白色混浊
173	5%碳酸氢钠	西咪替丁	混浊
174	地塞米松	非那根	白色混浊
175	地塞米松	心律平	混浊
176	维生素 K_1	维生素 C	维生素 K_1 失效
177	维生素 K_1	格利福斯鹅绒	黄色混浊

续上表

序号	药物1	药物2	配伍结果
178	洛赛克	复合氨基酸	混浊
179	FDP	碱性溶液或钙盐	可能有理化配伍禁忌
180	尿激酶	碱性药物	沉淀
181	吗啡	氯丙嗪	呼吸抑制
182	胃复安	阿托品	拮抗
183	林可霉素	磺胺嘧啶钠	沉淀
184	肾上腺素	洋地黄类	易中毒
185	葡萄糖酸钙	洋地黄类	毒性增加
186	氨茶碱	酸性药物	有沉淀析出
187	庆大霉素	肝素钠	沉淀
188	布比卡因	碱性药物	沉淀
189	泰能	含乳酸钠的溶液	不相容
190	黄芪	维生素 B_6	混浊

附录二

临床常见药物过敏试验药品及皮试液的浓度

下列常见需做药物过敏试验的药品以及皮试液的浓度，参考《新编药物学》①

类别	药物名称	皮试液浓度及特别说明
青霉素类(β内酰胺抗生素)	青霉素、普鲁卡因青霉素、苄星青霉素、青霉素V、苯唑西林钠、氯唑西林钠、氟氯西林钠、氨苄西林钠、阿莫西林、哌拉西林钠、替卡西林、美西林、美洛西林钠、阿洛西林钠、羧苄西林钠、磺苄西林钠、呋布西林钠、萘夫西林(新青霉素Ⅲ)、双氯西林、海地西林钾、阿帕西林钠、匹氨西林、巴氨西林、酞氨西林、仑氨西林、甲氧西林、匹美西林	皮试液是由青霉素G钠溶于等渗氯化钠注射液浓度为1 mL含青霉素500U，20分钟后观察结果。青霉素类药物在应用前可用青霉素G钠皮试液进行皮试。另有处方开写哪种青霉素就用哪种青霉素做皮试(供选用的试液浓度为300 μg/mL)
头孢菌素类	头孢氨苄、头孢唑林钠、头孢羟氨苄、头孢拉定、头孢呋辛酯、头孢克洛、头孢噻肟钠、头孢曲松钠、头孢哌酮钠、头孢他啶、头孢美唑、头孢克肟、头孢西丁钠、头孢米诺钠、头孢吡肟、头孢布烯、头孢丙烯、头孢泊肟普塞脂、头孢地嗪、拉氧头孢钠、氟氧头孢钠、头孢噻吩钠、头孢匹林钠、头孢替安、头孢唑肟、头孢雷特赖氨酸盐、头孢磺啶钠、头孢匹胺钠、头孢沙定、头孢拉宗钠	本品与青霉素类有交叉过敏反应，对青霉素过敏者，慎用本品。有青霉素过敏性休克者，不宜再选用本品。皮试液参考浓度为300 μg/mL，皮试结果的判断按青霉素皮试的规定
β-内酰胺酶抑制剂	舒巴坦、舒他西林、三唑巴坦	用前须做青霉素皮试，对青霉素过敏者禁用

① 陈新谦，金有豫，汤光。新编药物学[M].第15版.北京：人民卫生出版社，2003.

续上表

类别	药物名称	皮试液浓度及特别说明
中枢兴奋药	细胞色素C注射液	用前需作过敏试验，皮试液浓度为0.75 mg/mL
生物制品	精制破伤风抗菌素	皮试液浓度为150 U/mL，皮试阳性结果若必须使用时可采用脱敏注射，并做好抢救准备
	结核菌纯蛋白衍生物(PPD)	皮试液浓度为50 U/mL，于注射后48～72小时检查注射部位反应。测量应以硬结的横径及其直径的毫米数记录。反应平均直径≥5mm，为阳性反应。有水泡、坏死、淋巴管炎者均为属强阳性反应，应详细注明
局部麻醉药	普鲁卡因	皮试液浓度为0.25%，0.1 mL皮内注射
诊断用药	复方泛影葡胺	本品和其他含碘造影剂可引起过敏反应并有交叉过敏现象，用前应做碘过敏试验。试验液为0.3g/mL

附录三

医院常用给药方法的外文缩写与中文译音

外文缩写	中文译意	外文缩写	中文译意
qh	每 1 小时一次	st	立即
q2h	每 2 小时一次	prn	必要时(长期)
q3h	每 3 小时一次	sos	必要时(限用一次,12h 内有效)
q4h	每 4 小时一次	DC	停止
q6h	每 6 小时一次	aa	各
qd	每日一次	Ad	加至
bid	每日两次	Rp,R	处方
tid	每日三次	Inj	注射
qid	每日四次	Po	口服
qod	隔日一次	OD	右眼
biw	每周两次	OL	左眼
qm	每晨一次	OS	单眼
qn	每晚一次	OU	双眼
am	上午	ID	皮内注射
pm	下午	H	皮下注射
12n	中午 12 点	IM/iv	肌内注射
12mn	午夜 12 点	IV/iv	静脉注射
hs	睡前	ivgtt	静脉注射
ac	饭前	pc	饭后